THE ECHO HANDBOOK

CONGENITAL HEART DISEASE

心エコーハンドブック
先天性心疾患

編集

竹中 克
日本大学板橋病院循環器内科
東京大学医学部附属病院検査部

戸出浩之
獨協医科大学埼玉医療センター超音波センター

編集協力

瀧聞浄宏
長野県立こども病院循環器小児科

Kinpodo

心エコーハンドブック
先天性心疾患

執筆者一覧

●編集

竹中　克　　日本大学板橋病院循環器内科
　　　　　　東京大学医学部附属病院検査部

戸出　浩之　獨協医科大学埼玉医療センター超音波センター

●編集協力

瀧聞　浄宏　長野県立こども病院循環器小児科

●執筆者（執筆順）

丹羽公一郎　聖路加国際病院心血管センター
戸出　浩之　獨協医科大学埼玉医療センター超音波センター
瀧聞　浄宏　長野県立こども病院循環器小児科
豊野　学朋　秋田大学大学院医学系研究科小児科学
増谷　聡　　埼玉医科大学総合医療センター小児循環器科
森　一博　　徳島県立中央病院小児科
市橋　光　　自治医科大学附属さいたま医療センター小児科
金子　幸栄　聖隷浜松病院小児循環器科
鉾碕　竜範　横浜市立大学附属病院小児科
武井　黄太　長野県立こども病院循環器小児科
新垣　義夫　倉敷中央病院小児科
片山　博視　大阪医科大学小児科学教室
脇　研自　　倉敷中央病院小児科
富松　宏文　東京女子医科大学循環器小児科
小山耕太郎　岩手医科大学医学部小児科学教室
須田　憲治　久留米大学小児科
石井　徹子　千葉県立こども病院循環器科
安河内　聰　長野県立こども病院循環器センター
新居　正基　静岡県立こども病院循環器科
髙橋　健　　順天堂大学医学部小児科学教室

心エコーハンドブック
シリーズ発刊の言葉

　病院ではいろいろな検査が行われます．血液尿検査，胸のレントゲン，心電図，CT，などなどですが，その中で検査施行時に「職人芸」を要する検査はいくつあるでしょうか？　心エコー検査は，「職人芸」を要するという意味で極めて特殊でやりがいのある検査と言えます．昨今のEBM（根拠に基づく医療）の風潮により，熟達者の「経験」や「技能」は意図的に軽視されていますが，これには肯ける部分もあります．「経験」や「職人芸」は，後進への伝達が難しく，再現性や客観性にも問題がありえるからです．しかし，個人の真摯な努力により達成された「技能」はとても尊く，軽視すべきではありません．「検査技能」の中には，検査時に「考えながら記録を進める」という行為も含まれます．考える葦，です．人間を裸で荒野に放り出しては「経験」「技能」「思考力」はその身につきません．突きつめて言うと，この世は荒野で，学問は荒野における事象の整理（帰納と演繹）です．必要な基礎事項が整然と整理された上で，はじめて「修行」が可能となります．

　本書は，ハンドブックとして，必要な基礎事項を整理して提供し，個人が「職人芸」を習得する手助けとなることを目的としています．決して，本書の内容がすべてではなく，単に必要事項を整理・掲載した出発点でしかないことを理解し，「修行」の一助としていただければ大変うれしいです．

"Do not leave home without this echo handbook！"

東京大学医学部附属病院検査部
竹中　克

心エコーハンドブック 先天性心疾患 | 発刊にあたって

　このたび，心エコーハンドブック『先天性心疾患』を発刊することになりました．本書は，2012年発刊のシリーズ第1冊目『基礎と撮り方』から数えて第4冊目の心エコーハンドブックとなります．

　心エコー検査に携わる技師や若手医師にとって先天性心疾患の心エコーは，なかなか取っつきにくく，ややもすると小児循環器の医師に頼みっぱなしになってしまいがちの場合も多いかもしれません．しかし，今後，成人先天性心疾患患者は急増し，小児循環器医師，成人循環器医師，検査技師らが協力して診てゆく，重要かつ大きな領域となるのは間違いありません．

　本書では，先天性心疾患の代表的なものについて，エキスパートの先生方に，病態から諸検査，治療法そして心エコー所見を丁寧にそしてわかりやすく記載していただいております．なるべく本書のみで皆さんが診断できるように，詳しく解説していただいてありますので，これまでの本シリーズのなかでは最もボリュームが大きな200ページ超になりました．

　わが国では，先天性心疾患の心エコー図診断の基礎は，里見元義先生らが中心となり，Van Praaghが提唱した区分診断法をいかに心エコー図で診断するかを研究し，その方法論を確立してこられました．右ページの図は1980年に著された先天性心疾患における断層法の基礎の文献です．犬の心臓の断面から心エコー断層図を作成し，先天性心疾患に応用しております．その後の心エコー法の技術革新は，目覚ましく，断層心エコー図法の空間分解能，時間分解能の向上，ドプラ法の臨床応用と発展，経食道心エコー法の普及，3D心エコー法の出現などが挙げられますが，これらは先天性心疾患の診断精度向上にも大きく貢献しました．しかし，今も昔も区分診断法が基礎であり，ここから各疾患の解剖学的特徴を把握して診断するという流れは大きくは変わってはいません．

　本書では，区分診断法をtopicsとして強調し ➡ P142，さらにintroductionから疾患各論，そして術後管理まで，静止画と動画および模式図を多用して解説し皆さんの理解を深める努力をしております．すなわち，断層心エコー図画像を見たらそれぞれの疾患が思いつくように配慮し数多くの画像を掲載しました．さらに鮮明な動画をいつでもインターネットから（スマートフォンからでも）ご覧いただけます．疾患各論の最後には，断層心エコー図法，Mモード心エコー図法，ドプラ法におけるチェックポイントをリスト化し（検査の進め方），ステップバイステップで診断に行き着くように工夫してあります．見落としなく検査を行う一助となることを期待しております．

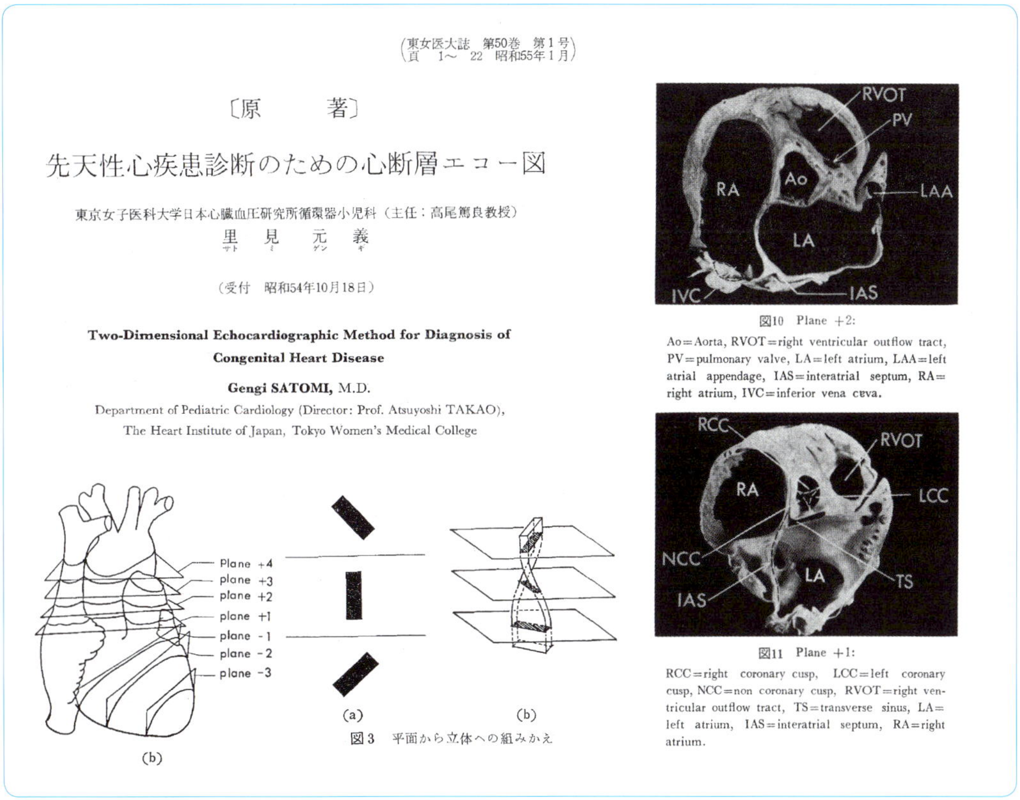

図　里見元義先生発表の論文

里見元義：先天性心疾患診断のための心断層エコー図．東女医大誌 50: 1-22, 1980 より引用．

　今や，成人先天性心疾患は，成人循環器疾患に携わる医療スタッフが必ず遭遇する疾患となっており，チーム一丸となって治療に向かって進まねばなりません．そんな時，傍らにこの書があればきっとお役に立つことと信じております．

　最後になりましたが，執筆いただいた先生方には，本書の趣旨をご理解いただき，頻回の校正にも快くご協力賜り，ここに深く感謝いたします．

平成 25 年 11 月

長野県立こども病院循環器小児科
瀧聞 浄宏

心エコーハンドブック
先天性心疾患 | 目次

1	**introduction** なぜ，今，成人先天性心疾患が重要なのか？				丹羽 公一郎

8	**1** 心房中隔欠損 戸出 浩之	8	病型分類／身体所見／病態生理／心電図／胸部レントゲン／治療法・手術適応		
		11	心エコー所見	11	欠損孔の検出
				13	肺体血流量比（Qp/Qs）の計測
				14	右心系拡大の評価
				14	僧帽弁逸脱
				14	肺高血圧の評価
		16	検査の進め方		

17	**topics** ASOデバイスのTEEによる詳細診断とモニタリング 瀧聞 浄宏	17	経皮的心房中隔欠損閉鎖術	17	ASOの適応と除外基準
				18	ASOの手順とTEE
		18	ASOのための経食道心エコーによる詳細診断	19	TEEの角度とASDとの関係
				19	ASDの計測
				23	TEEモニター
				25	ASO前のTEEによる辺縁の診断

26	**2** 心室中隔欠損 瀧聞 浄宏	26	病型分類・形態／病態生理／身体所見／心電図／胸部レントゲン／治療法		
		29	心エコー所見	29	病型分類
				33	心エコー検査による定量評価
				33	合併心奇形
		34	検査の進め方		

35	**3** 房室中隔欠損 豊野 学朋	35	病型・形態／病態生理／身体所見／心電図／胸部レントゲン／合併奇形／治療法		
		38	心エコー所見	38	部分型
				39	完全型
				41	術後
		42	検査の進め方		

43	**4** 動脈管開存 増谷 聡	43	病型分類／病態生理／身体所見／心電図／胸部レントゲン／治療法・手術適応		
		47	心エコー所見	47	動脈管の描出
				48	容量負荷の定量
				50	肺高血圧の評価
				50	その他の評価
		51	検査の進め方		

52	**5** Eisenmenger症候群 森 一博	52	定義・分類／病態生理／身体所見／心電図／胸部レントゲン／治療法		
		55	心エコー所見	55	原疾患の診断
				55	肺高血圧の評価
				57	右心系容量負荷の評価
				58	肺動脈の観察
				58	両方向性短絡の観察
				60	右室機能評価
		62	検査の進め方		

63	**6**	**Ebstein 奇形** 瀧聞 浄宏	63	病型・形態／病態生理／身体所見／心電図／胸部レントゲン／治療法・手術適応	
			68	心エコー所見	68　胎児心エコー 68　心尖部四腔断面 69　右室流入路長軸断面 70　胸骨左縁左室短軸断面および長軸断面 70　リアルタイム 3D 心エコー & MRI
			71	検査の進め方	
72	**7**	**Fallot 四徴** 市橋 光	72	病型・形態／病態生理／身体所見／心電図／胸部レントゲン／合併奇形／治療法	
			75	心エコー所見	75　心室中隔欠損，大動脈騎乗 76　右室流出路狭窄，心室中隔欠損 76　肺動脈弁輪径，左右肺動脈径 77　右室肥大と心室中隔の平坦化 78　右室流出路狭窄の程度の評価 79　大動脈弓の確認
			80	検査の進め方	
81	**8**	**肺動脈弁狭窄** 金子 幸栄	81	病型分類／病態生理／身体所見／心電図／胸部レントゲン／心臓カテーテル検査／治療適応・治療法	
			85	心エコー所見	85　肺動脈弁の形態
			91	検査の進め方	
92	**9**	**総肺静脈還流異常** 鉾碕 竜範	92	病型分類・形態／病態生理／身体所見／心電図／胸部レントゲン／CT，MRI／合併奇形／治療法	
			95	心エコー所見	95　総肺静脈還流異常症の診断までの流れ 98　各病型の診断のポイント
			102	検査の進め方	
103	**10**	**部分肺静脈還流異常** 武井黄太・瀧聞浄宏	103	病型分類／病態生理／身体所見／心電図／胸部レントゲン／その他の画像検査／治療法・手術適応	
			106	心エコー所見	106　右心系拡大の評価 106　異常還流血管の検出
			109	検査の進め方	
110	**11**	**三心房心** 新垣 義夫	110	病型・形態／病態生理／身体所見／心電図／胸部レントゲン／合併奇形／治療法	
			113	心エコー所見	
			116	検査の進め方	
117	**12**	**大動脈弁下狭窄・弁上狭窄—Williams 症候群** 片山 博視	117	病型・形態／病態生理／身体所見／心電図／胸部レントゲン／心血管造影／合併奇形／治療法	
			122	心エコー所見	122　狭窄病変部の描出 126　合併病変の評価 127　重症度評価
			129	検査の進め方	

130	**13**	**①大動脈縮窄**	130	病型・形態／病態生理／身体所見／心電図／胸部レントゲン／合併奇形／治療法		
			133	心エコー所見	133 133 134	大動脈弓の描出 連続波ドプラ パルスドプラ
137		**②大動脈弓離断** 脇 研自	137	病型・形態		
			138	心エコー所見	138 139 139 140	離断部位の描出 動脈管の描出 合併心奇形の評価 パルスドプラ
			141	検査の進め方		
142	**topics**	**区分診断法** 富松 宏文	142	区分診断法とは	142	どのように表記するか
			143	心臓構成要素の解剖学的特徴と心エコーによる同定方法	144 145 146	心房の同定 心室の同定 大血管の同定
			148	心エコーによる区分診断の進め方	148 150 152 154 156 157	Step 1 心房位 Step 2 心室位 Step 3 大血管位 Step 4 心房―心室関係 Step 5 心室―大血管関係 おわりに
158	**14**	**修正大血管転位症** 小山 耕太郎	158	病型・形態／病態生理／身体所見／胸部レントゲン／MRI／心電図／MDCT／治療法		
			165	心エコー所見	165 166 167	区分診断法による診断 本症に特徴的な所見 合併病変の診断
			170	検査の進め方		
172	**15**	**三尖弁閉鎖** 須田 憲治	172	病型分類／病態生理／身体所見／心電図／胸部レントゲン／治療法・手術適応		
			176	心エコー所見	176 176 177 178 178 179 180 180 181	三尖弁閉鎖 三尖弁閉鎖と心室中隔欠損 Ｉb型：狭小化した心室中隔欠損 Ｉb型：右室流出路 Ⅱa型：大血管転位＋心室中隔欠損＋肺動脈閉鎖 Ⅱc型：大血管転位＋心室中隔欠損 Ⅱc型：大血管転位＋心室中隔欠損＋大動脈縮窄 心房中隔欠損／卵円孔開存 APC（Atrio-pulmonary connection）
			182	検査の進め方		
183	**16**	**冠動静脈瘻** 石井 徹子	183	病型／病態生理／身体所見／心電図／胸部レントゲン／合併奇形／治療		
			185	心エコー所見		
			190	検査の進め方		

192	先天性心疾患の術後管理	192	術式		
	Fontan 手術	194	適応疾患	194	Fontan 手術の適応
	安河内 聰	194	病態生理		
		196	術後合併症	196	低心拍出性心不全
				198	低酸素血症
				199	血栓症
				200	蛋白漏出性胃腸症
				200	肝線維症・肝硬変
		200	術後合併症に対する治療	200	Fontan 術後管理の要点
202	先天性心疾患の術後管理	202	術式	202	心房位血流転換術
	Senning 手術,			204	動脈位血流転換術
	Mustard 手術,	205	適応疾患	205	Senning 手術，Mustard 手術
	Jatene 手術			206	Jatene 手術
	新居 正基	206	術後合併症	207	Senning 手術および Mustard 手術における術後合併症
				209	Jatene 手術における術後合併症
		212	術後合併症に対する治療法	212	Mustard 術後および Senning 術後
				213	Jatene 術後
215	先天性心疾患の術後管理	215	術式およびその適応	215	術式理解のための基礎知識
	Fallot 四徴			216	Trans-annular patch（TAP）
	髙橋 健			216	右室流出路パッチ形成術
				216	Rastelli 手術（右室流出路導管形成術）
		216	術後合併症	216	術後合併症理解の基礎知識
				216	肺動脈弁逆流
				218	右室流出路狭窄
				219	残存短絡
				220	大動脈基部拡張および大動脈弁逆流
				220	右室機能不全
				222	左室機能の評価
		222	術後合併症に対する治療法	222	肺動脈弁逆流
				222	右室流出路狭窄
				222	残存心室中隔欠損
				222	大動脈弁逆流

224　索引

● アイコンについて

左のアイコンの箇所では，注意点やポイントを記載しています．

➡基礎と撮り方　本シリーズの『基礎と撮り方』で関連のあるページの番号です．

➡心臓弁膜症　本シリーズの『心臓弁膜症』で関連のあるページの番号です．

▶動画　掲載している図に対応・関連した動画を本書の特設サイトにて公開しています．
詳しくは次の頁をご覧ください．

● 断面の名称について

本書での心エコー図の断面の名称は，本シリーズの『基礎と撮り方』に準じています．
ただし，疾患によっては厳密に合致しないものもあるため，その場合は上記書籍とは別の表記になっています．

本書で掲載している図の動画をインターネットで閲覧できます！

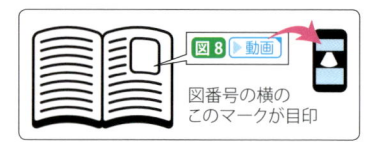

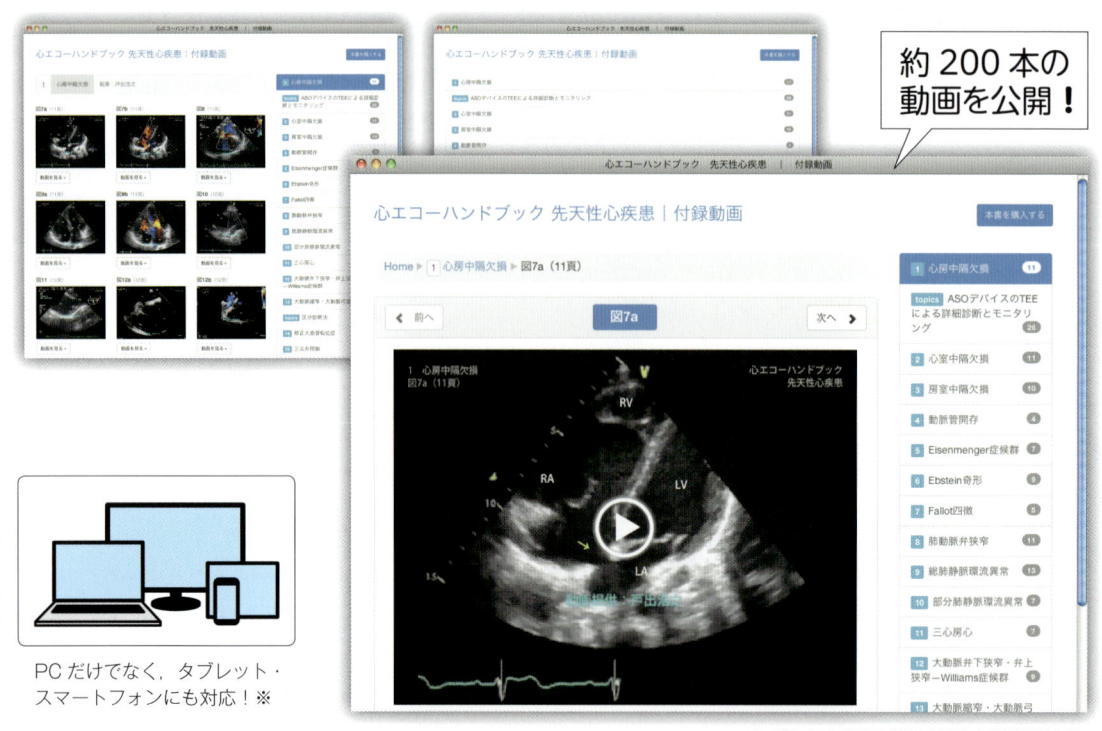

図番号の横のこのマークが目印

約200本の動画を公開！

PCだけでなく，タブレット・スマートフォンにも対応！※

ウェブサイトの画面見本（PCにて閲覧，本書発行時のもの）

図番号の横に ▶動画 マークがついている図については，対応・関連した動画を本書の特設サイトにて公開しております．以下の方法にてご覧いただけます．

① 下記の URL にアクセスしてください．
　（右の QR コードもしくは弊社ウェブサイトからでもアクセスできます）
　　http://www.kinpodo-pub.co.jp/echo/
② 画面の表記にしたがって，本書「心エコーハンドブック　先天性心疾患」の付録動画サイトにお進みください．ID とパスワードは以下になります．
　　ID：echochd　　　パスワード：chdmovielogin

今後パスワードが変更になる可能性もございます．その際は上記のサイトにて告知いたしますので，あらかじめご了承ください．

※**閲覧環境について**（2013年11月現在）
以下の環境での閲覧を確認しておりますが，お使いの端末・環境によっては閲覧できない可能性もございます．
また，インターネットへの接続環境によっては画面が乱れる場合がございますので，あらかじめご了承ください．

OS	version	ウェブブラウザ（基本的には <video> タグをサポートしているウェブブラウザにて閲覧できます）
Windows	XP 以降	Internet Explorer 10（それ以前のバージョンでは Flash player の version 11 以降をインストールする必要があります），Chrome，Firefox
Mac	10.5.8 以降	Safari，Chrome，Firefox
Android	4.2 以降	Chrome
iOS	5.1 以降	Safari

ブラウザは最新のバージョンにアップデートしてください．

▶ introduction

なぜ，今，成人先天性心疾患が重要なのか？

はじめに

先天性心疾患は，成人となっても経過観察，治療が必要なことが少なくない．小児期の血液疾患，神経疾患などと同様に，小児期発症の心疾患も成人になっても継続的な経過観察が必要なことが多く，加齢とともに心血管疾患が悪化し，治療が必要となることが多い．内科，外科の発達の恩恵を受け，多くの先天性心疾患患者が，成人となることが可能となり，わが国では，すでに45万人以上の成人患者がいる．成人先天性心疾患は，背景疾患である先天性心疾患の形態異常，修復手術による心臓の形態，機能変化，さらに，心臓手術後の遺残症，続発症が，時間の経過，加齢による影響を受け，増悪，症状の出現を見ることが少なくない．成人期は，就業，妊娠，出産，遺伝，社会心理学的問題，社会保障，保険なども大きな問題である．このため，成人後も観察，加療を必要とすることが多い．小児期は小児循環器科医が中心となって経過を観察しているが，成人となるにつれ，一般の病気と同様に小児科医（小児循環器科医）から内科医（成人先天性心疾患専門医ないし循環器内科医）に管理移行をする必要が出てくる．成人先天性心疾患の患者数の増加，加齢は今後も確実に進むため，"成人先天性心疾患"が，内科循環器病学の新しい分野の1つとされるようになった．

1 頻度

半世紀ほど前からの外科治療の発達と，内科管理の向上により，先天性心疾患の多くが成人期を迎えている．現在，90％以上の生産児が成人となり，成人先天性心疾患患者数は，飛躍的に増加している．今までは重要と思われていなかった問題，"成人先天性心疾患"が新しく大きな分野の1つとなり，治療，経過観察を含む診療システムの早急な構築が不可欠となった[1,2]．適切な経過観察を受けていない成人患者，成人期以降に発症する先天性心疾患（大動脈二尖弁など）を含めると，先天性心疾患の成人は，小児をはるかに凌駕する．

先天性心疾患は生産児の約1％内外を占め，毎年10,000人近く生まれている．1972年と比べ，1997年の0～19歳の死亡率は約1/3に減少している一方で，60歳以上は増加している[3]（図1）．このことは，先天性心疾患患者が，成人となり60歳を超えて生きていくことが多くなったことを意味

図1 先天性心臓病の年度別年齢別死亡件数

先天性心疾患の年齢別死亡数，特に，0～19歳の死亡数は，1972年と比べ，1997年には約1/3に減少しているが，60歳以上は，著明に増加している．これは，先天性心疾患患者が小児期に，死亡することが少なくなり，思春期，成人期を過ぎ，60歳代以降も生存する傾向を表している（文献3より改変引用）．

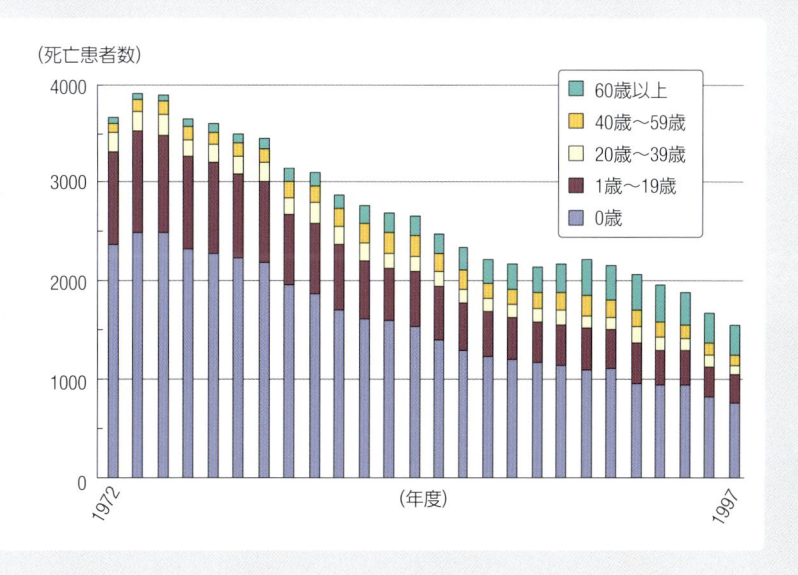

▶ **introduction**

図2 先天性心疾患患者数の経年的な変遷
　　　―成人と小児の比較―

先天性心疾患は，1967年は，小児患者が約110,000人に対して，成人は，約54,000人と小児が遥かに多かったが，1997年には，成人と小児はほとんど同数となった．さらに，2007年には，成人患者数は，約410,000人となっている．成人患者数は継続的に増加し，2012年現在では約450,000人と推定される．今後は，小児患者数を遥かに凌駕すると予想されている．（薄い灰色が小児患者．濃い灰色は成人患者）．2007年の小児患者数は，データがない（文献5より改変引用）．

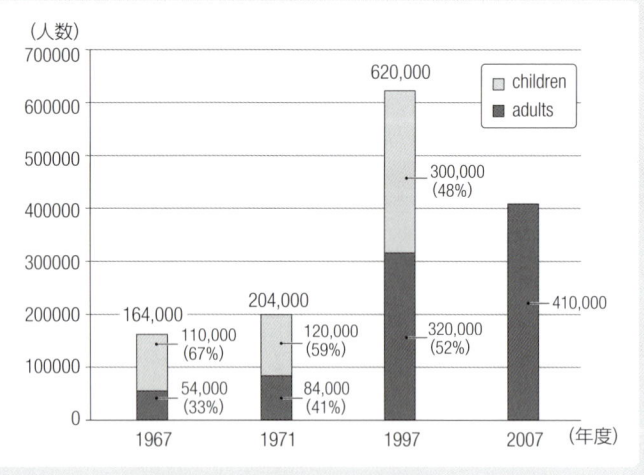

しており，近年の成人先天性心疾患患者数の増加を裏付けている．1967年には，先天性心疾患の患者数は，小児が約110,000人，成人は約54,000人だったが，30年後の1997年は，成人患者数（約320,000人）と小児患者数（約300,000人）はほとんど同数となった．2007年は，成人患者数は，約410,000人となっている（図2）．さらに，2012年現在では，約450,000人と推定される．したがって，この分野は，すでに，成人循環器疾患の1領域を占めている[4,5]（表1）．綿密な経過観察が必要とされる中等度以上の成人先天性心疾患は，成人先天性心疾患患者全体の32％を占めている[5]．

❷ 経過観察

先天性心疾患の早期手術が可能となったことにより，Eisenmenger症候群を含む小児の未手術チアノーゼ型先天性心疾患は減少している．しかし，小児期には手術方法が未発達，あるいは疾患の発見が遅いなどの理由で未手術のままのチアノーゼ型先天性心疾患が，成人では一定数存在する．これらの患者は，チアノーゼによる系統的多臓器異常を伴い，継続的な加療を必要とする．チアノーゼ型先天性心疾患術後の成人患者数も一定数存在している．先天性心疾患の心血管手術の多くは根治手術ではなく，合併症，遺残症，続発症を伴う[6]．長期生存例が増加するにしたがい，疾患ごと，術式ごとにおける術後の問題点が明らかになっている．適切な手術が行われても，各疾患，術式に特徴的な形態・機能異常が進展して，成人後に治療を必要とすることがある．

表1 日本の成人先天性心疾患患者数

日本の人口	126,650,000人（2012）
生産児	1,071,000人（2010）
先天性心疾患の生産児に占める頻度	1%
先天性心疾患生産児／年	10,710人
約90％が成人となる	9,639人
成人先天性心疾患患者数	約450,000人
成人先天性心疾患患者数増加率	4～5％／年
先天性心疾患の心臓手術	9,202／年（手術死亡：3.6%）

Fallot四徴の修復手術で，右室流出路狭窄のように術前からあった病変が術後に残存するものは遺残症であり，肺動脈弁逆流のように術前にはなかった異常が術後に新たに生じるものは続発症である（図7参照）．中枢神経系などの合併症を残す場合もある．そして，加齢に伴い，背景疾患の変化とともに遺残症，続発症が悪化して，心機能低下，心不全，不整脈，突然死を生じたり，再手術，高血圧，冠動脈異常などにより病態が修飾されたりする．このため，複雑先天性心疾患だけではなく，中等度心疾患も，成人後も継続して経過観察，加療を必要とする．しかし，実際には，成人となって，心不全あるいは感染性心内膜炎となり，初めて診断を下される場合，診療を自己中断して，心疾患に起因する症状で再受診する場合も少なくない．

先天性心疾患は，成長期から成人期以降も含み，極めて長期の経過観察が必要なことが大きな特徴である（表2）[7]．

なぜ、今、成人先天性心疾患が重要なのか？

表2　成人先天性心疾患の特徴とポイント

①現在，先天性心疾患の90％は成人となる
②複雑先天性心疾患患者も社会参加できる
③多くの手術は根治手術ではなく，術後も経過観察を続けなければならない
④初期に手術を受けた人は50歳台になり，長期間の心負荷，加齢，後天性心疾患が，心機能，予後，生活の質を修飾
⑤先天性心疾患患者数は，成人患者数が小児の患者数を凌駕
⑥この分野は，すでに，循環器科医の専門分野の中の一つである
⑦ときに解剖学的複雑性はあるが，管理治療上の問題点は，心不全，不整脈，血栓など成人心疾患と同様
⑧就業，生命保険，心理的社会的問題，結婚，出産，喫煙，飲酒など成人期特有の問題を伴う
⑨成人となるまでに，本人が病気を認識し，成人の診療体制に変更する移行という過程が必要
⑩循環器関連医師だけではなく，内科専門医，麻酔科医，産科医，看護師，臨床心理士などを含むチーム医療が必要
⑪成人となった先天性心疾患，すなわち成人先天性心疾患は，いまや社会的にも大きな問題

表3　先天性心疾患の成人期の問題点

心臓に関連した問題点	①生涯歴，生命予後，生活の質
	②手術，再手術，術後遺残症，続発症，合併症
	③カテーテル治療
	④不整脈（上室，心室頻拍，徐脈），心不全，突然死
	⑤感染性心内膜炎
	⑥肺高血圧，Eisenmenger症候群
	⑦チアノーゼに伴う全身系統的合併症
	⑧加齢，成人病の合併による病態の変化
心臓以外の身体的な問題点	⑨妊娠，出産，遺伝
	⑩非心臓手術
	⑪肝炎，肝硬変，肝ガン（輸血後，Fontan術後）
日常生活の問題点	⑫運動能力，運動内容，レクリエーション
	⑬飛行機旅行，運転免許
	⑭社会心理的問題，教育，結婚，就業
	⑮社会保障（健康保険，生命保険，更生医療，身体障害者，年金）
管理，診療体制の問題点	⑯移行期の問題（自分の病気，病態の認識）
	⑰診療体制，多職種の関与とチーム医療

3　診療施設

　欧米は先天性心疾患患者の長期管理に対する取り組みが日本より早く[8]，循環器科医，循環器小児科医，心臓血管外科医，内科医，産科医，精神科医，看護師を含んだチーム医療を行う先天性心疾患診療専門施設が1970年代から設立され，循環器科医を中心に運営されている[7]．先天性心疾患は，疾患の種類が多く，問題点が多彩であるため，先天性心疾患診療の訓練を受けた循環器科医，小児循環器科医，小児心臓外科医が共同で中心となって運営し，他部門の専門医と協力したチーム医療を行う必要がある．

　日本の成人先天性心疾患診療施設も1990年代後半に設立されるようになったが，その多くは，小児循環器科医，心臓血管外科医を中心に構成されている[7]．最近，成人先天性心疾患を診療する循環器内科医も増えてきている．成人先天性心疾患は，心不全，不整脈，突然死，妊娠出産など成人心疾患の分野と共通した問題点が多い．さらに，加齢とともに，生活習慣病，高血圧，糖尿病，消化器疾患，泌尿器科的疾患など，心臓以外の一般的な成人期疾患も少なくない．さらに，心臓病以外の手術の際には，背景心疾患に注意が必要である（表3）．このため，成人先天性心疾患は，小児科医だけで診療のできる疾患ではなく，成人疾患にも習熟した循環器科医，内科医との共同診療が推奨される．このような観点から，成人を中心とした診療形態が必要とされる．循環器科医は，心臓病の形態，機能，病態に習熟するため，小児循環器科の知識を，小児循環器科医は，成人期の問題点に習熟するため，循環器科の知識をそれぞれ必要とする．将来的には，循環器科医か小児循環器科医かの背景を問わず，成人先天性心疾患を専門とする医師，看護師を中心として，循環器科医，小児循環器科医，心臓血管外科医，内科専門医，産科医，麻酔科医，臨床心理士などの専門家が参加する共同運営システムが望まれる[7,8]．

4　成人（後天性）心疾患との違い　表4

　胎児，新生児期から一生涯にわたり心臓病をもっている先天性心疾患患者は，健康な時期が長い．この点で，生来健康であったが，加齢とともにQOLの低下，心不全が起こる後天性心疾患者とは，大きく異なる．前者は，一般の人から見れば，症状があると見えても，本人は，生来，その状態で育ってきたため症状があるとは意識していない．手術を勧

▶ introduction

表4 成人先天性心疾患の後天性心疾患と違う点
・胎児期，あるいは生まれたときからの心臓病の存在
・小児期に心血管手術を行っていることが多い
・多因子遺伝が多い
・症状の継続性（症状がない状態を知らない，全く健康な時期の経験がない）
・症状の訴えが少ない
・小児期の治療歴，入院歴
・小児期の学校への出席率が低い
・小児期の運動制限と友人関係の構築の困難さ
・小児期からの病気で，両親への依存度が高い
・内的障害であることの難しさ（就業時，婚姻時）
・自分の病気，病態の認識（思春期）
・特有の精神心理的問題

表5 成人先天性心疾患の心エコーの特徴
①様々な解剖学的な異常があり，それらが組み合わさっている場合がある
②右室や肺動脈など右心系の評価が必要
③心房や心室の位置，大血管関係が，正常と異なり，正常の位置関係と正反対である場合もある
④短絡血流の方向，流速の評価が必要
⑤心血管系の位置異常や術後の癒着などにより鮮明な画像が得られないことも多い
⑥手術後で人工材料の使用が多い
⑦しばしば経食道心エコー法が必要になる

める場合も，患者さん本人が，症状がないと考えているので，手術により血行動態が改善した状態を想像できない．心房中隔欠損などでは，手術後あるいはデバイス術後に，ずいぶん楽に階段を上れるようになり，症状があったことを自覚する場合もある．先天性心疾患患者は，解剖学的な異常が大きく，冠動脈疾患は少ない，既往手術例，再手術が多い，多因子遺伝の場合が多い，うつ傾向が強いなど心理的な要素にも大きな違いがある[1]．先天性心疾患は術後例が多く，肝炎のチェックが十分に行われていなかった時代の手術の際の輸血による肝炎や，肝炎ウイルスのキャリアーも少なくない．チアノーゼ型先天性心疾患は，長期のチアノーゼの存在による全身の多臓器合併症を伴う．また，チアノーゼが長く続いていた場合には，修復術後も心筋線維化が残存して問題となることが少なくない．出産時の遺伝の問題は心疾患により違いがあるが，再発危険率は，母親が先天性心疾患では5％，父親の場合は，2％程度とされる．

⑤ 管理，経過観察の移行

先天性心疾患の小児は，重症であればあるほど，両親に対しての依存度が高い．小児期から病気の説明も両親が受けている．しかし，成人後は，本人自身が病気を知り，合併症の予防，不整脈などに対する対処法を知らなければならない[9-11]．社会的にも精神的にも自立を図る必要がある．医療面からも，小児循環器科から循環器内科あるいは成人先天性心疾患専門医へと管理移行をしなければならない．とはいえ，小児循環器科医から，成人先天性心疾患専門医ないし循環器科医に管理移行が難しい場合もある．欧米の一部施設では，小児循環器科医と成人先天性心疾患専門医が一時期並行して診て，徐々に成人先天性心疾患専門医に移行していく方法をとっている．移行外来は，医師だけではなく，専任看護師，臨床心理士など多職種を含む．この外来を，小児循環器科と同じ病院内に設けている施設もある[9]．

⑥ 心エコー法 表5

心エコー法は，血行動態診断や心機能評価に極めて有用である．成人先天性心疾患は，症例ごとに異なる解剖学／血行動態的特徴をもつため，的確な診断と治療を行うためには，心エコー法を用いて，それぞれの患者ごとに正確な解剖および病態診断を行うことが不可欠である．成人先天性心疾患は，

① 短絡血流の方向，流速などの判定が必要（図3 図4 図5 図6）
② 右室や肺動脈など右心系の評価が必要（図7 図8）
③ 心房や心室の位置，大血管関係が，正常と異なり反対である場合（図9）もある
④ 様々な解剖学的な異常があり，それらが組み合わさっている場合がある
⑤ 心血管系の位置異常や術後の癒着などにより鮮明な画像が得られないことも多い
⑥ 手術後で人工材料の使用が多い
⑦ しばしば経食道心エコー法が必要になる

などの特徴がある．このため，心エコーの撮り方を心血管系の解剖に沿って系統的に行う必要がある．

図3 心室中隔欠損
（膜様部欠損）

短軸断面．a：膜様部欠損．膜様中隔瘤がポーチ状に認める．b：膜様部欠損を通過する短絡血流．

Ao：大動脈
P：pouch

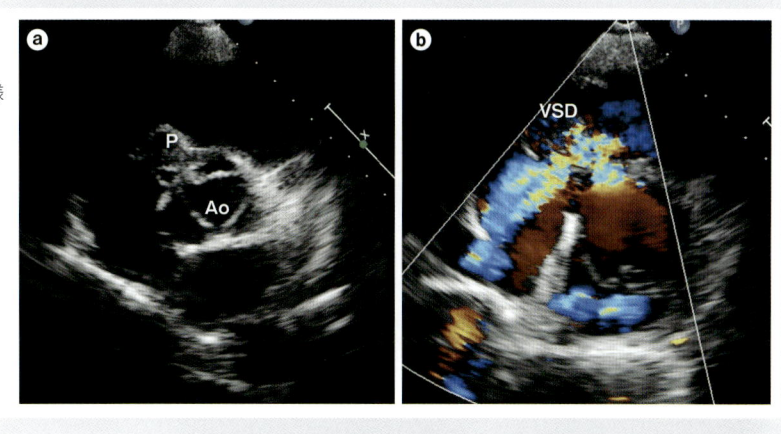

図4 心血管造影像．心室中隔欠損（漏斗部欠損）

右冠尖逸脱を認める．収縮期に逸脱は著明で，短絡量は少ない．
a：拡張期，b：収縮期．

Ao：大動脈
LV：左室
RCCP：右冠尖逸脱

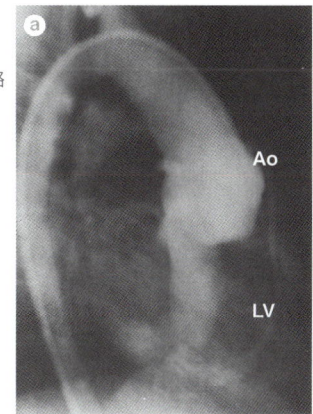

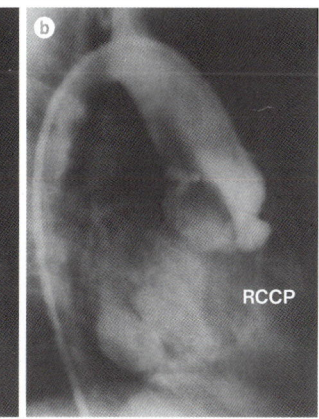

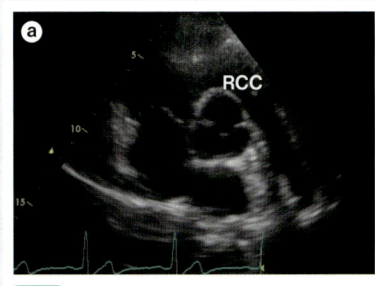

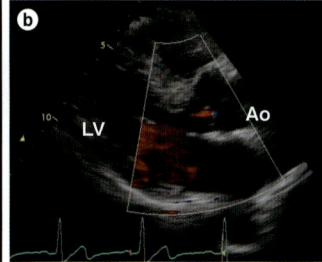

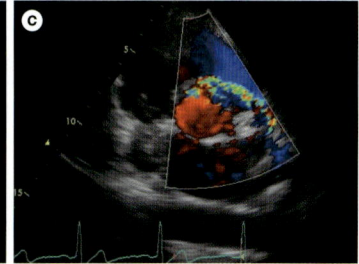

図5 心室中隔欠損（漏斗部欠損）

a：右冠尖逸脱を認める．b：大動脈弁逆流を認める．c：短軸断面．心室中隔欠損通過血流．肺高血圧は認めない．
Ao：大動脈，LV：左室，RCC：右冠尖．

図6 心房中隔欠損（ASD）

a：四腔断面．ASDの欠損孔を認める．
b：欠損孔を通過する短絡血流を認める．

LA：左房
RA：右房

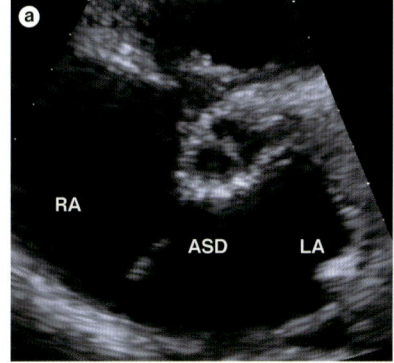

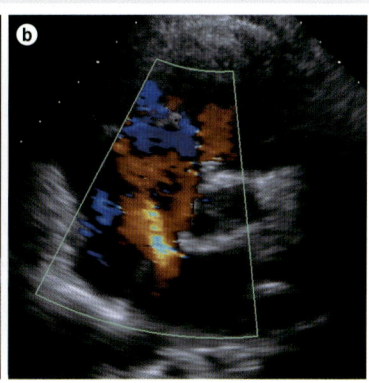

なぜ、今、成人先天性心疾患が重要なのか？

▶ **introduction**

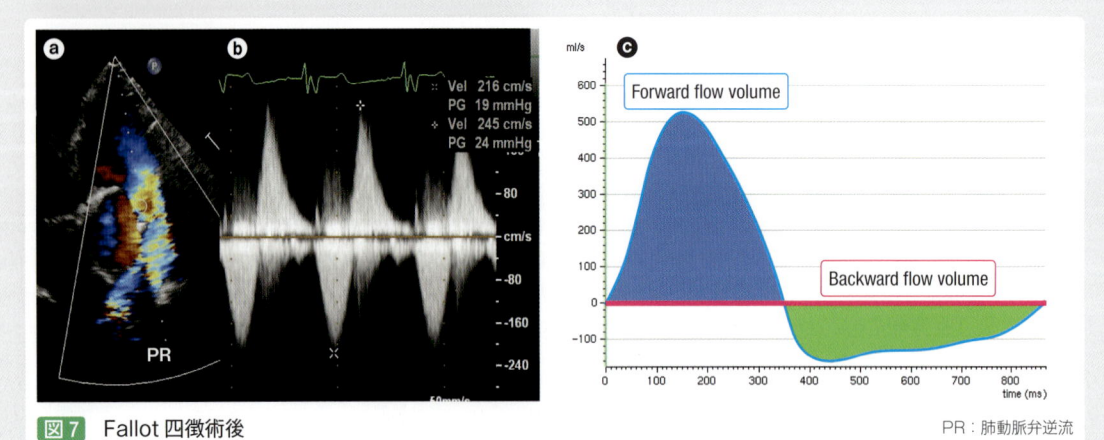

図7 Fallot四徴術後
a：短軸断面．カラードプラ．高度の肺動脈弁逆流．b：連続波ドプラ．肺動脈狭窄兼逆流を認める．
c：MRIによる肺動脈逆流の評価．

PR：肺動脈弁逆流

図8 Ebstein奇形
a：四腔断面．三尖弁中隔尖のplastering と大きな前尖を認める．左室は小さい．
b：高度の三尖弁逆流．

Ant：前尖
LA：左房
LV：左室
RA：右房
RV：右室
TR：三尖弁逆流

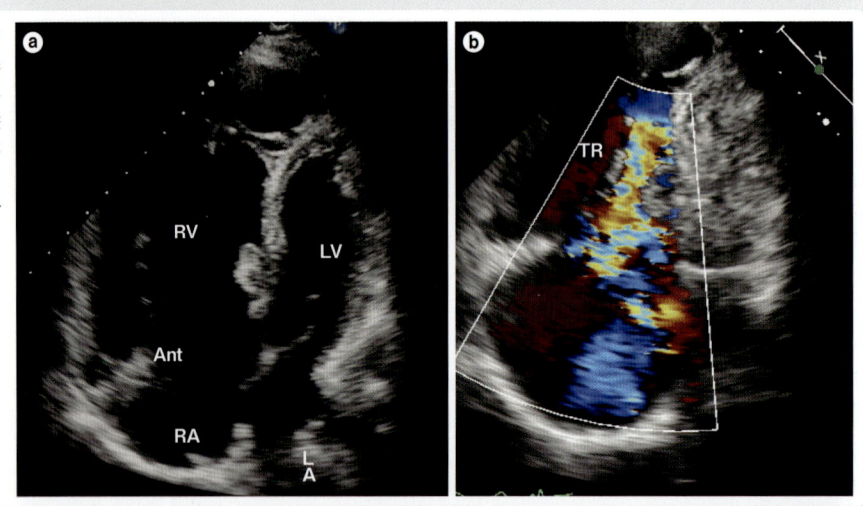

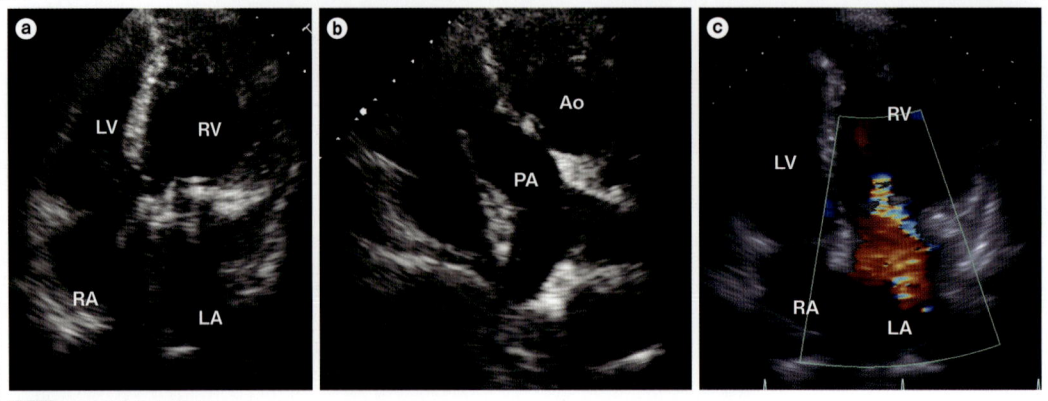

図9 修正大血管転位
a：四腔断面．左側心室が形態的右室（腱索が粗），右房と連絡する右側心室は，左室形態．
b：短軸断面．左前大血管が大動脈，右後ろが肺動脈の関係．c：高度の三尖弁逆流を認める．
Ao：大動脈，LA：左房，LV：左室，PA：肺動脈，RA：右房，RV：右室．

なぜ，今，成人先天性心疾患が重要なのか？

文献

1) Perloff JK, et al: Congenital heart disease in adults: a new cardiovascular specialty. Circulation 84: 1881-1890, 2001
2) Webb GD, et al: 32nd Bethesda Conference: "care of the adult with congenital heart disease". J Am Coll Cardiol 37: 1162-1165, 2001
3) Terai M, et al: Mortality from congenital cardiovascular malformations in Japan, 1968 through 1997. Circ J 66: 484-488, 2002
4) 丹羽公一郎：診療体制. 丹羽公一郎, 他(編)：新 目で見る循環器病シリーズ 14. 成人先天性心疾患. メジカルビュー社, pp235-241, 2005
5) Shiina Y, et al: Prevalence of adult patients with congenital heart disease in Japan. Int J Cardiol 146: 13-16, 2011
6) Perloff JK: Adults with surgically treated congenital heart disease: sequelae and residua. JAMA 250: 2033-2036, 1983
7) Niwa K, et al: Survey of specialized tertiary care facilities for adults with congenital heart disease. Int J Cardiol 96: 211-216, 2004
8) Webb CL, et al: Collaborative care for adults with congenital heart disease. Circulation 105: 2318-2323, 2002
9) Dore A, et al: Transition of care to adult congenital heart centres: what do patients know about their heart condition? Can J Cardiol 18: 141-146, 2002
10) Moons P, et al: What do adult patients with congenital heart disease know about their disease, treatment, and prevention of complications? A call for structured patient education. Heart 86: 74-80, 2001
11) 丹羽公一郎, 他：成人期先天性心疾患患者の社会的自立と問題点. J Cardiol 39: 259-266, 2002

1 心房中隔欠損
atrial septal defect

病型分類

- 心房中隔の欠損孔の部位により次の5型に分類される（図1）.

①二次孔欠損型	・卵円窩を含む心房中隔の中央に欠損孔が存在 ・胎生期の心房中隔形成過程の形成異常
②一次孔欠損型	・房室弁直上に欠損孔が存在 ・房室中隔欠損（心内膜床欠損）で見られる ・一次中隔と心内膜床の融合不全
③上位静脈洞型	・上大静脈流入部に欠損孔が存在 ・部分肺静脈還流異常を伴うことが多い ・静脈洞の右房への吸収不全，二次中隔の発生異常
④下位静脈洞型	・下大静脈流入部に欠損孔が存在 ・静脈洞の右房への吸収不全，二次中隔の発生異常
⑤冠静脈洞型	・冠静脈洞に欠損孔が存在 ・unroofed coronary sinus ともいう ・左上大静脈遺残を伴うことがある

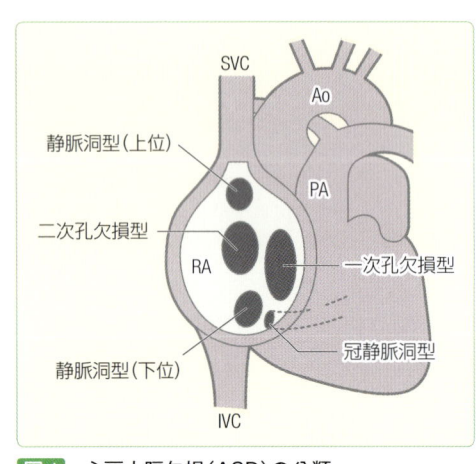

図1　心房中隔欠損（ASD）の分類
ASDは，欠損孔の位置により二次孔欠損，一次孔欠損，静脈洞型欠損（上位，下位，冠静脈洞型）に分類される.

Ao：大動脈
IVC：下大静脈
PA：肺動脈
RA：右房
SVC：上大静脈

- 先天性心疾患の約10％を占める.
- 約2：1で女性が多い.

身体所見

❶ 聴診所見

- Ⅱ音の固定性分裂.
- 駆出性収縮期雑音（相対的肺動脈狭窄）.
- ときに拡張中期ランブル（相対的三尖弁狭窄）.

❷ 視診・触診

- 右室肥大を反映して傍胸骨拍動を触知することがある.

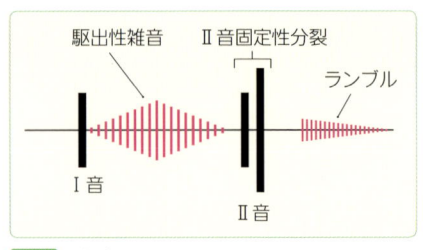

図2　心音図

病態生理

- 短絡量および短絡方向は，主に欠損孔の大きさ，左右心房の圧較差，左右心室のコンプライアンス，肺血管抵抗によるところが大きい．
- 基本病態は，欠損孔を介しての左房から右房へ短絡による容量負荷のための右心系拡大．
- 肺血流量の増加による肺血管壁の線維性肥厚などの肺血管変性が進行すると，肺血管抵抗が上昇し右左短絡を生じ，Eisenmenger 化する．
- 新生児期は右室壁が厚いためコンプライアンスが低く，左房から右房へ短絡は生じにくいが，成長に伴って右室壁が薄くなると，右室コンプライアンスが左室を上回り，左房から右室に流入するようになる．
- 成人では，加齢による左室弛緩性能の低下も左右短絡の増加に影響すると考えられる．

図3 病態生理
RV：右室
RA：右房
LA：左房
LV：左室

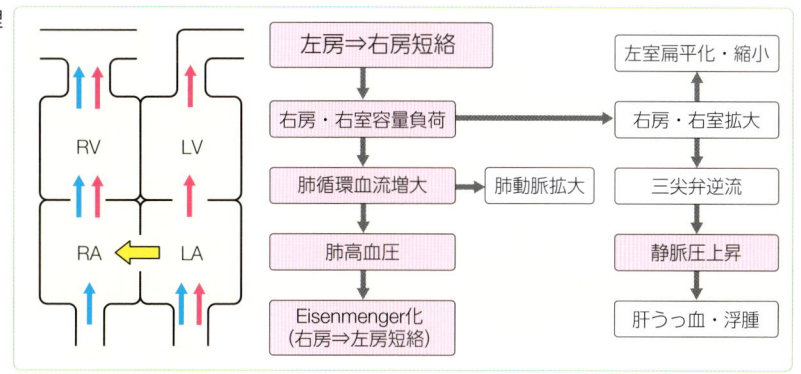

心電図

- rSr'，rsR'（不完全右脚ブロックパターン）．
- 右軸偏位．
- ときにⅠ度房室ブロック，心房粗細動．

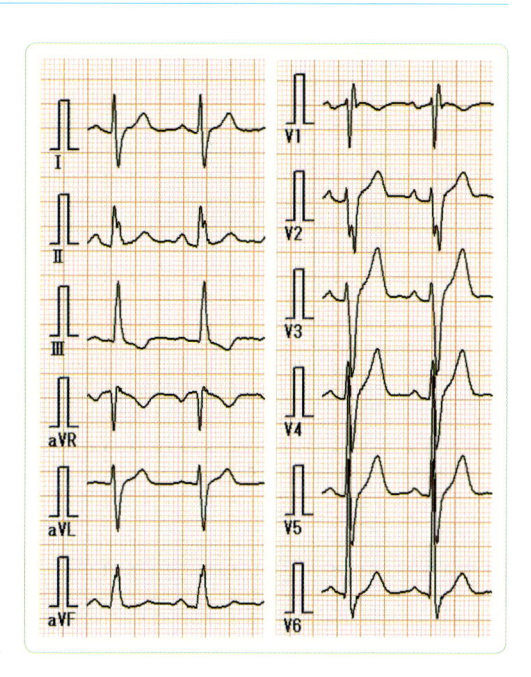

図4 心電図
rSr' および軽度の右軸偏位（＋93°）を認める．

胸部レントゲン

- 左第2弓拡大（肺動脈拡大）．
- 右第2弓拡大（右房拡大）．
- 肺血管陰影の増強．

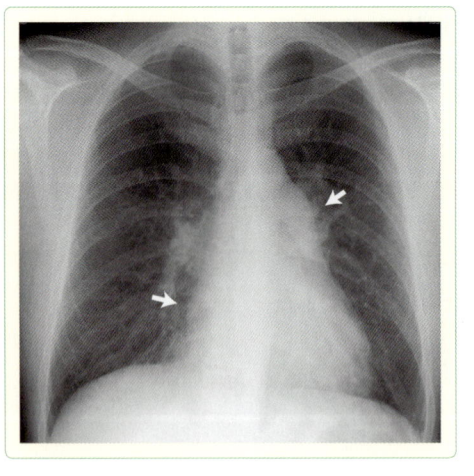

図5 レントゲン写真
肺動脈および右房の拡大を認め，肺血管陰影もやや増強する．

治療法・手術適応

- 外科治療：欠損孔閉鎖術．
- カテーテル治療：AMPLAZER Septal Occluder → topics P17
- 肺体血流量比（Qp/Qs）1.5以上で外科治療またはカテーテル治療の対象．
- カテーテル治療は，径38 mm未満の二次孔欠損で，前縁を除く欠損孔周囲縁が5 mm以上ある場合に適応．
- Eisenmenger化した症例は内科的薬物治療．

図6 心房中隔欠損に対する診断・病態把握・治療計画のための検査——学童心臓検診の流れに沿ったフローチャート——

文献1より引用．

心臓検診
- 心電図：不完全右脚ブロック　1度房室ブロック
- 聴診：（駆出性）収縮期雑音に加えて拡張期ランブル，Ⅱ音固定性分裂を認めた場合，中等度以上の左右短絡であるASDの可能性が高いと考えて検査を進める

心エコー
- ASD（＋）→ 胸部X線 CTR＞55%，肺血管陰影増強
- ASD（－）→ 部分肺静脈還流異常の精査　心エコー，MRI，3DCT
  - PAPVR（＋）
  - PAPVR（－）→ 経過観察

心エコー：RA，RV拡大　心室中隔の奇異性運動
（＋）／（－）→ 経過観察

中等度以上の肺高血圧が疑われる場合
欠損孔サイズと右室拡大の間に乖離がある

心臓カテーテル検査　Qp/Qs＞1.5
- （＋）→ 治療：外科治療／カテーテル治療
- （－）→ 経過観察

→ topics P17

トピックス
カテーテル治療（Amplatzer Septal Occluder）に対する心エコー診断：欠損孔周囲がデバイスの固定に必要な状態であるか検討することと，必要なデバイスサイズを決定するために，経胸壁心エコーとともに経食道心エコーを用いる．

10　1　心房中隔欠損

心エコー所見

欠損孔の検出

- 二次孔欠損は，左胸壁四腔断面で超音波ビームに対して心房中隔を斜めに描出することで欠損孔を明瞭に描出することが可能で，欠損孔を通過する短絡血流の検出も容易（図7，図8）．
- 心尖部四腔断面では二次孔位の心房中隔が超音波ビームと平行になるため，欠落（ドロップアウト）によるアーチファクトとの鑑別が必要．

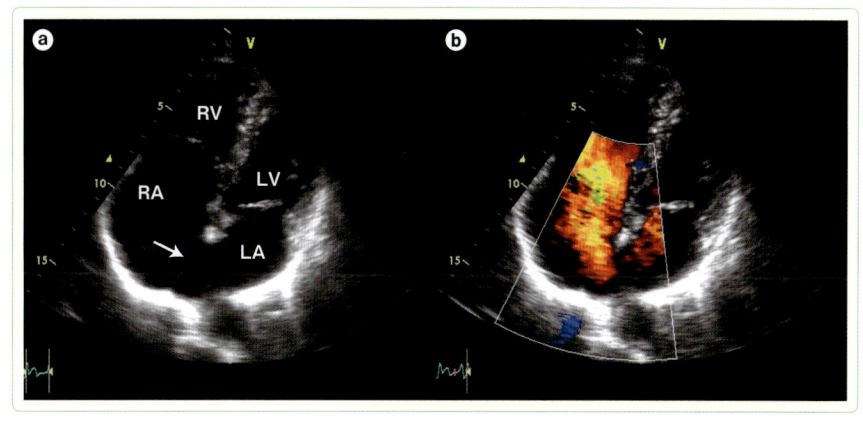

図7 ▶動画
二次孔ASD
左胸壁四腔断面で超音波ビームに対して心房中隔を斜めに描出することで欠損孔（矢印）を明瞭に描出され，欠損孔を通過する左右短絡が観察される．

RV：右室
RA：右房
LA：左房
LV：左室

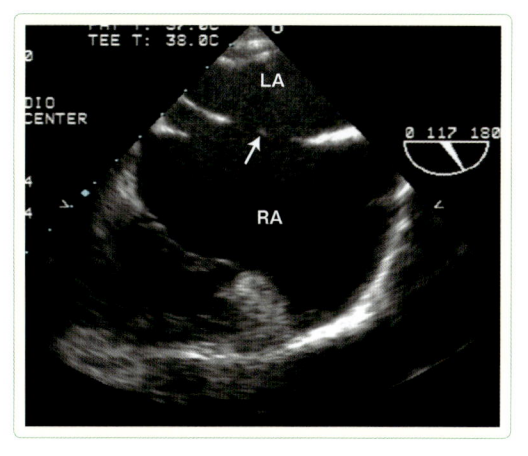

図8 ▶動画 **二次孔ASD（TEE像）**
心房中隔二次孔位の欠損像（矢印）と拡大した右房が観察される．

RA：右房，LA：左房

- 一次孔欠損は，心尖部または左胸壁四腔断面で欠損孔を明瞭に描出することが可能（図9）．

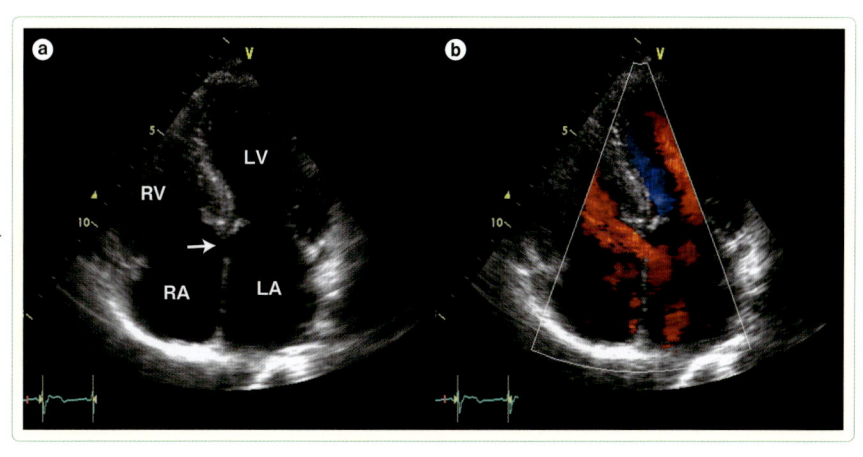

図9 ▶動画
一次孔ASD
心尖部四腔断面．不完全型房室中隔欠損（心内膜床欠損）の症例で，房室弁直上に欠損孔（矢印）が存在し，同部を通過する左右短絡が確認される．

RV：右室
RA：右房
LA：左房
LV：左室

1 心房中隔欠損

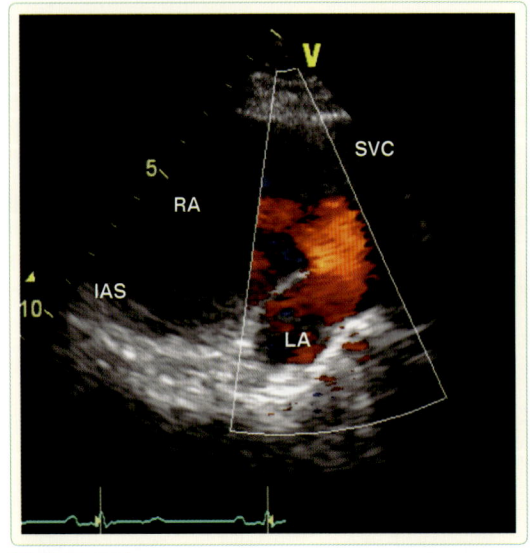

図10 ▶動画 右胸壁アプローチによる上位静脈洞型ASDの検出

患者を右側臥位にした右胸壁からのアプローチで描出したほぼ矢状方向の断層像である．探触子側より右房（RA），心房中隔（IAS），左房（LA）が描出され，上大静脈（SVC）開口近くの欠損孔と左右短絡が観察される．

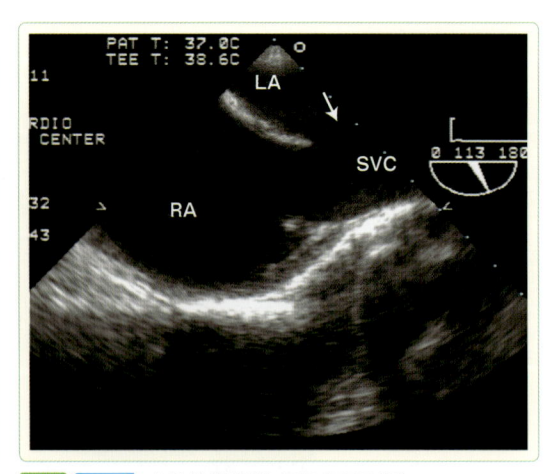

図11 ▶動画 上位静脈洞型ASD（TEE像）

上大静脈流入部の心房中隔に欠損像（矢印）が観察される．
LA：左房，RA：右房，SVC：上大静脈

- 静脈洞型欠損は患者を右側臥位にして右胸壁からのアプローチが有用（**図10**，**図11**）．左胸壁四腔断面では捉えられないことが多い．小児では心窩部からのアプローチも有用．
- 冠静脈洞型欠損は，左房から冠静脈洞を介して右房に流入する短絡血流を確認する（**図12**）．
- 本症を疑っているにもかかわらず，左胸壁四腔断面で欠損孔や明らかな短絡血流が検出されない場合は，二次孔，一次孔以外を考えて検査を進める．
- 多方向からアプローチしても右心系拡大に見合った心房中隔の欠損孔が見つからなかった場合には，部分肺静脈還流異常が考えられ，経食道心エコー検査による精査も考慮する．

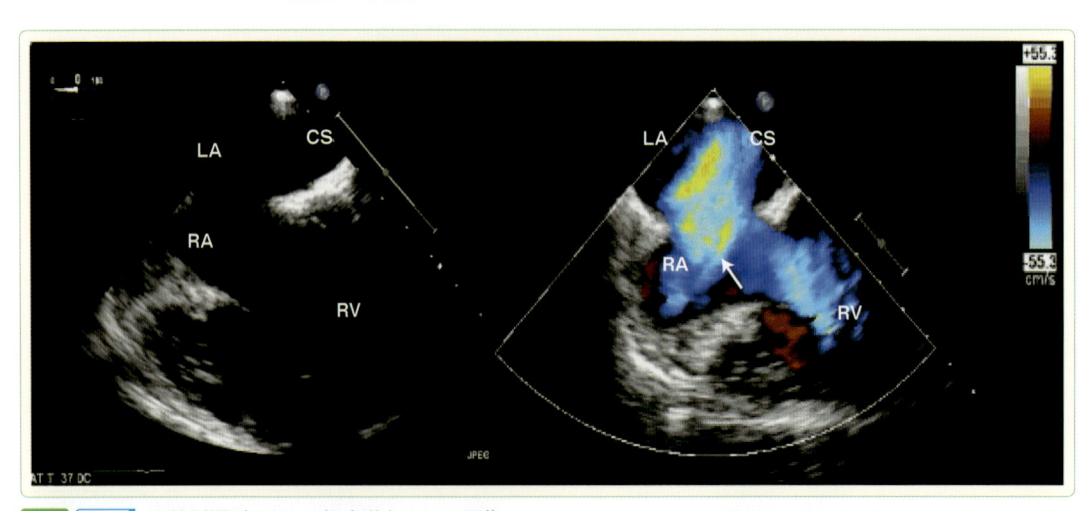

図12 ▶動画 冠静脈洞型ASDの経食道心エコー画像

冠静脈洞型を介して右房に流入する短絡血流（矢印）が観察される．

画像提供：富松宏文先生（東京女子医科大学）
CS：冠静脈洞，LA：左房，RA：右房，RV：右室

肺体血流量比（Qp/Qs）の計測

図13

- 肺体血流量比（Qp/Qs）は，肺血流量（右室駆出血流量）を体血流量（左室駆出血流量）で除したもので，短絡がなければ1.0である．
- 心房中隔欠損で左房から右房への短絡があると，右室駆出血流量（肺血流量）が増加し肺体血流量比（Qp/Qs）は上昇する．
- 右室駆出血流量（肺血流量）は，肺動脈弁直下の右室流出路断面積（CSA_{RVOT}）とパルスドプラ法で記録した右室駆出血流速度波形の時間速度積分値（TVI_{RVOT}）の積として求める．
- 左室駆出血流量（体血流量）は，左室流出路断面積（CSA_{LVOT}）とパルスドプラ法で記録した左室駆出血流速度波形の時間速度積分値（TVI_{LVOT}）の積として求める．
- CSA_{RVOT} および CSA_{LVOT} は，計測した径から断面を円と仮定して算出する．

$$Qp = CSA_{RVOT} \times TVI_{RVOT}$$
$$Qs = CSA_{LVOT} \times TVI_{LVOT}$$
肺体血流量比 = Qp／Qs

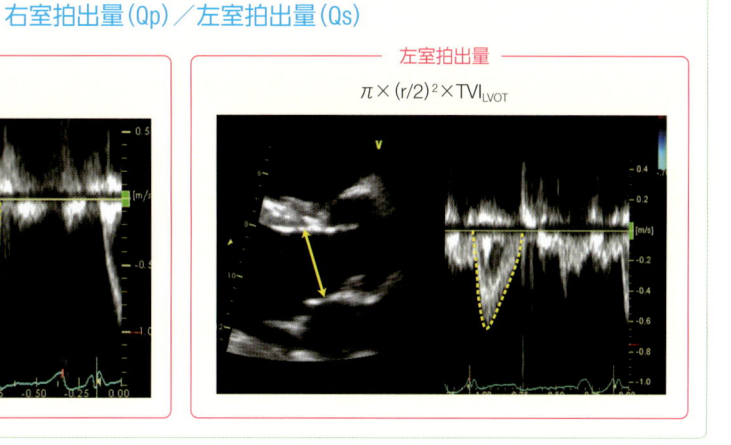

図13　Qp/Qs の測定の実際
パルスドプラ法で記録した両室流出路の血流速波形の時間速度積分値（TVI）と流出路径から算出する．両室の流出路径は計測誤差を少なくするためズームした画像で計測する．

右心系拡大の評価

図14 図15

- 心房中隔欠損では短絡血流により右房・右室の拡大，肺動脈の拡張をきたす．
- 右室の容量負荷により，拡張期に心室中隔を圧排して左室短軸像は扁平化するが，左室圧の上昇する収縮期には左室は円形をなす．このため，Mモード上の心室中隔は奇異性運動を示す．

図14 ▶動画 →
ASD 胸骨左縁左室長軸断面
拡大した右室が観察される．

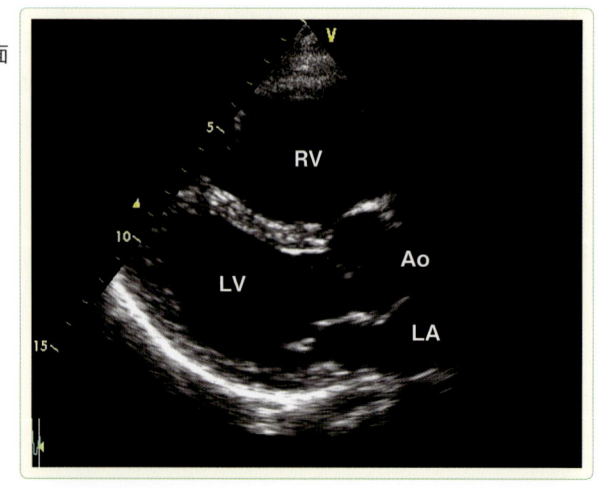

↓ 図15 ▶動画 ASD の胸骨左縁左室短軸断面と左室 M モード
右室容量負荷により，左室短軸像は拡張末期に扁平化するが，左室圧の上昇する収縮期には正円をなす．Mモード上の心室中隔は奇異性運動を示している．
LV：左室，RV：右室

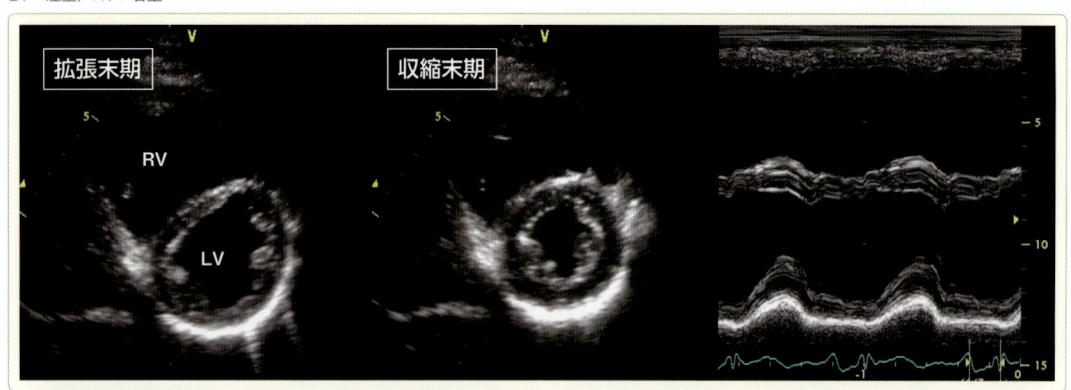

僧帽弁逸脱

- 右室容量負荷により扁平化した左室は，後乳頭筋の位置異常や腱索の緩みが起こり，僧帽弁前尖（特に後交連側）の逸脱を生じることがある．

肺高血圧の評価

▶ ① 肺動脈収縮期圧の推定 図16

- 連続波ドプラ法により三尖弁逆流速波形を記録し，その最大流速を簡易ベルヌーイ式に代入することで，収縮期の右室－右房圧較差を求めることができる．これに推定した右房圧（表1）を加えることで収縮期右室圧，すなわち収縮期肺動脈圧が推定される．

$$収縮期肺動脈圧（収縮期右室圧）＝4×（三尖弁逆流最大流速）^2＋推定右房圧$$

- 右房圧は，下大静脈（IVC）の径とその呼吸性変動を観察して推定する．

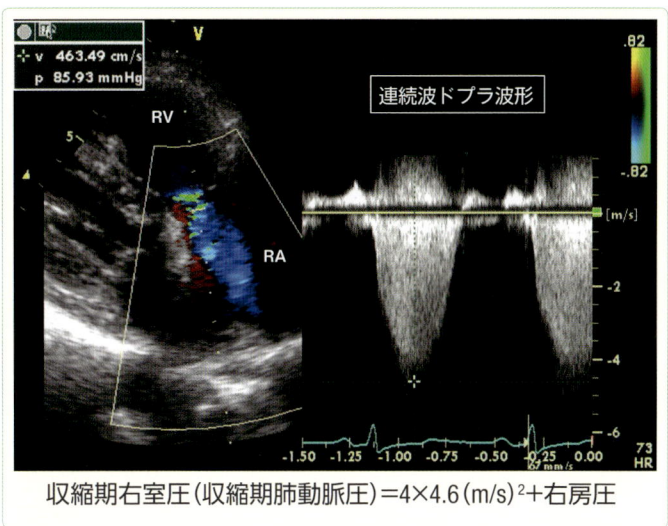

収縮期右室圧（収縮期肺動脈圧）＝4×4.6(m/s)²＋右房圧

表1 下大静脈径による右房圧の推定（成人） ➡基礎と撮り方 P101

下静脈径（呼気末）	呼気による径の縮小率	推定右房圧
≦ 2.1 cm	>50%	3 mmHg
	<50%	8 mmHg
>2.1 cm	>50%	
	<50%	15 mmHg

図16 三尖弁逆流による収縮期右室圧（収縮期肺動脈圧）の推定
三尖弁逆流の最高流速を簡易ベルヌーイ式に代入して求めた右室−右房圧較差に右房圧を加えることで収縮期右室圧（収縮期肺動脈圧）が推定される．
RV：右室，RA：右房

▶ ② 左室の扁平化

- 高度の肺高血圧をきたした心房中隔欠損（Eisenmenger化）では，右室圧負荷所見として，左室短軸像の扁平化は収縮期，拡張期を通じて起こる．このとき心室中隔の奇異性運動は消失する．
- 両室の圧較差が一時的に最も大きくなる拡張早期に扁平度が最も強い（**図17**）．
- 拡張早期の左室の扁平度は右室圧上昇の程度を反映し，拡張早期の左室短軸像が楕円形であれば軽度，半円形であれば中等度，三日月形であれば高度の肺高血圧を疑うことができる．

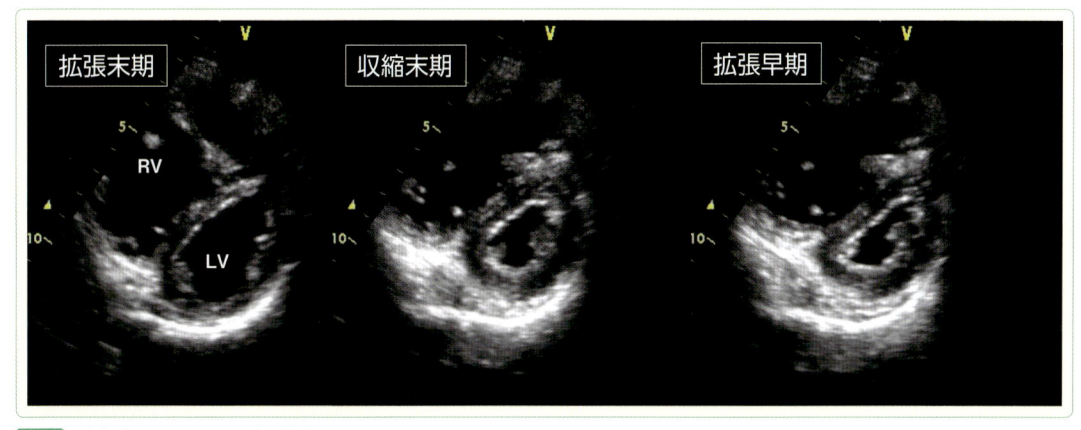

図17 肺高血圧による左室短軸像の扁平化
胸骨左縁左室短軸断面．ASDで肺高血圧をきたした症例．両室の圧較差が一時的に最も大きくなる拡張早期に扁平度が強い．
LV：左室，RV：右室

1 心房中隔欠損

検査の進め方

	Bモード法	Mモード法	ドプラ法 カラー	ドプラ法 パルス	ドプラ法 連続波
胸骨左縁左室長軸断面	□右室拡大 □左室狭小化 □心室中隔奇異性運動 □僧帽弁逸脱 □Qp/QS： 　<u>左室流出路径（拡大像）</u>	□心室中隔奇異性運動 □<u>左室径</u> □<u>左房径</u> □<u>大動脈径</u>	□僧帽弁逆流		
胸骨左縁左室短軸断面	□右室拡大 □左室扁平化・狭小化 □心室中隔奇異性運動 □肺動脈拡大				
右室流入路長軸断面	□右心系拡大		□三尖弁逆流		□<u>三尖弁逆流速度</u>
右室流出路長軸断面	□肺動脈拡大 □Qp/QS： 　<u>右室流出路径（拡大像）</u>		□肺動脈弁逆流	□Qp/QS： 　<u>右室流出路血流速度波形（TVI）</u>	□<u>肺動脈弁逆流拡張末期速度</u>
左胸壁四腔断面	□心房中隔欠損孔		□短絡血流		
心尖部四腔断面	□右心系拡大 □<u>modified Simpson 法</u>		□僧帽弁逆流 □三尖弁逆流	□<u>左室流入血流速度波形</u> □<u>僧帽弁輪速度波形</u>	□<u>三尖弁逆流速度</u>
心尖部二腔断面	□<u>modified Simpson 法</u>				
心尖部長軸断面			□僧帽弁逆流	□Qp/QS： 　<u>右室流出路血流速度波形（TVI）</u>	
心窩部四腔断面	□心房中隔欠損孔		□短絡血流		
心窩部下大静脈	□<u>下大静脈径・呼吸性径変動</u>				
右胸壁矢状断面	□心房中隔欠損孔（静脈洞型）		□短絡血流		

下線：計測項目

文献
1) 日本循環器学会：循環器病の診断と治療に関するガイドライン（2007-2008年度合同研究班報告）．先天性心疾患の診断，病態把握，治療選択のための検査法の選択ガイドライン．
http://www.j-circ.or.jp/guideline/pdf/JCS2010_hamaoka_h.pdf（2012年7月閲覧）
2) 増田喜一，他（編）：心臓超音波テキスト 第2版．医歯薬出版，pp211-214, 2009
3) 中澤　誠（編）：先天性心疾患．メジカルビュー社，pp280-293, 2005

▶ topics

ASO デバイスの TEE による詳細診断とモニタリング

経皮的心房中隔欠損閉鎖術

- Amplatzer Septal Occluder（ASO）デバイス（図1）での閉鎖では欠損孔の大きさと部位診断だけでなく，治療を目的とした辺縁の長さと範囲の診断が必要である．
- 経食道心エコー（TEE）による詳細な辺縁診断と術中モニタリング，術後評価が不可欠である．
- ASO デバイスは，以下の部品により構成される．
  - ニチノールワイヤーメッシュ（ニッケル・チタン形状記憶合金）
  - 左房・右房側フラットディスク
  - コネクティングウエスト（欠損孔サイズと一致する）
  - ダクロンメッシュ（閉鎖性を高める）

ASOの適応と除外基準　表1

- JPIC（日本小児インターベンション学会）で定められた適応と除外基準．
- ASO の施行，ASO における経食道心エコーの施行については，ともに JPIC，CVIT（日本心血管インターベンション治療学会）で定められた厳格な施設基準，施行者の認定が必要である．

表1　ASO の適応と除外基準

適応基準	①二次孔心房中隔欠損の患者
	②欠損孔の径が 38 mm 以下の患者
	③Qp/Qs が 1.5 以上，または容量負荷による右室の拡大がある患者
	④欠損孔辺縁から冠静脈洞，房室弁，右上肺静脈までの距離が 5 mm 以上の患者
	⑤奇異性塞栓症，または心房性不整脈の臨床症状のある患者
除外基準	①二次孔心房中隔欠損以外の短絡性疾患の患者
	②本品の留置によっても血行動態および全身状態の改善が見込まれない患者
	③他の合併する先天性心疾患を有し，適切な修復が心臓外科手術によってのみ可能な患者
	④複数の欠損孔を有し，本品にて適切に閉鎖できない患者
	⑤心臓外科手術に耐えられない，または禁忌である患者
	⑥本品による治療の 1 ヵ月以内に敗血症を発症した患者，または本品留置術施行時に全身性感染症が完治していない患者
	⑦出血性障害，未治療の潰瘍，またはアスピリン療法が禁忌で，その他の抗血小板剤を 6 ヵ月間投与できない患者
	⑧心エコーによって心内血栓が確認された患者
	⑨体格（TEE やカテーテルのサイズに適さないほど小柄な患者など）や容態（活動性感染症など）によって，心カテーテル術に適さない患者
	⑩ニッケルアレルギーのある，またはその可能性が疑われる患者

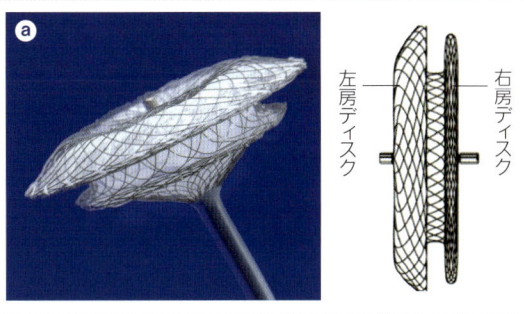

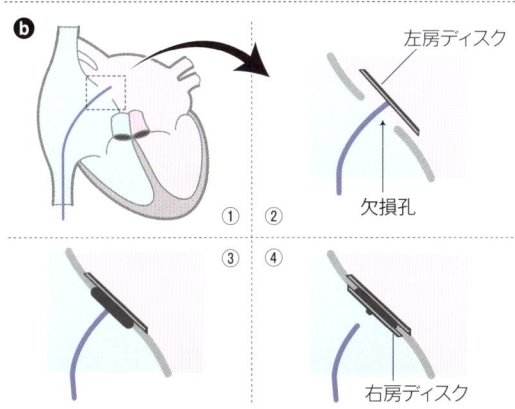

図1　経皮的心房中隔欠損閉鎖術(b)とそのデバイス（Amplatzer Septal Occluder, ASO）(a)

①下大静脈から右房→欠損孔→左房とカテーテルを入れる．
②左房ディスクを開く．③閉鎖栓を欠損孔にはめ込む．
④右房ディスクを開いて閉鎖する．

17

▶ topics

- **わが国でのASO施行数と年齢分布** 図2
  - 約6年間で3000例近くが施行されている．ほぼ半数が成人である．
  - 合併症としては，上大静脈，肺静脈，冠静脈口への影響，房室弁への影響，迷入，びらん（心房や大動脈への穿孔），房室ブロック，不整脈，溶血，偏頭痛などが知られる．
  - わが国では重大な合併症である迷入が8例，びらん，心タンポナーデの出現が8例ある．死亡例はない（2011年10月31日現在）．

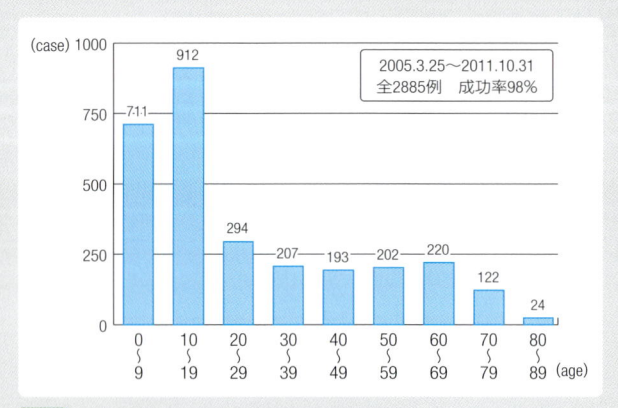

図2 わが国でのASO施行数と年齢分布
文献1より引用．

ASOの手順とTEE 表2

- 右心カテーテル
- TEEによる適応診断（辺縁の長さの測定）
- バルーン・サイジングを用いたデバイスの選択
- デバイスの留置中のモニターとして不可欠
- デタッチ直前の確認
  - 周辺構造物，特に大動脈洞に対する圧迫に注意

表2 ASOの手順とTEE

☑	全身麻酔	
☑	右心カテーテル検査	・肺動脈圧，体血圧等の測定 ・肺体血流量比（Qp/Qs）を算出
☑	経食道心エコー	・二次孔欠損であること ・欠損孔径の測定 ・心房中隔欠損辺縁（rim）長の測定 ・弁閉鎖不全，PVの還流確認
☑	バルーン・サイジング	・TEEで観察しながらフローストップメソッドで適合デバイスサイズを決める
☑	Amplatzer閉塞栓の留置中のモニター	・TEEのモニター：欠損孔に対するディスク角度と位置の確認
☑	デタッチ前の残存短絡，閉塞栓の位置の確認	・各rimをきちんと挟んでいるか？ ・大動脈，房室弁への圧迫，上縁への突出があるか？

ASOのための経食道心エコーによる詳細診断

- 心房中隔欠損（Atrial septal defect, ASD）の数，位置，大きさ，形，辺縁の診断を行う（図3）．他に弁閉鎖不全の有無，肺静脈還流を確認する．
- ある程度決まった角度で，ASDの形態および後縁，上縁および各構造物との距離を計測する．
- 20～25°以上にわたって広い範囲で辺縁が欠損していると，治療が難しいもしくはびらんが起きる可能性があるとされている．冠静脈洞，房室弁，右肺静脈までの距離が5mm以下の患者は適応外．

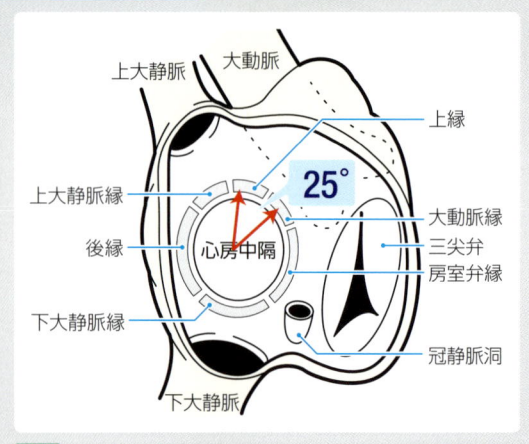

図3 ASOのための経食道心エコーによる詳細診断のための解剖図
文献2をもとに作成．

TEEの角度とASDとの関係

- 実際のTEEの角度と，TEEから見える辺縁と欠損孔の様子を示す（図4）．TEEは図のようにそれぞれの角度で上から観察した形態を描出しているので，実際のASDは図4の右図のような断面となる．
- 実際の解剖を作図してイメージしながら撮像するとよい．

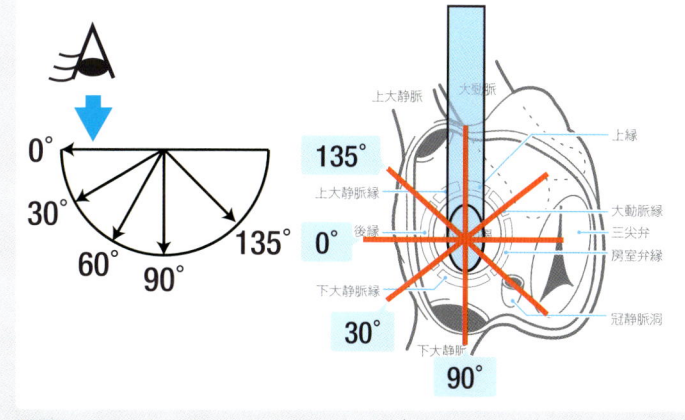

図4 TEEの角度とASDとの関係

ASDの計測

▶ 0° 図5

- まず，ゆっくり上下に動かし，静脈洞型のASDがないかを確認し，二次孔欠損の観察をする．
- 0°における欠損孔の最大径を測定する．
- 探触子をダウンして欠損孔と房室弁を同時に描出し，僧帽弁，三尖弁とASDの距離，さらに後縁を測定する．

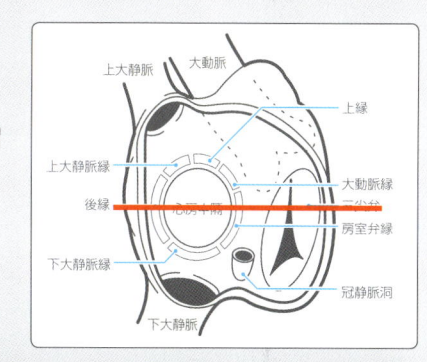

図5 ▶動画　ASDの計測　0°
僧帽弁，三尖弁との距離，後縁，ASDの最大径を計測する．
LA：左房，LV：左室，RA：右房，RV：右室

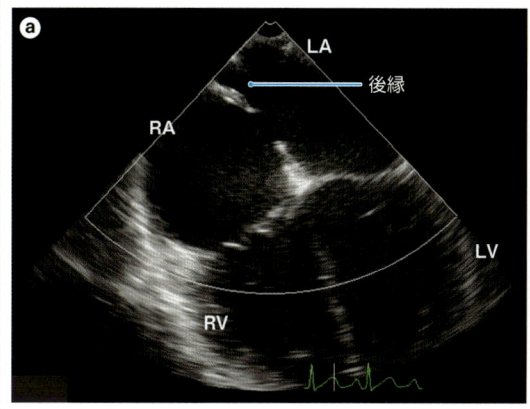

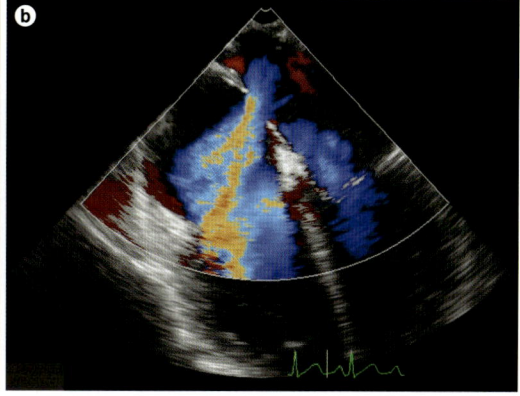

ASOデバイスのTEEによる詳細診断とモニタリング

19

▶ topics

▶ **30〜40°** 図6
- 最小の大動脈縁（前縁）の長さ，最小の後縁の長さ，欠損孔の最大径を測定する．
- この角度での大動脈縁の長さが最小となることが多い．
- たとえ大動脈縁がなくても ASO は可能とされる．

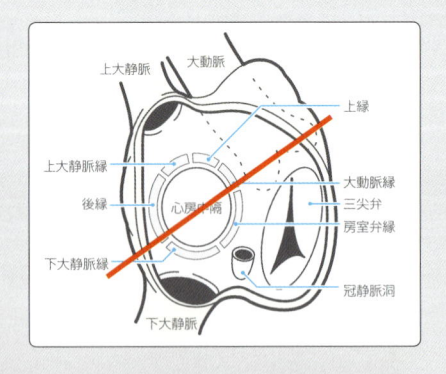

図6 ▶動画　ASD の計測　30〜40°
大動脈縁と後縁，ASD の最大径を計測．　　Ao：大動脈，LA：左房，RA：右房

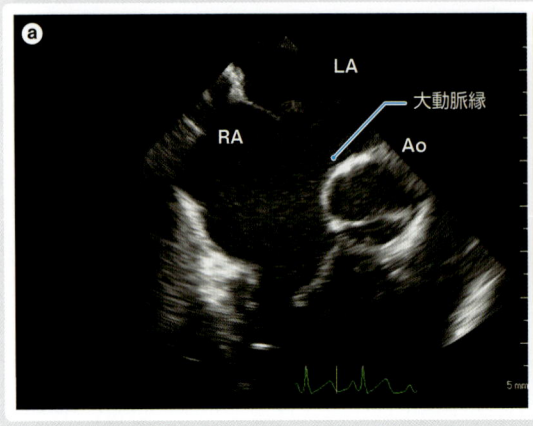

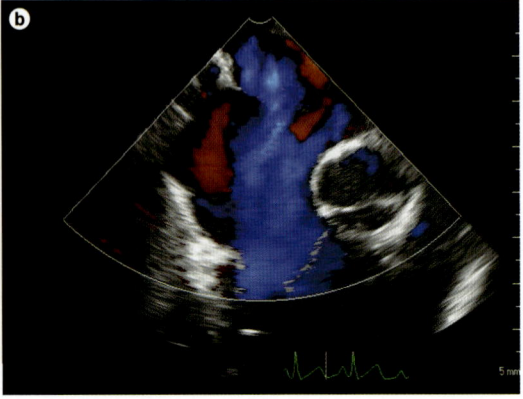

▶ **70〜80°** 図7
- 大動脈縁と心房天井である上縁がともに欠損している症例では，ほぼこの角度で左右にスキャンして両方の心房天井を描出する．
- 両心房の境界から左房の天井までが上縁，心房天井近傍が大動脈縁である．
- これが極端にない症例では，デバイスで心房壁を損傷し，びらんを生じるリスクがあるとされる．

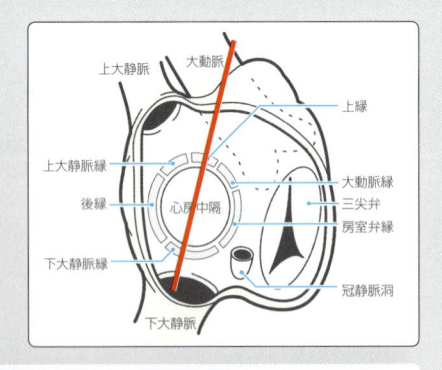

図7 ▶動画　ASD の計測　70〜80°
上縁，心房天井の大動脈縁．　　Ao：大動脈，LA：左房，RA：右房

20　ASO デバイスの TEE による詳細診断とモニタリング

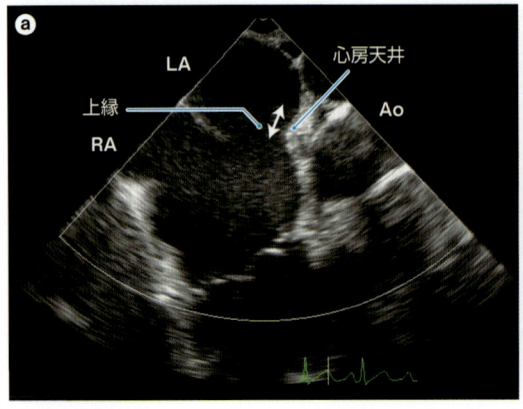

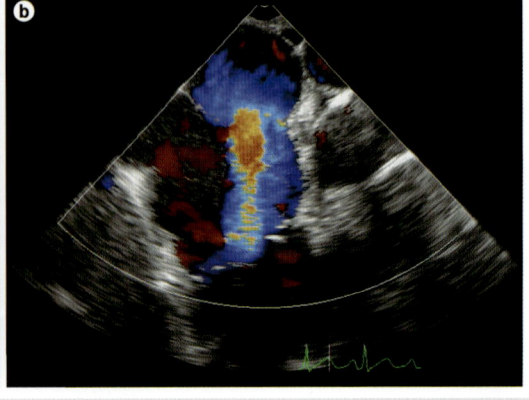

▶ 90〜100° 図8
- 最小の上大静脈縁の長さ，上大静脈の径，矢状方向のASDの最大径を計測する．

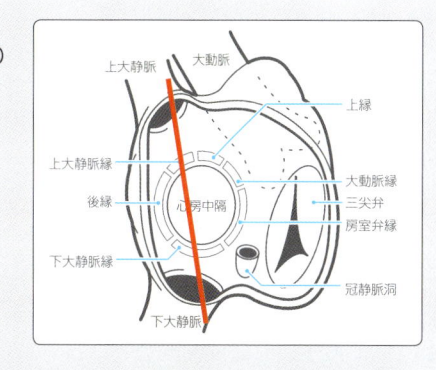

図8 ┃動画┃ ASDの計測 90〜100°
上大静脈縁，ASDの最大径． LA：左房，RA：右房，SVC：上大静脈

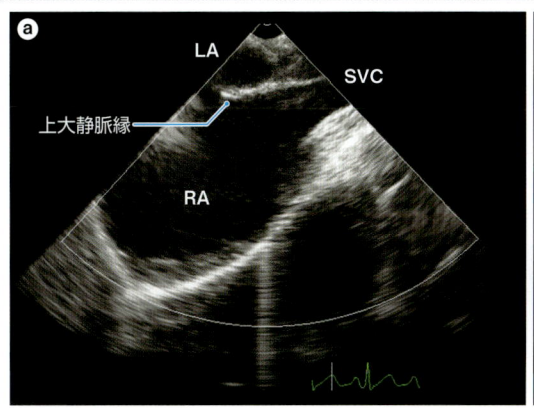

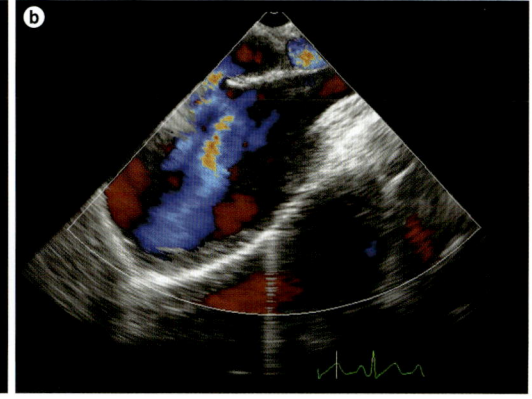

▶ 60〜70° 図9
- この角度で下大静脈が右房に流入する様子を確認し，経食道エコー探触子を少しダウンに屈曲させて，下大静脈縁を描出する．下縁が大きく欠損している場合，うまくデバイスがはまらず，迷入するリスクがある．

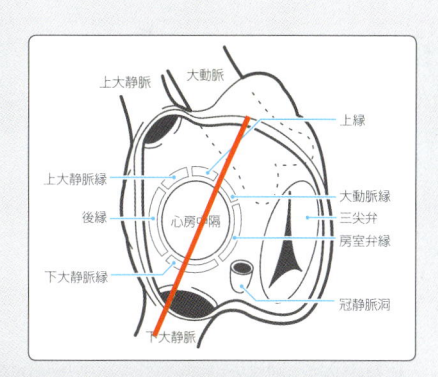

図9 ┃動画┃ ASDの計測 60〜70°
下大静脈縁，ASDのsize． IVC：下大静脈，LA：左房，RA：右房

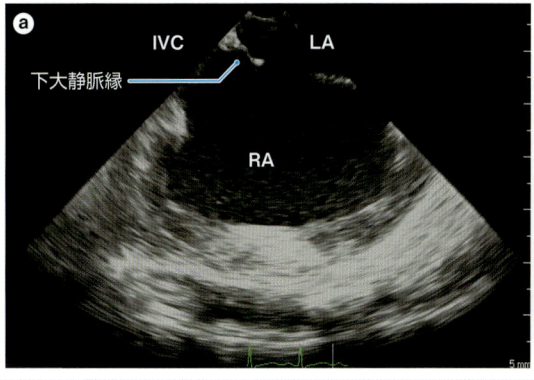

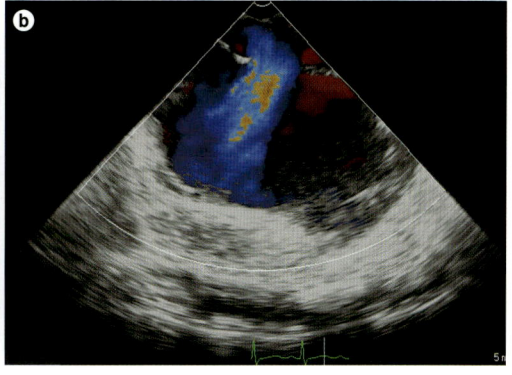

ASOデバイスのTEEによる詳細診断とモニタリング

21

▶ topics

▶ 130〜140° 冠静脈洞縁　図10

- ほぼこの角度で探触子を下方に移動させる．冠静脈洞とASDの両方が見える断面を検索し，ASDと冠静脈洞の距離を計測するが，ASDが上方にあると角度は120°近くになることもある．

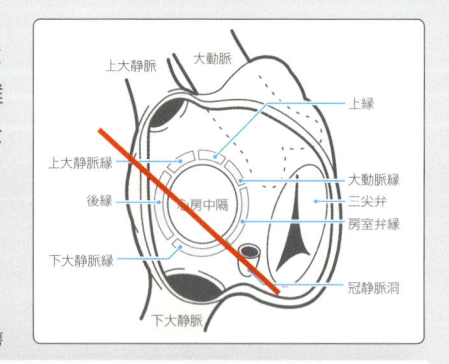

図10 ▶動画　ASDの計測　130〜140°
冠静脈洞からの距離．
CS：冠静脈洞，LA：左房，RA：右房

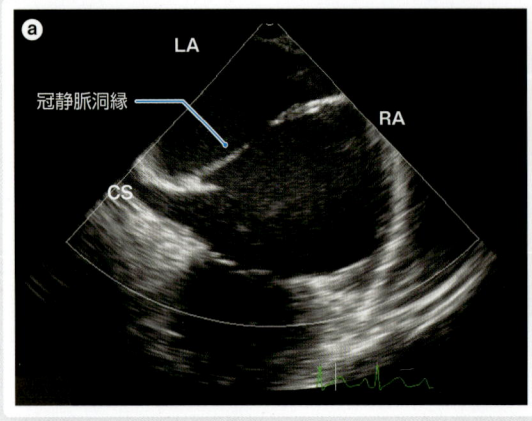

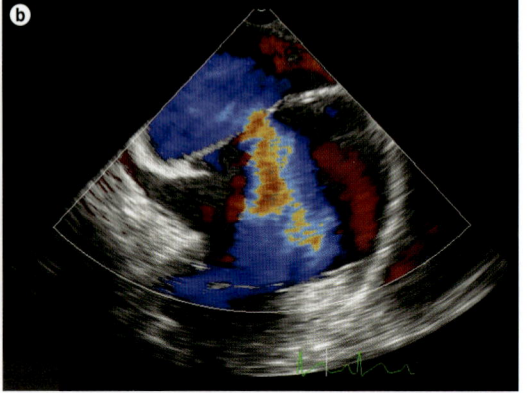

▶ 130〜140°　右上肺静脈縁　図11

- 冠静脈洞を検索するほぼ同じ角度で，上方に探触子を引き上げて欠損孔と右大静脈との距離を測定する．房室弁と欠損孔が同時に見えればその距離も測定する．

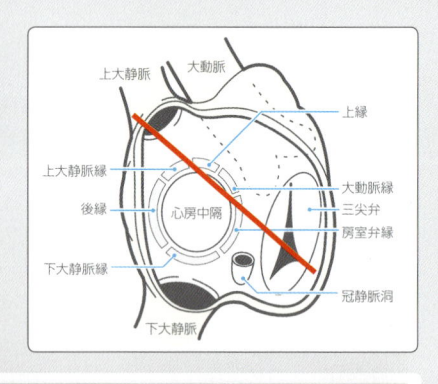

図11 ▶動画　ASDの計測　130〜140°
右上肺静脈までの距離．
LA：左房，RA：右房

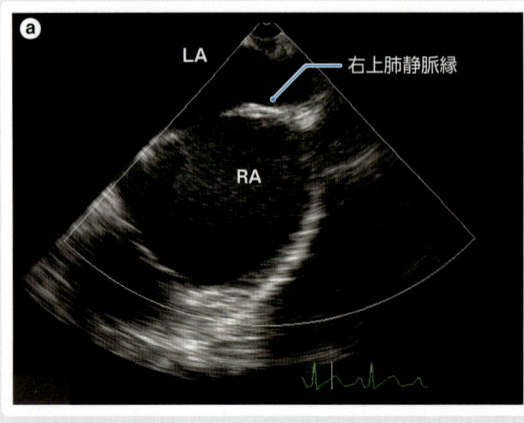

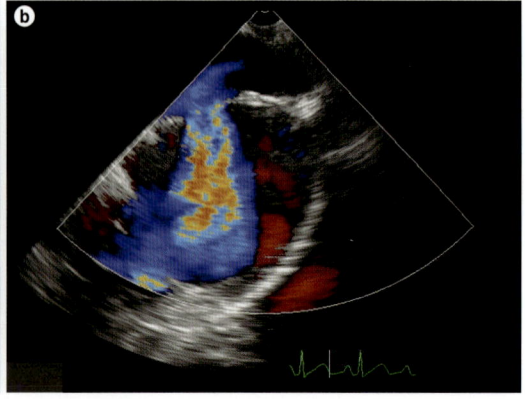

22　ASOデバイスのTEEによる詳細診断とモニタリング

TEEモニター

▶ **バルーン・サイジング** 図12

- 欠損孔にバルーンを通して拡大させ，カラードプラを見ながら短絡のフローが消失したときのバルーンをサイジングしてデバイスのサイズを決定する．
- バルーンのシャフトを長軸方向に観察できるように，TEEの角度を合わせる必要がある．

図12 ▶動画 バルーン・サイジング
Ao：大動脈，RA：右房，LA：左房

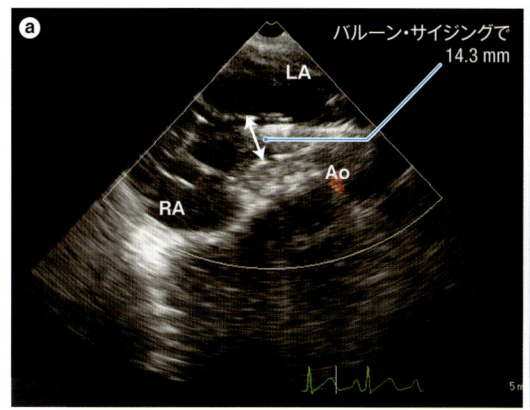

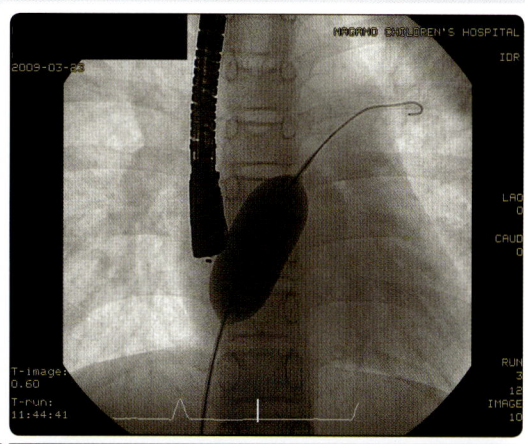

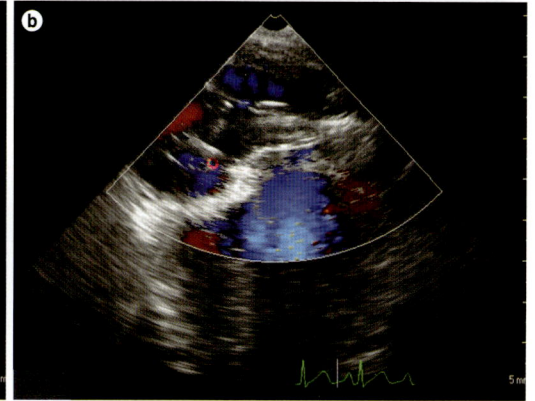

▶ **デバイス留置の確認** 図13

- 実際のデバイス留置の際のTEEモニターでは，留置の際の心房中隔の角度とディスクの角度が平行になるようにガイドする．

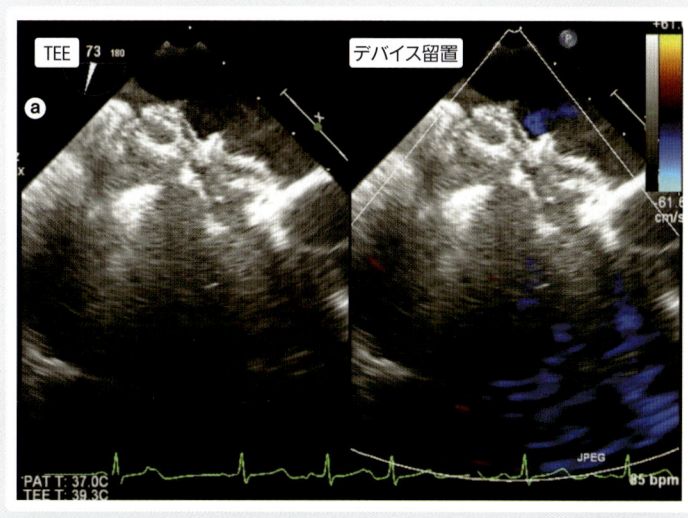

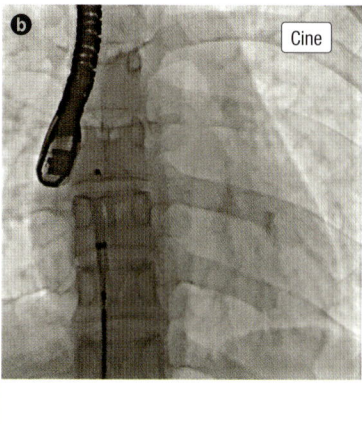

図13 ▶動画 デバイス留置の確認

ASOデバイスのTEEによる詳細診断とモニタリング

23

▶ topics

▶ デバイスのデタッチ 図14

- デバイスのデタッチ（ネジで固定されているデバイスをデリバリーワイヤから外すこと）前には，以下を確認してデタッチしてよいか判断する．
  - 全ての辺縁をしっかりと左房，右房ディスクで挟んでいること
  - ディスクからのリークが存在しないこと（少量のディスク内のリークは問題ない）．
  - 他のASDからのリークが存在しないこと
  - 大動脈Valsalva洞，心房天井，僧帽弁へのディスクのエッジによる圧迫がないこと
- TEE施行者が判断する方がよい．

> **Pitfall**
> - 図15a 図15b のように，左房が小さいと大動脈縁を挟めないことが多いので注意が必要である．
> - 挟み直せば 図15c のようにきれいに留置できる．

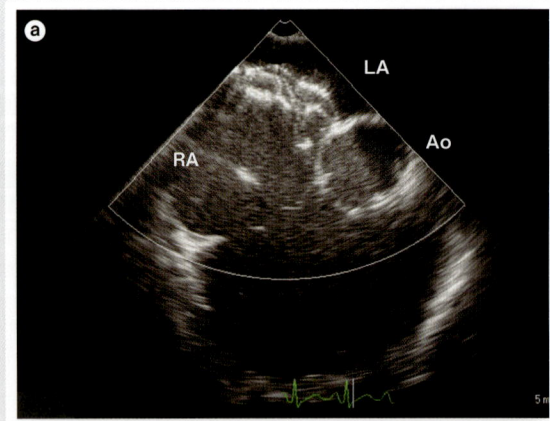

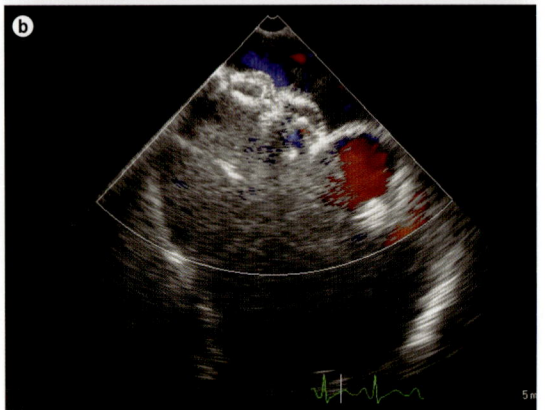

図14 ▶動画 デバイスのデタッチ
デバイスのデタッチ前のTEE．

Ao：大動脈
LA：左房
RA：右房

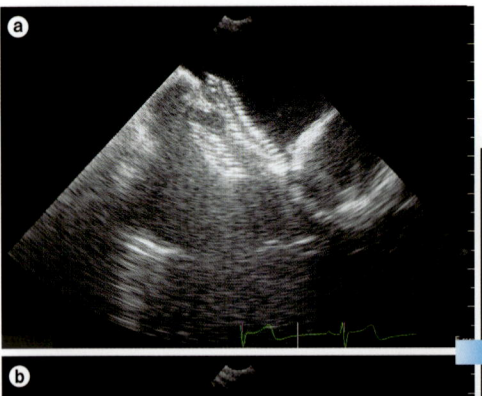

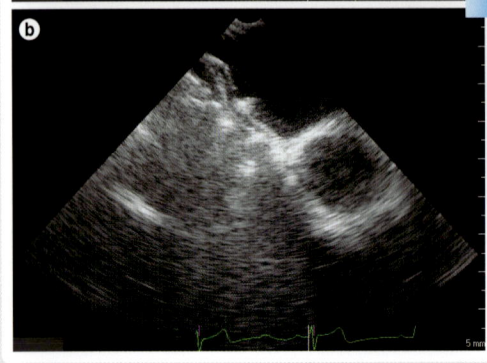

図15 ▶動画 デタッチ時の注意点
a，b：大動脈辺縁を挟んでいない．

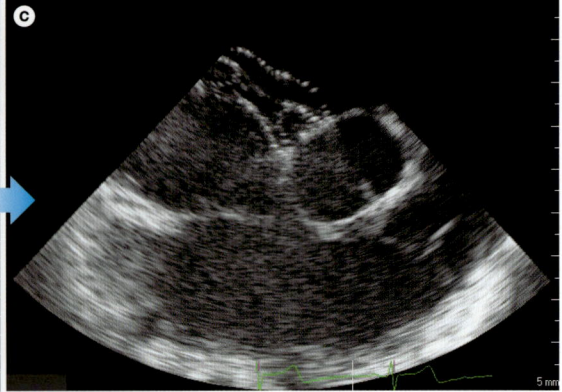

ASO前のTEEによる辺縁の診断

- 図16 では下大静脈縁が非常に短く，留置困難である．
- 図17 では大動脈縁から天井縁まで広範囲に辺縁が欠損しており，このような症例では，デバイスが大動脈から心房天井に突出しやすく，びらんのリスクとなる．

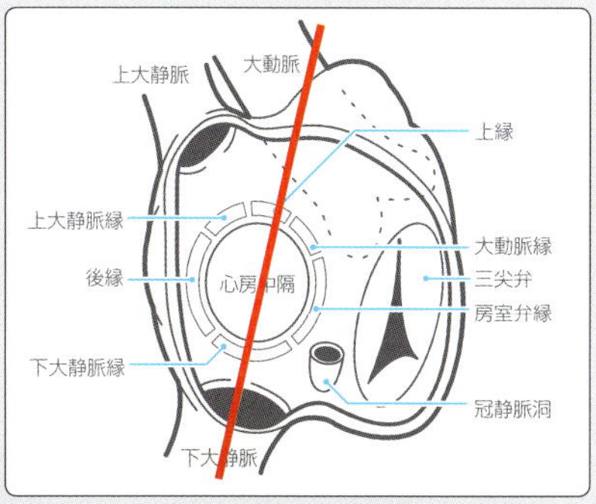

図16 ▶動画 辺縁の診断
下大静脈縁が短い．

LA：左房，RA：右房．

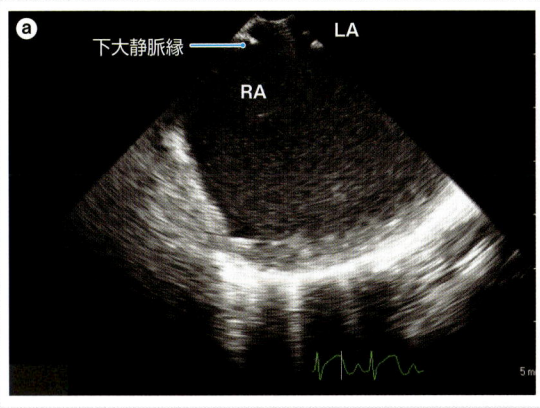

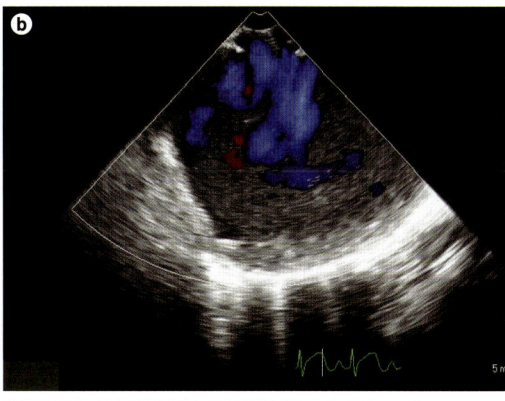

図17 ▶動画 辺縁の診断
大動脈縁から天井縁が0 mm（25～70°で広範囲）．

Ao：大動脈
LA：左房
RA：右房

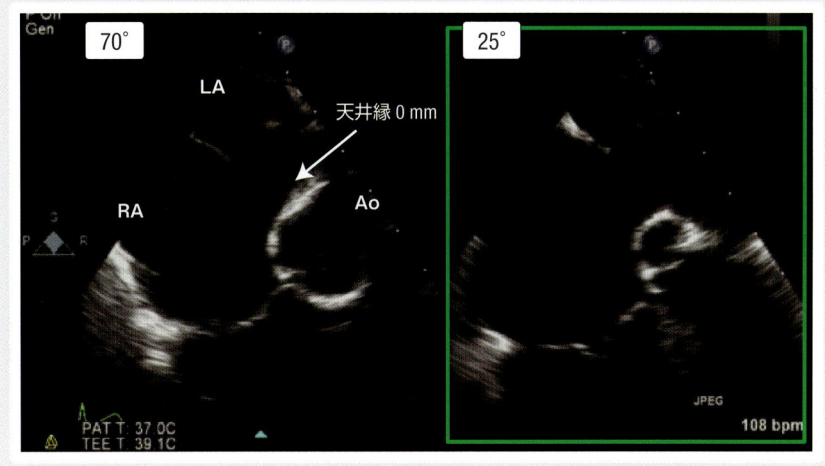

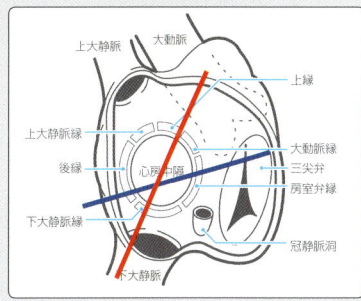

文献
1) 小林俊樹：JPIC letter No 25, 2011
2) Amin Z, et al: Erosion of Amplatzer septal occluder device after closure of secundum atrial septal defects: review of registry of complications and recommendations to minimize future risk. Catheter Cardiovasc Interv 63: 496-502, 2004

2 心室中隔欠損
ventricular septal defect

病型分類・形態

- 心室中隔欠損症（ventricular septal defect：VSD）は1000出生あたり，およそ3人に生じ，先天性心疾患の約15～20％を占める．代表的な先天性心疾患の1つである．
- 心室中隔は解剖学的に中隔の各部位の欠損について分類がなされている．

❶ 分類

- 分類は，Kirklinの第3版のものを用いると，図1の4タイプに分かれる．
   ① Doubly committed subarterial（両大血管下型）
   ② Perimenbrous（膜性部周囲型）
   ③ Inlet Septal（流入部中隔型＝共通房室管型）
   ④ Muscular（筋性部型）
- 病型の心エコー診断法は後述．➡ P29

- 分類を理解するには複雑な構造である右室，および右室側の心室中隔の解剖を知る必要がある．

図1 欠損孔の部位

❷ 右室の構造

- 右室は，三尖弁が入る流入路，肺動脈が出る流出路，そして肉柱部の3つに分かれる．特に流入路と流出路は，漏斗部中隔と大きな筋組織で隔てられるため，右室はおむすび型の構造となる．

❸ 右室中隔面の構造 図2

- 中隔には，漏斗部中隔，膜様部中隔，洞部中隔，肉柱部中隔がある．
- 流出路には肺動脈，三尖弁の間に走る大きな漏斗部中隔がある．漏斗部中隔の真裏はValsalva洞となる．
- 漏斗部中隔の左側自由壁側はパリエタール筋束が連なり右室の自由壁につながる．漏斗部中隔はY字型の中隔筋束（septal band）に挟まれる．中隔筋束は右室中隔面をやや斜め左に下降し，前乳頭筋から出た調節筋束（moderator band）につながる．
- 流出路は，漏斗部中隔から中隔筋束の上部以上の高さの部分をいい，肉柱部はそれ以下から心尖部部分の肉柱が発達している部分を，流入路は，三尖弁中隔尖下の心室中隔で肉柱のない洞部中隔と呼ばれる部位を指す．

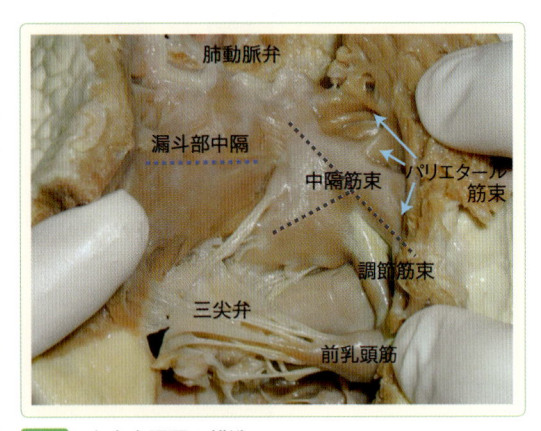

図2 右室中隔面の構造

病態生理

血行動態　図3

- 心室中隔欠損は代表的な左右短絡疾患である．短絡は欠損孔を通して収縮期に流れる．よって右心系の容量負荷はない．増加した肺血流は拡張期に左心系に流れることとなり，左房，左室の容量負荷を生じる．
- 左心系の容量負荷は，欠損孔の大きさと肺血管抵抗により決定される．欠損孔が大で肺血管抵抗が高くない場合は，肺高血圧と左心系の容量負荷が生じる．
- 欠損孔が大で肺血管抵抗が高い場合，肺高血圧はあるが左心系の容量負荷はない状態となる（新生児期やEisenmenger症候群）．
- 欠損孔が小さければ，肺高血圧も左心系の容量負荷も軽度となる．

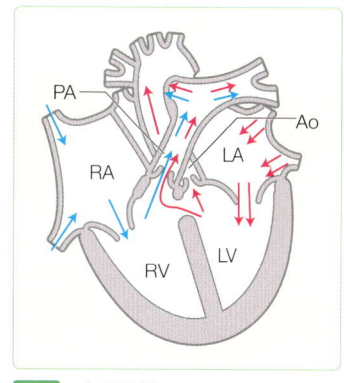

図3　血行動態
Ao：大動脈，LA：左房，LV：左室，PA：肺動脈，RA：右房，RV：右室

身体所見

❶ 聴診

- 胸骨左縁第2から4肋間にかけて逆流性収縮期雑音を聴取する．
- VSDの欠損孔で血流が制限されると汎収縮期雑音となってくる．
- 肺血流が増加すると拡張期ランブル（相対的僧帽弁狭窄）を聴取する．振戦（スリル）を触れることもある．
- 肺高血圧があるとⅡ音が亢進．
- 心不全では3部もしくは4部調律が聴診される．

❷ 視診・触診

- 哺乳力低下，体重増加不良，多呼吸，陥没呼吸，末梢冷感，肝腫大など．

心電図

- 欠損孔が大きく，肺血流が増加している場合，両室肥大の所見を呈する（図4）．
- 欠損孔が小さくなれば，正常な心電図を示す．
- Eisenmenger症候群となると右軸偏位，右室肥大となる．

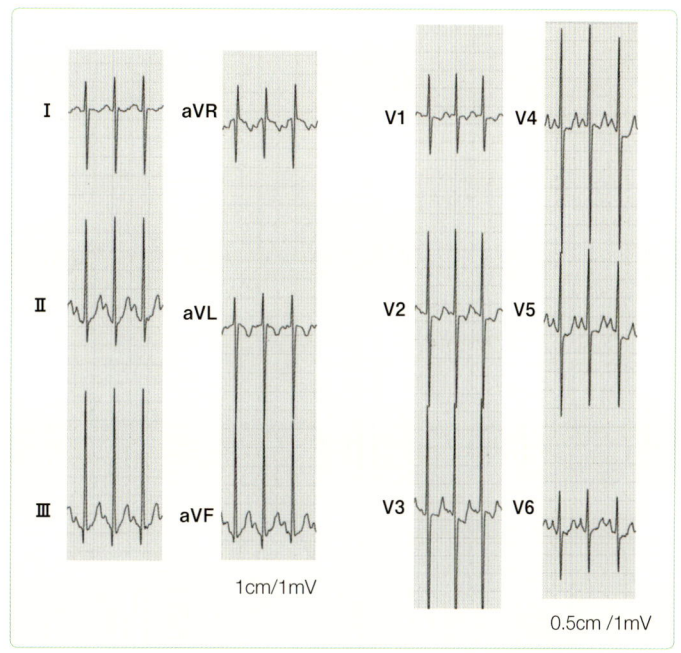

図4　心電図
V2〜V5にかけてRが高くSが深い．著明な両室肥大を呈している．

2　心室中隔欠損

胸部レントゲン 図5

- 欠損孔が大きく，肺血流が増加している場合のレントゲン写真は，心拡大（左第2弓突出，左第4弓突出），肺血流増加を呈し，肺野は気腫状になることもある．

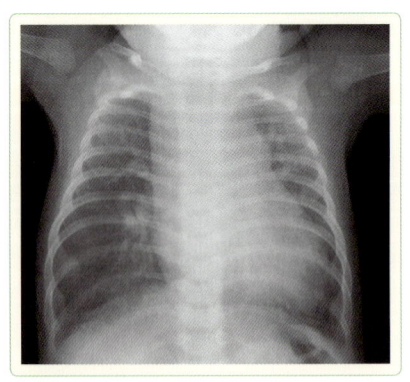

図5 胸部レントゲン

治療法

- 肺血流増加によって症状があり，心拡大があれば欠損孔の外科的な閉鎖適応となる．
- 心エコー検査や心臓カテーテル検査で，左室拡大，肺高血圧の存在，Qp/Qsの上昇（心臓カテーテルでQp/Qs1.5以上）の程度を計測して判定する．
- 流出路中隔の欠損で右冠尖が逸脱し，逸脱が大きかったり，大動脈弁逆流が少しでも出現したりしていれば，外科的な閉鎖適応となる．この場合は肺血流増加の程度にはよらない．

心エコー所見

病型分類

▶ Doubly committed subarterial（両大血管下型）

- 漏斗部中隔の欠損で，アジア人に多いタイプである．手術の方法を考慮した場合，このタイプを肺動脈弁直下型と漏斗部筋性部中隔型に分けて考えた方がよい．
- 肺動脈弁直下型は，胸骨左縁左室大動脈弁レベル短軸断面で見たとき，漏斗部中隔の筋欠損が肺動脈弁直下にある．つまり肺動脈弁と VSD の間に心筋組織がない（図6）．

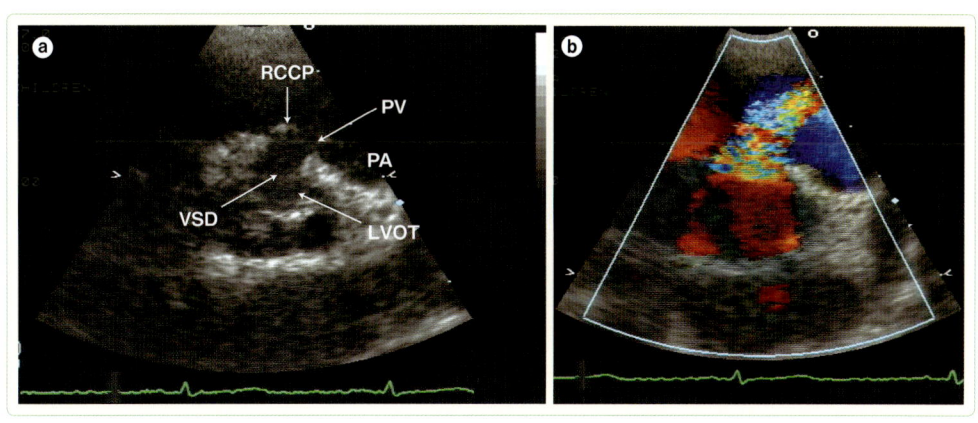

図6 ▶動画　Doubly committed subarterial：両大血管下型．肺動脈弁直下型
肺動脈弁直下型は，胸骨左縁左室大動脈弁レベル短軸断面で見たとき，漏斗部中隔の筋欠損が肺動脈弁直下，肺動脈弁と VSD の間に心筋組織がない．VSD の詳細診断では拡大してよく見ることが大切である．
LVOT：左室流出路，PA：肺動脈，PV：肺動脈弁，RCCP：右冠尖逸脱，VSD：心室中隔欠損

- 漏斗部筋性部型は，三尖弁と VSD，肺動脈弁と VSD の間，ともに心筋組織がある場合の欠損をいう．拡大してよく観察することが大切である（図7）．
  - 漏斗部中隔が欠損しているので，両方のタイプともに胸骨左縁左室長軸断面で欠損孔が観察できる．
  - 両大血管下型で最も注意すべきは，大動脈弁の右冠尖の逸脱があるかどうかである．逸脱があった場合，大動脈弁逆流を生じやすく，その出現はいくら軽度でも手術適応がある．

図7 ▶動画　Doubly committed subarterial：
両大血管下型．漏斗部筋性部中隔型
胸骨左縁左室大動脈弁レベル短軸断面で見たとき，三尖弁と VSD，肺動脈弁と VSD の間に，ともに心筋組織がある場合の欠損．
LVOT：左室流出路
PA：肺動脈
PV：肺動脈弁
VSD：心室中隔欠損

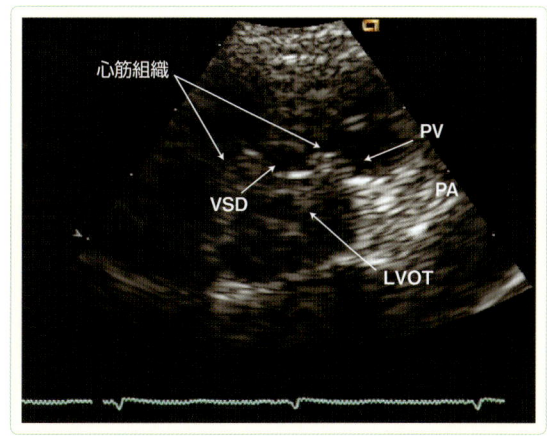

2 心室中隔欠損

29

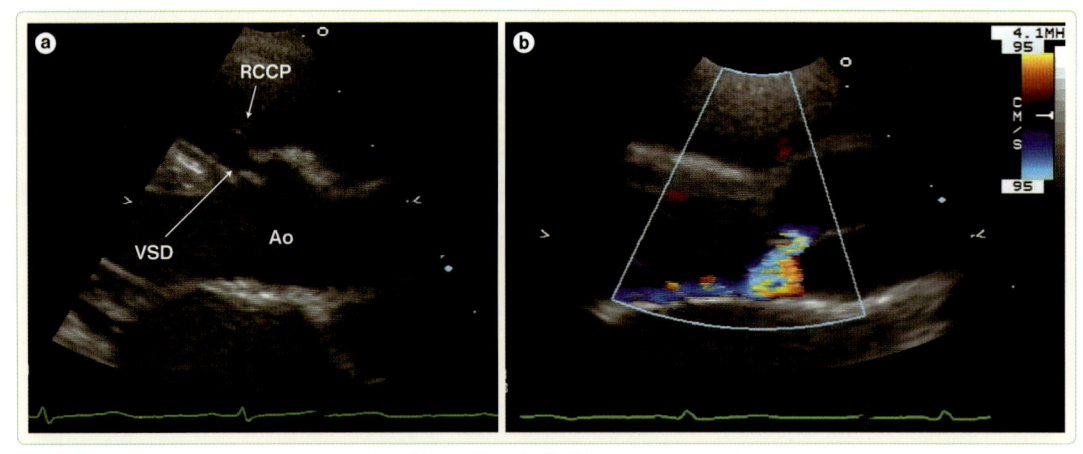

図8 ▶動画 Doubly committed subarterial：両大血管下型

漏斗部中隔の欠損は，大動脈弁の右冠尖の逸脱（RCCP）を生じる場合がある．右冠尖が Valsalva 洞の 50％以上の面積を示したら右冠尖の逸脱を考える．
右冠尖の逸脱では，AR の血流方向は後方に向かう．胸骨左縁左室長軸断面で右冠尖が収縮期に短絡血流とともに VSD に引き込まれ，変形する．逸脱が小さくて見にくい場合は，B モード画像をコマ送りして見るとよい．
Ao：大動脈，RCCP：右冠尖逸脱，VSD：心室中隔欠損

- 逸脱が激しいと Valsalva 洞動脈瘤となり，破裂する危険性もある．この場合も手術適応があると考えてよい（図8）．
  - 胸骨左縁左室長軸断面で右冠尖が収縮期に短絡血流とともに VSD に引き込まれ，変形して逸脱しているのが認められる．大動脈右冠尖の逸脱が小さくて見にくい場合は，画像をコマ送りして見るとよい．
  - 右冠尖が逸脱することで，大動脈弁の接合が不良となり閉鎖不全が生じるが，閉鎖不全の血流方向は，後方に向かうのが特徴である．

▶ Perimenbrous（膜性部周囲型）

- 三尖弁の中隔尖と前尖の交連部の付け根にある膜性部から周囲の筋性中隔が欠損する．膜性部周囲型は，胸骨左縁左室大動脈弁レベル短軸断面では，VSD と三尖弁の間に心筋組織がないことを特徴とする．四腔断面では，大動脈弁方向へ振り上げていくと大動脈弁が見え始めてすぐに膜性部周囲の VSD を見ることができる（図9）．

図9 ▶動画
Perimenbrous：膜性部周囲型

膜性部とその近傍の筋性中隔に伸展する欠損で，胸骨左縁左室大動脈弁レベル短軸断面を拡大して見ると，VSD と三尖弁の間に心筋組織がない．

Ao：大動脈
PA：肺動脈
PV：肺動脈弁
VSD：心室中隔欠損

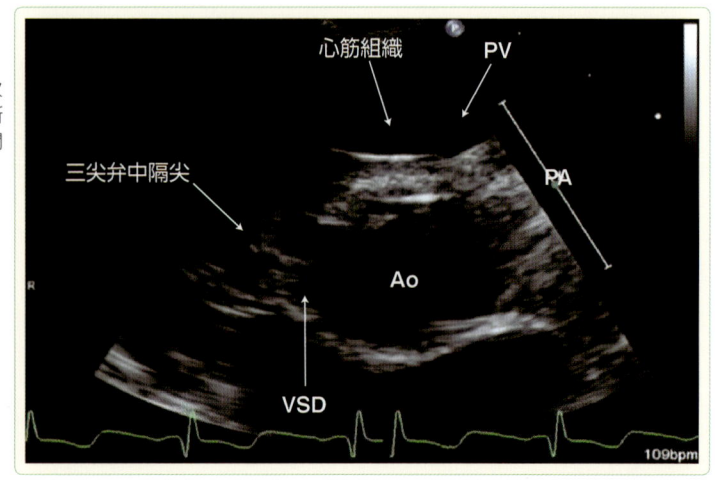

- VSDが流出路伸展する場合は，三尖弁の前尖の裏に位置する中隔が欠損してゆき，流入路伸展する場合は，中隔尖の裏の中隔方向に欠損が伸びてゆく．肉柱部方向へ伸展する大きな VSD も存在する．
- 膜様部の組織（膜様部瘤）や三尖弁の組織一部が伸びて VSD を覆い，短絡血流が減少したり，自然閉鎖したりする場合がある．これは真の VSD の大きさを小さく修飾するので，正確に短絡している孔を見るには，左室側の引き込み血流を注意して見ることが必要である．
- 稀に，無冠尖の逸脱を生じ，大動脈弁逆流を呈することがあり，手術適応となる．

▶ Inlet Septal（流入部中隔型＝共通房室管型）

- 流入部中隔の欠損で，いわゆる心内膜床欠損型の VSD とこれまでいわれてきたものである．三尖弁と僧帽弁が形成する線維性組織の間に心筋組織はない．両房室弁の線維性連続が保たれている状態がこの VSD の診断のポイントとなる．実際には心尖部四腔断面で三尖弁の中隔尖の裏側に欠損孔が見え，三尖弁と僧帽弁の間に心筋組織がないのを確認することができる（図10）．
- 心内膜床欠損との鑑別はスクーピング ➡ P39 がないことである．

図10 ▶動画

Inlet Septal：
流入部中隔型＝共通房室管型

流入部中隔の欠損で，心内膜床欠損と同じタイプである．心尖部四腔断面で見ると三尖弁と僧帽弁が形成する線維性組織の間に心筋組織がない．これを，両房室弁の線維性連続が保たれているという．

LA：左房
LV：左室
RA：右房
RV：右室

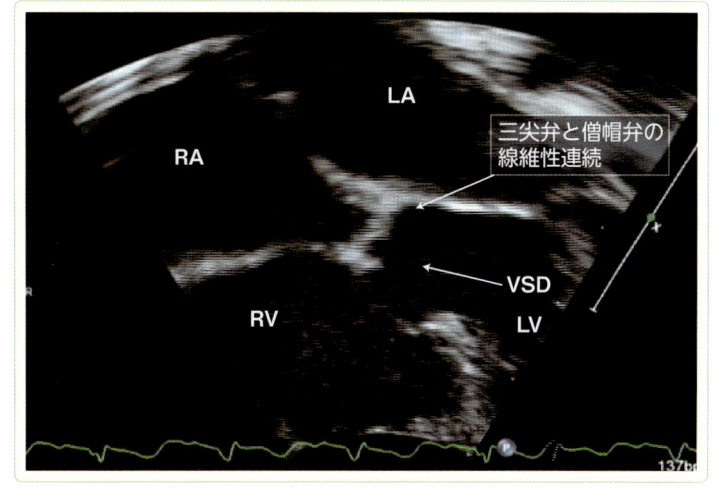

▶ Muscular（筋性部型）

- 漏斗部筋性部型の欠損を除いて VSD の辺縁が全て心筋組織で覆われるタイプをいう．肉柱部の欠損が多く，その場合しばしば，多孔となる（図11）．

図11 ▶動画
Muscular：筋性部型
漏斗部筋性部型の欠損を除いた，辺縁が全て心筋組織で覆われる VSD．肉柱部の欠損が多く，しばしば，多孔となる．

VSD：心室中隔欠損

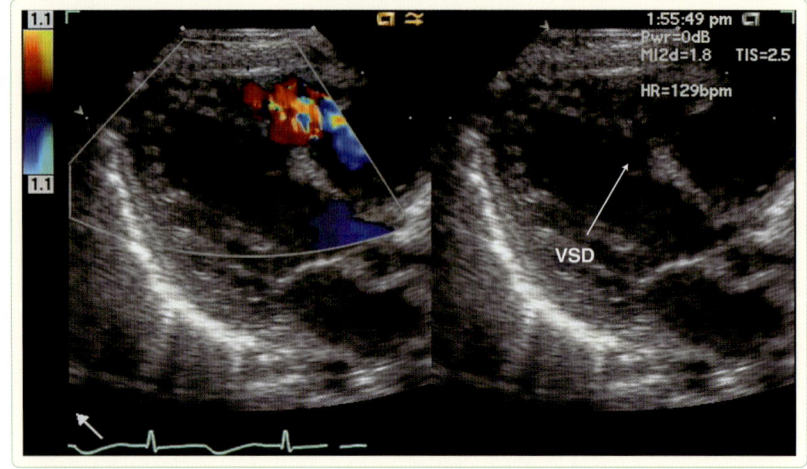

- 大きければ見落とすことはないが，小欠損だったり，肺高血圧があったりすると見落とされることがある．心尖部四腔断面や心尖部長軸断面で心尖部を中心に中隔全体にカラードプラの範囲を広げ，カラーゲインを上げたり，カラースケール（折り返し速度）を下げたりすることで，VSD の血流をくまなく探すことが必要である（図12）．

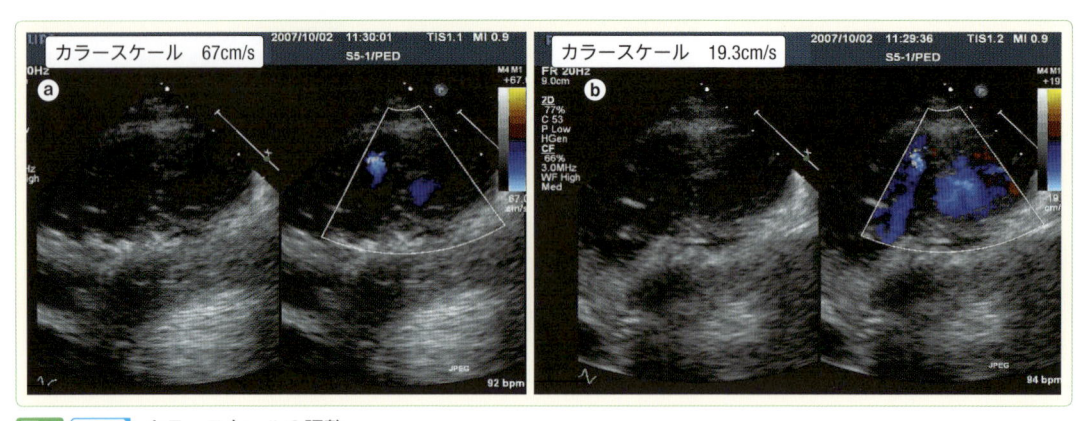

図12 ▶動画 カラースケールの調整
カラースケールを下げると肉柱部の VSD がよく見えることが多い．

▶ 欠損孔の大きさ

- 欠損孔の大きさが大動脈弁口程度かそれ以上なら大欠損，その半分程度なら中欠損，もっと小さければ，小欠損と診断する．乳児では 10 mm 以上，成人では 20 mm 以上が大欠損と考えてよい．

心エコー検査による定量評価

▶ **容量負荷の評価**
- 左室容量負荷の定量的評価には，modified Simpson法による左室拡張期末期容量，胸骨左縁左室乳頭筋レベル短軸断面で求める左室拡張期末期径などがある．その大きさが正常値からどれくらい拡大しているかも重要な所見である（図13）．

図13 ▶動画 **左室と左房の拡大**
胸骨左縁左室乳頭筋レベル短軸断面．左房，左室そして肺静脈の拡大があれば，左室容量負荷が存在する．左室拡張期末期径や拡張末期容量計測も重要な所見．

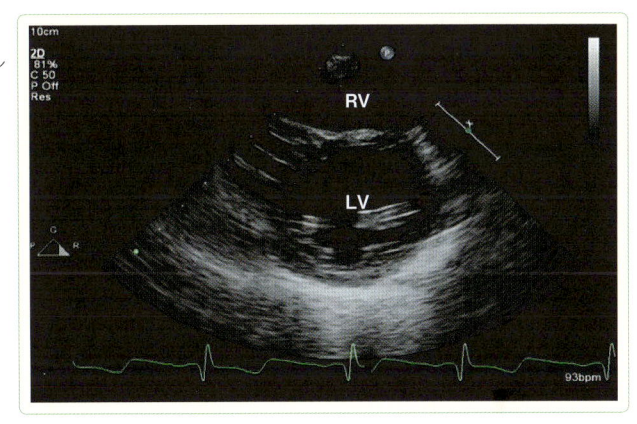

▶ **肺体血流量比**
- 肺動脈弁輪径（右室流出路）から求めた断面積と右室流出路のTVI (time velocity integral) との積を肺血流量＝Qpとし，同様に大動脈弁輪径（左室流出路）から求めた断面積と左室流出路のTVIとの積を体血流量＝Qsとして，推定のQp/Qsを求めることができる．

▶ **肺高血圧の評価**
- 三尖弁逆流があれば，肺動脈収縮期圧が推定できるが，心室中隔欠損の血流速度を計測することで肺動脈収縮期圧の推定が可能である．このとき，VSDの短絡血流の方向を見定めて，血流と平行に連続波ドプラビームを投入し，正確な速度測定を行う．ただし，筋性部欠損型では，圧較差を過大評価する場合があり，注意が必要．

合併心奇形
- 大動脈縮窄，僧帽弁逆流，心房中隔欠損など，他の合併奇形の有無を検索する必要がある．

検査の進め方

	Bモード法	Mモード法	ドプラ法 カラー	ドプラ法 パルス	ドプラ法 連続波
胸骨左縁左室長軸断面	□ 左室拡大 □ 左房拡大 □ 大動脈弁逸脱 □ 欠損孔 □ <u>左室流出路径</u> □ <u>体血流量</u>	□ <u>左室拡張期末径</u>	□ 心室中隔欠損の短絡血流 □ 大動脈弁逆流		□ <u>心室中隔欠損の血流速度</u>
胸骨左縁左室短軸断面	□ 左室拡大 □ 左房拡大 □ 大動脈弁逸脱 □ 大動脈弁逆流 □ 欠損孔	□ <u>左室拡張期末径</u>	□ 心室中隔欠損の短絡血流 □ 大動脈弁逆流		□ <u>心室中隔欠損の血流速度</u>
右室流出路長軸断面	□ <u>右室流出路径</u> □ <u>肺血流量</u>			□ <u>右室流出路血流速度波形(TVI)</u>	
心尖部四腔断面	□ 左室拡大 □ 左房拡大 □ 肺静脈拡大 □ 欠損孔 □ modified Simpson法		□ 心房中隔欠損の短絡血流 □ 三尖弁逆流	□ <u>左室，右室流入速度波形(TVI)</u>	□ <u>心室中隔欠損の血流速度</u> □ <u>三尖弁逆流速度</u>
心尖部二腔断面	□ modified Simpson法				
心尖部長軸断面	□ 欠損孔		□ 心室中隔欠損の短絡血流 □ 大動脈弁逆流	□ <u>左室流出路血流速度波形(TVI)</u>	

下線：計測項目

3 房室中隔欠損
atrio-ventricular septal defect

病型・形態

- 欠損孔と房室弁口の構造により次の4型に分類される（図1 図2）．

		欠損孔	房室弁口
①部分型		心房中隔欠損と同様の病態	房室弁口は中央で分離され左右の2ヵ所となっている
②移行型			
③中間型		心室中隔欠損兼心房中隔欠損と同様の病態	
④完全型			共通房室弁口（1ヵ所）

- 心房中隔欠損は一次孔欠損である．
- 完全型の房室弁形態にはRastelli分類が用いられる（図3）．

図1 欠損孔と房室弁口
文献1より引用改変．

LA：左房
LPV：左肺静脈
LV：左室
RA：右房
RPV：右肺静脈
RV：右室

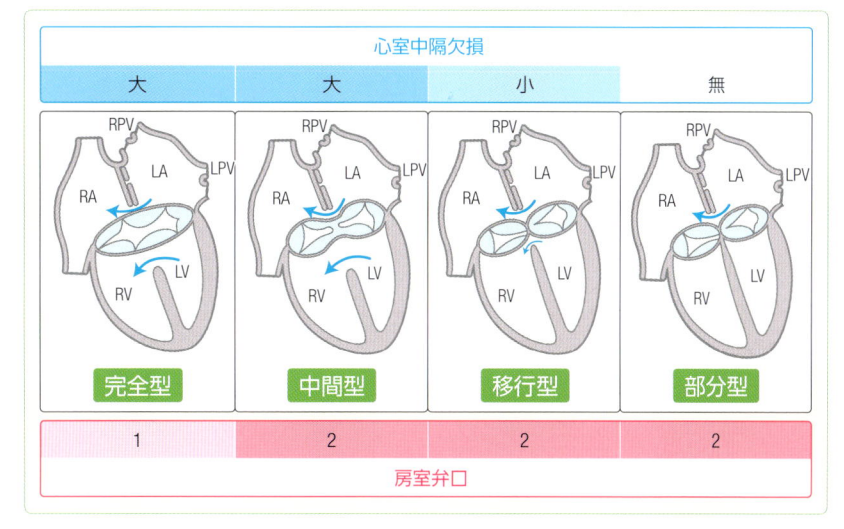

図2 完全型と部分型房室中隔欠損症
両型の中隔欠損と弁輪・弁口の差異を三次元的に示している．一次孔心房中隔欠損と流入部心室中隔欠損は連続している．文献2より引用改変．
LA：左房，LV：左室，RA：右房，RV：右室

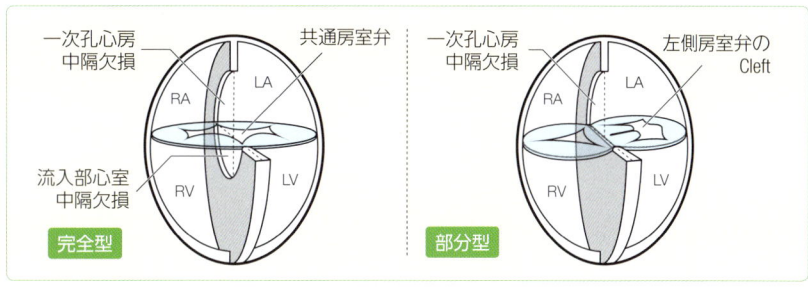

図3 Rastelli 分類

完全型房室中隔欠損の弁尖による分類である．A型が約65％，B型が約35％，C型が約5％を占める．C型の前尖は心室中隔に付着しておらず，free-floating と呼ばれる．文献2より引用改変．

LIL：左後尖
LLL：左側尖
LSL：左前尖
RIL：右後尖
RLL：右側尖
RSL：右前尖
SL：共通前尖

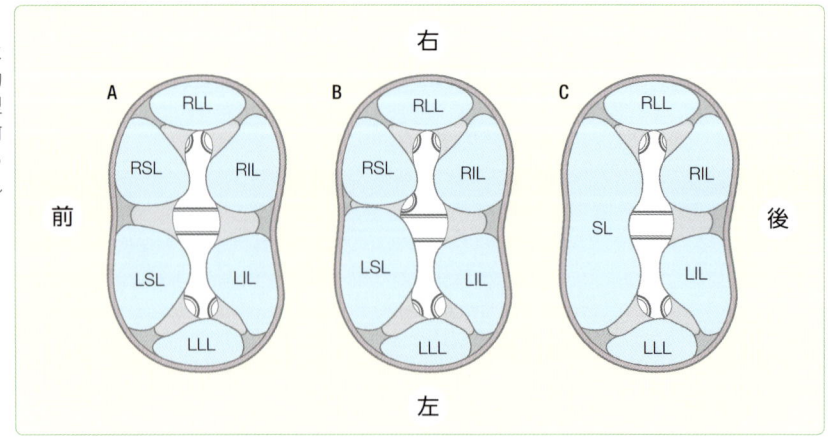

図4 中隔と房室弁

文献1より引用改変．

LA：左房
LV：左室
RA：右房
RV：右室

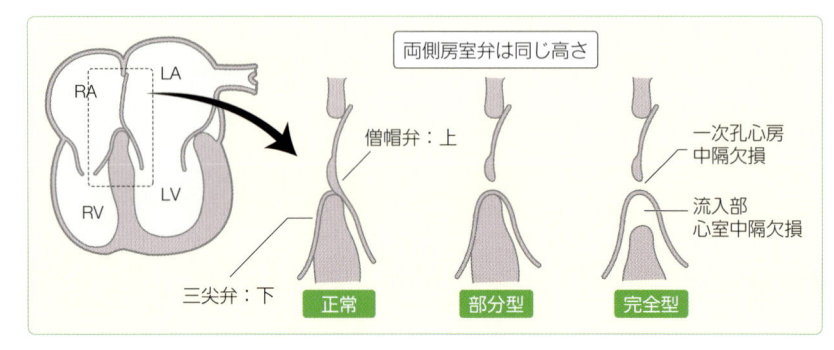

- 房室中隔欠損では両側の房室弁が同じ高さにある（図4）．
- 以前は心内膜床欠損と呼ばれていたが，発生学的な概念を基に，最近は房室中隔欠損と呼ばれる．
- 乳児期早期から重度の心不全を示す．
- ダウン症候群児に多い．
- 完全型と中間型の例が無治療で成人期に達することは極めて稀である．

病態生理

❶ 完全型

- 乳児期から多呼吸，多汗，体重増加不良といった重篤な心不全症状を呈する．
- 多量の左右短絡によって重度の肺高血圧を呈する．
- ダウン症候群例では生後早期から肺血管閉塞性病変が進行し，1歳前に手術不能となる例がある．
- 1歳を過ぎる頃から房室弁逆流が進行する．

❷ 部分型

- 心房での左右短絡による右室容量負荷と肺血流増加を示す．
- 左側房室弁の cleft から逆流が進行しやすく，肺うっ血をきたす．

身体所見

❶ 完全型

- Ⅱ音肺動脈成分の亢進と胸骨左縁下部の汎収縮期雑音を聴取する．
- 経過中に心雑音が減弱したら肺血管閉塞性病変を疑う．

❷ 部分型

- 胸骨左縁上部の駆出性収縮期雑音を聴取する．
- 左側房室弁逆流による汎収縮期雑音を胸骨左縁下部に聴取する．

心電図　図5

- 左軸偏位（極軸偏位），PQ間隔の延長，不完全右脚ブロックパターン．
- 完全型では両室肥大を示す．

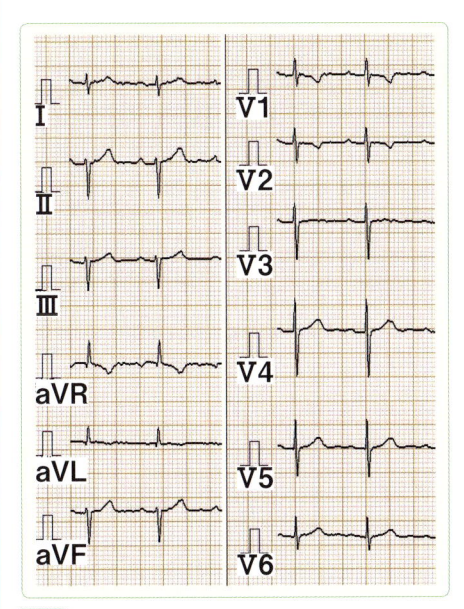

図5　安静時12誘導心電図
本症例では左軸偏位と時計方向回転を示す．

胸部レントゲン　図6

- 短絡血流と房室弁逆流の程度に応じて心拡大が認められる．
- 肺血管陰影の増強．

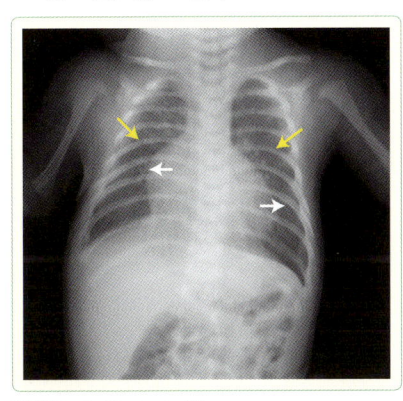

図6　胸部レントゲン
心拡大（白矢印）と肺血管陰影（黄矢印）の増強を認める．

合併奇形

- 内臓心房錯位症に高頻度に合併する．
- 一側心室（一般的には左室）低形成．

治療法

- 原則として全例が外科治療の適応である．

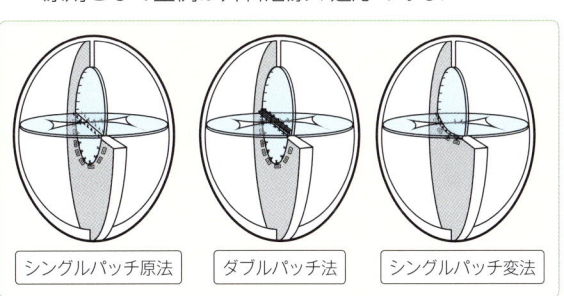

図7　完全型房室中隔欠損に対する3術式の模式図
心房間および心室間短絡の閉鎖と，可能な限り逆流と狭窄がない状態で共通房室弁口を左右に分離することが目的である．文献2より引用改変．

❶ 完全型　図7

a シングルパッチ法
- 原法：共通房室弁の前尖と後尖とを左右に切り離し1つのパッチで閉鎖．
- 変法：共通房室弁の前尖と後尖を心室中隔に直接縫合し，1つのパッチで共通房室弁上の欠損孔を閉鎖．

b ダブルパッチ法
- 一次孔心房中隔欠損と心室中隔欠損とを別々のパッチで閉鎖．

- いずれの術式においても乳児期に施行されることが多い．

❷ 部分型

- 一次孔心房中隔欠損をパッチで閉鎖．
- 左側房室弁形成術（cleft閉鎖）．
- 幼児期以降に施行されることが多い．

- いずれの型においても再手術率は10～15%と報告されており，最も多い原因は左側房室弁逆流あるいは狭窄である．

心エコー所見

部分型

▶ **左側房室弁 cleft**
- 胸骨左縁左室短軸断面において，左側房室弁の cleft は通常，心室中隔の中央部に向かう（図8）．
- Cleft より房室弁逆流が認められる（図8）．

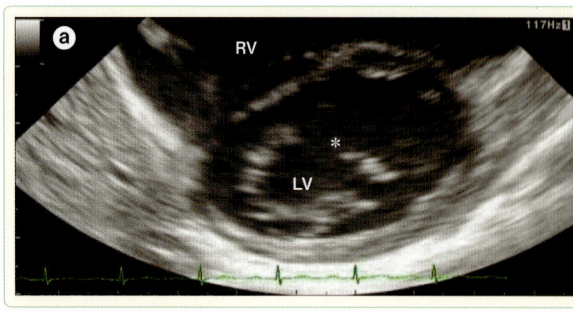

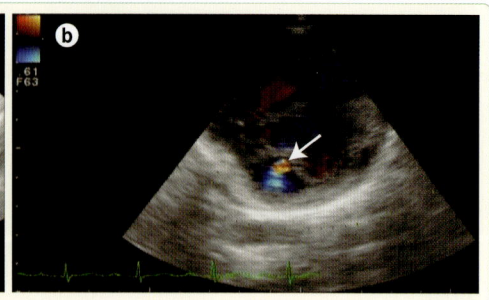

図8 ▶動画 部分型房室中隔欠損の左側房室弁 cleft
LV：左室
RV：右室
a：胸骨左縁左室短軸断面において，左側房室弁前尖に cleft（＊）が拡張期に認められる．
b：同部位では収縮期に逆流が生じている（矢印）．

▶ **一次孔心房中隔欠損**
- 心尖部四腔断面において，一次孔心房中隔欠損と左右に分離された房室弁口が認められる（図9）．
- カラードプラ法では，拡張期像で左房から右房・右室へと流入する短絡血流，収縮期像で房室弁逆流が認められる（図10）．

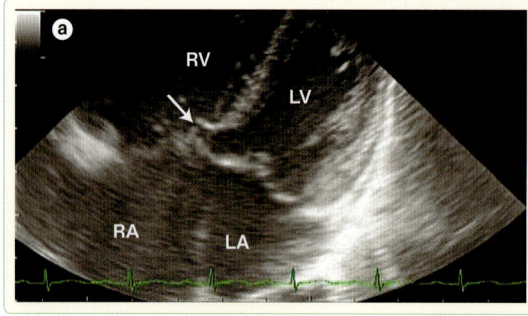

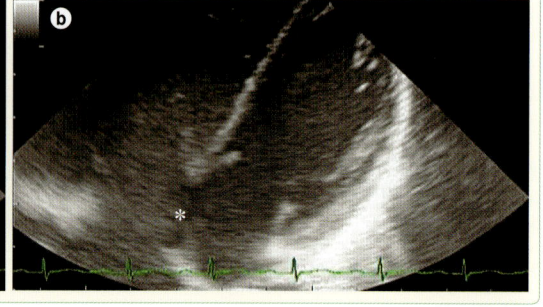

図9 ▶動画 部分型房室中隔欠損症（Bモード法）
LA：左房，LV：左室，RA：右房，RV：右室
心尖部四腔断面では両側の房室弁付着部位が同じであることがわかる．収縮期像（a）では腱索（矢印）の付着が認められている．拡張期像（b）では一次孔心房中隔欠損孔（＊）と左右に分離した房室弁口が認められる．

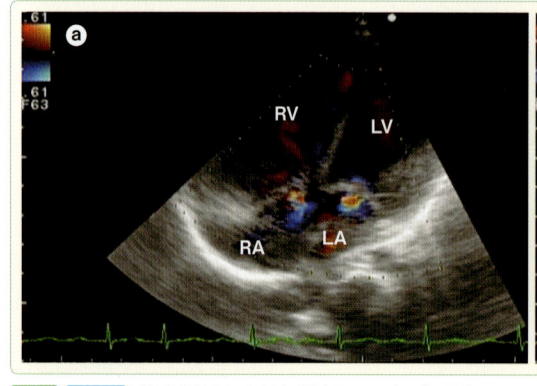

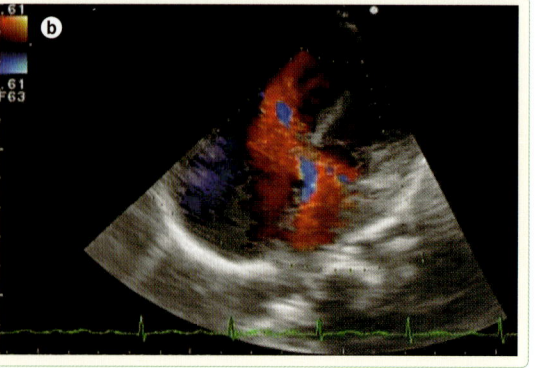

図10 ▶動画 部分型房室中隔欠損（カラードプラ法）
LA：左房，LV：左室，RA：右房，RV：右室
心尖部四腔断面を示す．収縮期像（a）では両側の房室弁逆流が認められている．拡張期像（b）では一次孔心房中隔欠損孔を通過し，左房から右房・右室に流入する短絡血流が認められる．

38　3 房室中隔欠損

完全型

▶ 共通房室弁　● 新生児や乳児例では心窩部矢状断面からの観察が有用で，Rastelli 分類の決定に用いられる（図11）．

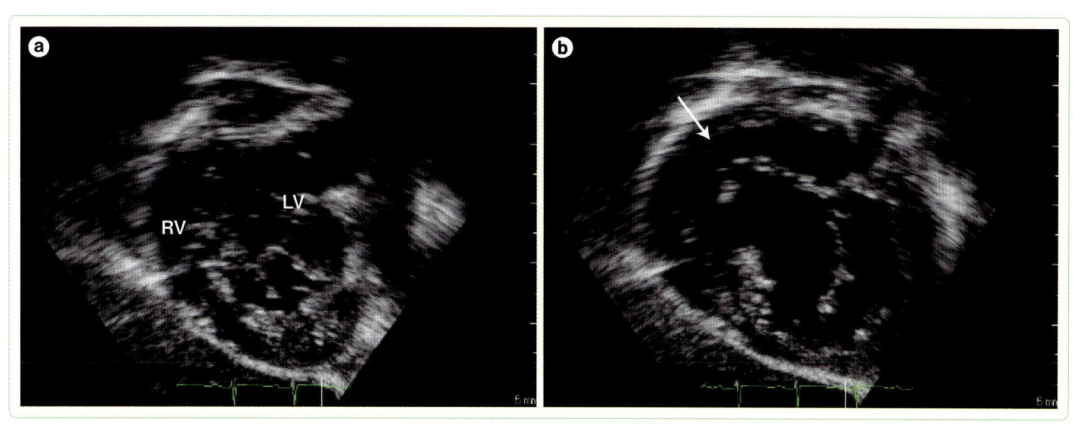

図11 ▶動画　共通房室弁　　　　　　　　　　　　　　　　　　画像提供：瀧聞浄宏先生（長野県立こども病院）
心窩部矢状断面から観察した共通房室弁の収縮期像（a）と拡張期像（b）である．共通前尖は中央部で心室中隔に付着（矢印）しており，Rastelli 分類 A である．
LV：左室，RV：右室

> **Point**　スクーピング（scooping，房室弁付着下方偏位）
> 共通房室弁が心尖方向に位置していることを表す用語である．その結果，左室流出路が延長し Goose neck sign を示す．

▶ 一次孔心房中隔欠損と流入部心室中隔欠損
● 心尖部四腔断面において，共通房室弁口に加え，一次孔心房中隔欠損と流入部心室中隔欠損が認められる（図12）．

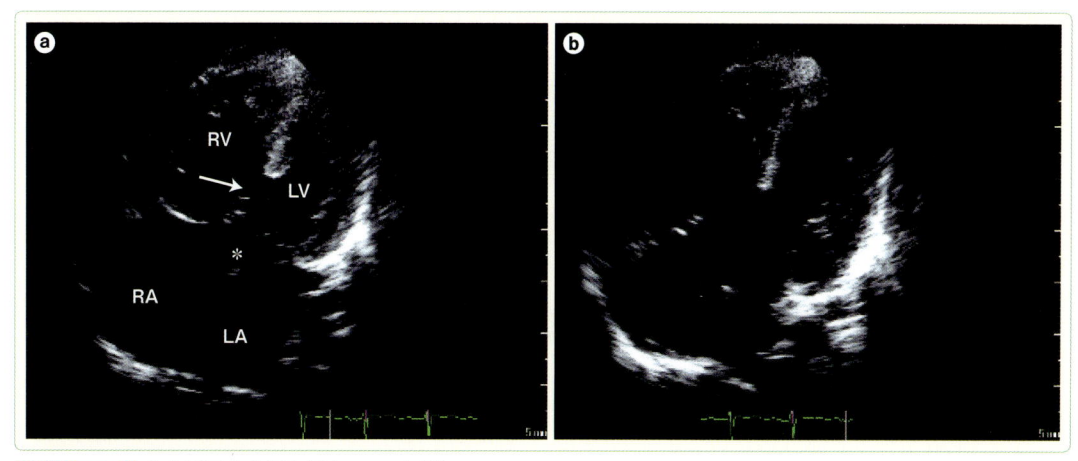

図12 ▶動画　完全型房室中隔欠損（B モード法）　　　　　　　画像提供：瀧聞浄宏先生（長野県立こども病院）
心尖部四腔断面での収縮期像（a）と拡張期像（b）．収縮期像では流入部心室中隔欠損孔（矢印）と一次孔心房中隔欠損孔（＊）が認められる．
LA：左房，LV：左室，RA：右房，RV：右室

- カラードプラ法では，拡張期像で左房から右房，左室から右室へと流入する短絡血流，収縮期像で房室弁逆流が認められる（図13）．

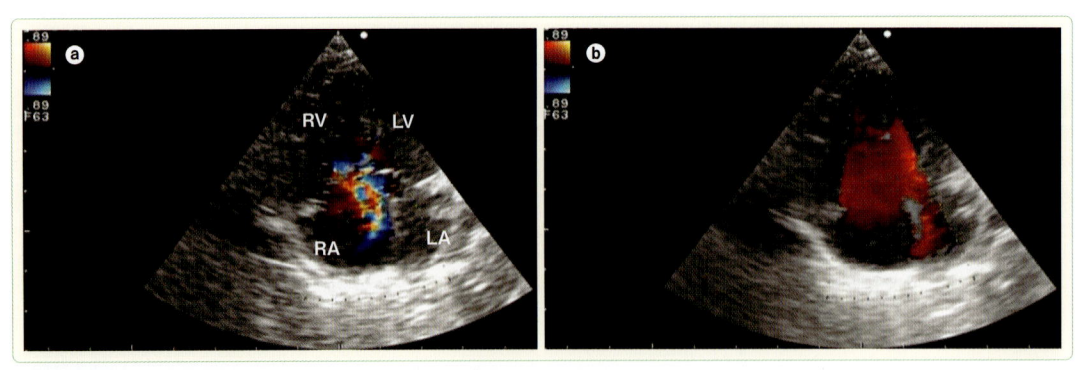

図13 ▶動画　完全型房室中隔欠損（カラードプラ法）
心尖部四腔断面を示す．本症例の収縮期像（a）では右側房室弁逆流が認められている．拡張期像（b）では一次孔心房中隔欠損孔と流入部心室中隔欠損孔を通過する短絡血流が認められる．
RA：右房，RV：右室，LA：左房，LV：左室

▶ **Goose neck sign**

- 心尖部五腔断面で左室流出路の延長を認め，goose neck sign と呼ばれる．

▶ **左室流出路**

- 胸骨左縁左室長軸断面で左室流出路狭窄を認めることがある（図14）．

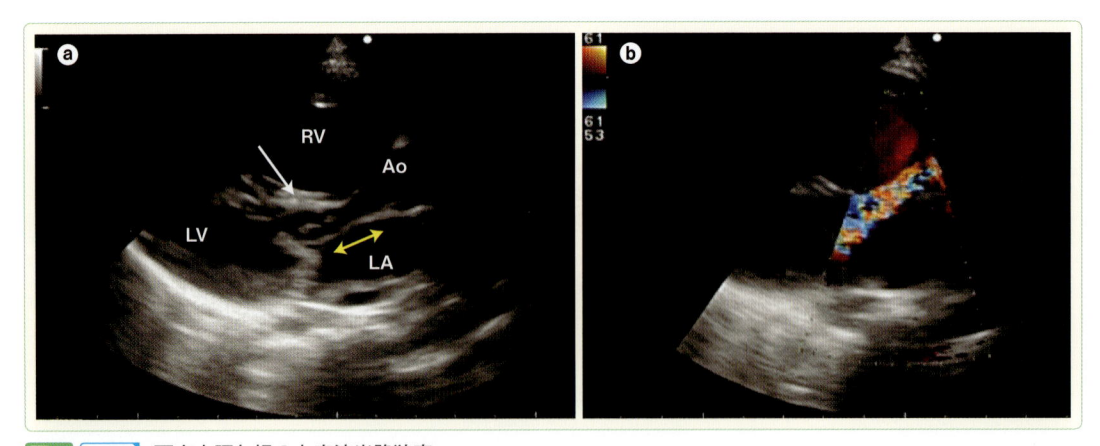

図14 ▶動画　房室中隔欠損の左室流出路狭窄
胸骨左縁左室長軸断面において，左室流出路の線維性トンネル状の狭窄（白矢印）と同部位での乱流を認める．左室流出路延長（黄矢印）も認められる．
Ao：大動脈，LA：左房，LV：左室，RV：右室

術後

▶ **左側房室弁逆流** ● 心尖部四腔断面において，カラードプラ法にて左側房室弁逆流の評価を行う（図15）．

図15 ▶動画 術後左側房室弁逆流
心尖部四腔断面．

LA：左房
LV：左室
RA：右房
RV：右室

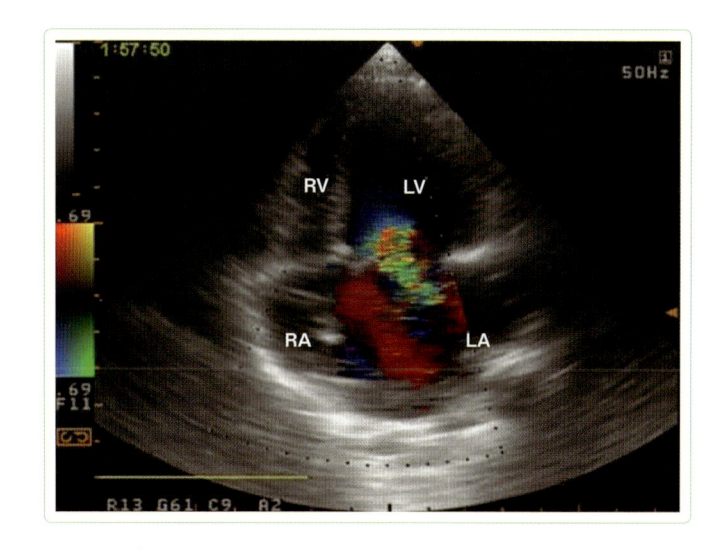

▶ **左側房室弁狭窄** ● 心尖部四腔断面において，連続波ドプラ法にて左室流出路狭窄の評価を行う（図16）．

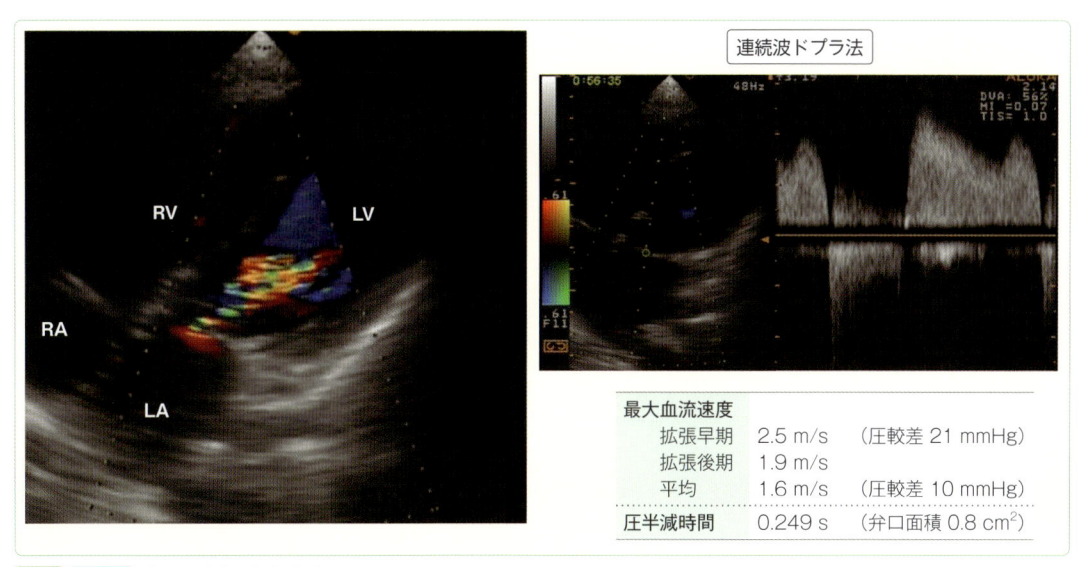

最大血流速度		
拡張早期	2.5 m/s	（圧較差 21 mmHg）
拡張後期	1.9 m/s	
平均	1.6 m/s	（圧較差 10 mmHg）
圧半減時間	0.249 s	（弁口面積 0.8 cm^2）

図16 ▶動画 術後左側房室弁狭窄
心尖部四腔断面．
LA：左房，LV：左室，RA：右房，RV：右室

3 房室中隔欠損

41

検査の進め方

	Bモード法	Mモード法	ドプラ法 カラー	ドプラ法 パルス	ドプラ法 連続波
胸骨左縁左室長軸断面	□右室拡大 □左室狭小化 □心室中隔奇異性運動 □左室流出路狭窄	□心室中隔奇異性運動 □<u>左室径</u> □<u>左房径</u> □<u>大動脈径</u>	□僧帽弁逆流 □左室流出路狭窄		
胸骨左縁左室短軸断面	□右室拡大 □左室狭小化 □心室中隔奇異性運動・扁平化 □肺動脈拡大 □心室中隔欠損孔(多発性) □左側房室弁cleft □左室流出路狭窄 □左室乳頭筋		□左側房室弁逆流 □右側房室弁逆流 □肺動脈弁逆流 □心房間短絡血流 □心室間短絡血流 □重複左側房室弁口		□<u>肺動脈弁逆流最大・拡張末期速度</u> □<u>心室間短絡血流速度</u>
右室流入路長軸断面	□右心系拡大 □心室中隔欠損孔		□右側房室弁逆流 □心室間短絡血流		□<u>右側房室弁逆流速度</u>
右室流出路長軸断面	□肺動脈拡大		□肺動脈弁逆流		□<u>肺動脈弁逆流最大・拡張末期速度</u>
心尖部四腔断面	□右心系拡大 □一次孔心房中隔欠損孔 □心室中隔欠損孔 □スクーピング □房室弁口 □左室流出路狭窄 (goose neck sign)		□心房間短絡血流 □心室間短絡血流 □左側房室弁逆流 □右側房室弁逆流	□<u>左室流入血流速度波形</u> □<u>右室流入血流速度波形</u> □<u>心室中隔・右側房室弁輪・左側房室弁輪速度波形</u>	□<u>左側房室弁逆流速度</u> □<u>右側房室弁逆流速度</u> □<u>左室流出路血流速度</u>
心尖部長軸断面	□左室流出路狭窄		□左側房室弁逆流	□<u>左室流入血流速度波形</u> □<u>左側房室弁輪壁運動速度波形</u>	□<u>左側房室弁逆流速度</u> □<u>左室流出路血流速度</u>
心窩部四腔断面	□一次孔心房中隔欠損孔 □心室中隔欠損孔 □房室弁口		□心房間短絡血流 □心室間短絡血流 □左側房室弁逆流 □右側房室弁逆流		
心窩部下大静脈	□下大静脈欠損	□<u>下大静脈径・呼吸性径変動</u>			
心窩部矢状断面	□房室輪・房室弁口		□左側房室弁逆流 □右側房室弁逆流		

下線:計測項目

文献
1) Cetta F, et al: Atrioventricular septal defects. Allen HD, et al(eds): Moss and Adams' Heart Disease in Infants, Children, and Adolescents, 7th ed. Lippincott Williams & Wilkins, pp646-667, 2008
2) Backer CL, et al: Atrioventricular canal defects. Mavroudis C, et al(eds): Pediatric Cardiac Surgery, 4th ed. Wiley-Blackwell, pp342-360, 2013
3) Yaman ME, et al: Atrioventricular septal defects. Eidem BW, et al(eds): Echocardiography in Pediatric and Adult Congenital Heart Disease. Lippincott Williams & Wilkins, pp105-115, 2010

4 動脈管開存
patent ductus arteriosus

病型分類

- 本章では，他の先天性心疾患に合併しない，単独の動脈管開存（patent ductus arteriosus：PDA）について記載する．
- 動脈管は肺動脈と大動脈を結ぶ，胎児循環に必須の血管である．出生後の変化に伴い閉鎖するが，閉鎖せずに残存したものが，動脈管開存である．
- 本症は未熟児から老人にいたるまで，心不全をきたすものから無症状のものまで，幅広く認められる疾患である．
- したがって，時期と短絡量，肺血管抵抗とその変化の認識が重要である．
- カテーテル閉鎖を念頭においた形態分類では，大動脈造影における Krichenko 分類[1] が代表的であり（図1[2]），他の画像診断においても参考になる．
- 女性に多く，2～3：1 とされる．

図1 PDA の形態分類[1]

A	円錐型（漏斗型）	大動脈側の膨大部と肺動脈側の狭い箇所をもつ一番多いタイプ
B	窓型	非常に大きくて非常に短い
C	管型	狭窄がなく筒状をしている
D	複雑型	複数の狭い部位をもつ
E	伸展円錐型	気管前縁よりも前まで伸びて狭窄部位をもつ

文献 2 より許可を得て引用（一部改変）．

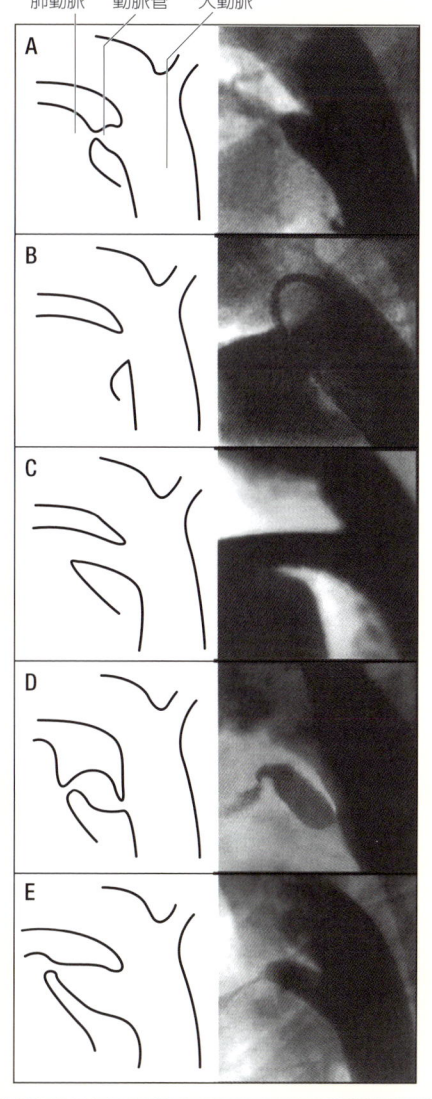

病態生理

- 病態の及ぼす意義は，ライフステージにより，また動脈管の径，大動脈と肺動脈の圧関係，流量の程度と方向などにより大きく異なる．
- 典型的な血行病態では，動脈管を介して，収縮期と拡張期を通して大動脈から肺動脈に短絡する．左心，大動脈，動脈管，肺循環，左心と酸素飽和度の高い血流が循環するため，左房・左室の容量負荷である（図2）．
- 拡張期にも体血流が肺循環に"盗血される"ため，心内の短絡に比して，臓器血流に対する影響が大きい．
- したがって，短絡が多い場合は，高肺血流と体血流の減少により心不全をきたす．
- 大きな短絡や，肺動脈閉塞病変の進行が進むと，肺高血圧を呈して右室の圧負荷が加わる．
- 肺血流量増加による肺血管壁の閉塞機転が進行すると，肺血管抵抗が上昇して右左短絡を生じ，やがてEisenmenger化する．
- 一方で，開存はしていても，短絡がわずかしかなく，短絡が少なく，有意な心血行動態負荷とならず，心雑音も入らないもの（silent PDA）もある．
- 未熟児の動脈管開存は，生後の適応障害の中で循環不全を生じる代表的な疾患である．心予備能が乏しいため，生後の適応過程で急速な肺血管抵抗の低下による急激な左右短絡の増加に適応できず，容易に心不全に至る．肺出血への進展が速い症例も多い．一方で，ごくわずかの短絡で，無治療でこの時期を過ぎる症例もある．その中では，閉鎖が遅延するものの，やがて閉鎖に至る症例も経験される．
- 成熟新生児から乳児期にかけては，短絡が多く，心不全のコントロールがつかないものから，silent PDAまでさまざまである．
- 乳児期に症状を有する症例でも，自然閉鎖することがある．
- トリソミーなどの染色体異常合併では肺血管閉塞性病変の進展が速い可能性を考慮して方針決定を行う．
- 小児期から成人期にかけては，心不全の強い大きな動脈管はすでに治療されているため，比較的安定した経過で推移する症例が多い．
- 高齢者では，動脈管の容量負荷で心不全をきたしたり，心房細動などの不整脈を合併する症例が少なくない．

図2 病態

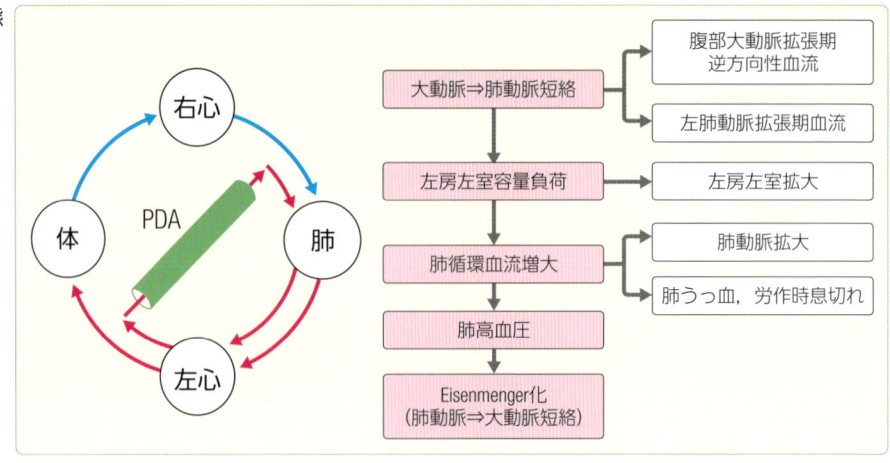

身体所見

❶ 聴診所見

- 短絡の多い典型例では，胸骨左縁上部を中心に，特徴的な連続性雑音を聴取する（図3）．
- 短絡の非常に多い例では，心尖部に拡張期ランブルを聴取する．
- 乳児期には連続性にならず，収縮期雑音のみか，拡張早期に終わることも多い．
- 肺高血圧合併例ではⅡ音の亢進を，心房細動合併例ではリズムの不整を聴取する．
- 血行動態負荷が乏しく，心雑音を聴取しない silent PDA もある．

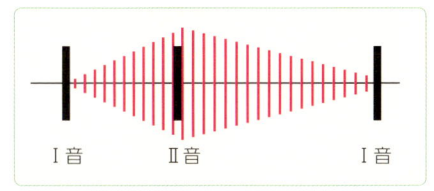

図3　心音図
特徴的な連続性雑音の心音図のパターンを示す．PDA であっても必ずしも連続性雑音を呈さないことに留意．

❷ 視診・触診

- 短絡の多い例では脈圧が増大するため，反跳脈（bounding pulse）を呈する．
- 心不全をきたす未熟児では，胸壁が薄いため，しばしば心尖拍動が観察される．

心電図　図4

- 短絡の大きな PDA では，左房負荷，左室肥大を呈することがある．
- 左胸部誘導の高い R，右胸部誘導の深い S．
- V5〜V6 でやや深い Q と T の増高，ときに ST 低下．
- 短絡の小さいものでは変化を認めない．
- 心房細動などを合併する症例もある．
- 両室肥大では，肺高血圧の合併を疑う．

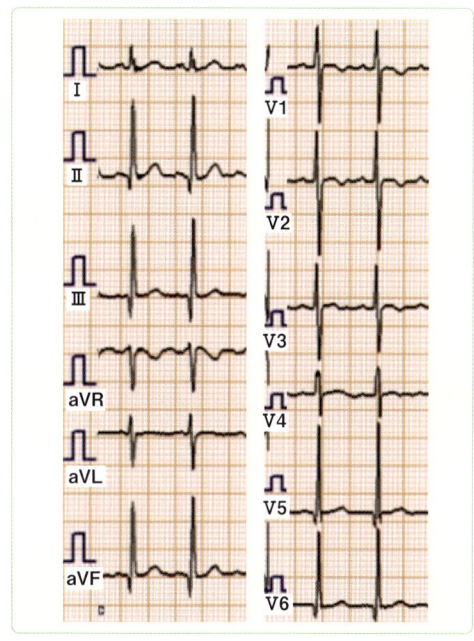

図4　心電図
1歳4ヵ月女児の心電図．肺体血流比 2.5，最小径 4.1 mm の PDA で，心電図では，Ⅱ，Ⅲ，aVF，左胸部誘導に Q を，左胸部誘導の高い R，右胸部誘導の深い S を認める．電位は肢誘導で 2 mV/cm，胸部誘導で 4 mV/cm で記録していることに留意．

胸部レントゲン

- 短絡の多い症例では，左房左室の拡大を反映して左第3，4弓の突出を，肺動脈の拡大を反映して左第2弓の突出を呈するとともに，肺血管陰影の増強が見られる（図5）．
- 高齢者では石灰化が指摘されることがある．
- Eisenmenger 化すると，肺動脈中枢が拡大し，末梢肺野は明るくなる．
- 短絡の少ない症例では変化を指摘できない．
- 3DCT, MRI も全体把握に基づいた治療計画策定に有用である．

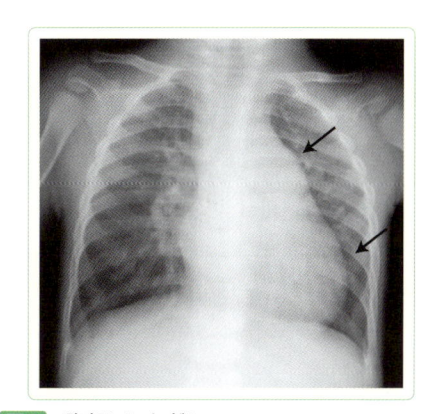

図5　胸部レントゲン
左第2，3，4弓の拡大と肺血管陰影の増強を認める．

4　動脈管開存

治療法・手術適応

- 頻度は稀であるが，肺高血圧，肺血管閉塞性病変のため両方向性か右左方向で，かつ酸素負荷，肺血管拡張薬に反応しない場合は閉鎖の適応がない．[3,4]
- 雑音も全く聴取されず，ごく小さな PDA（silent PDA）が，真に感染性心内膜炎（血管内膜炎）のリスクになるか，したがって閉鎖した方がよいかは不明である．
- 未熟児を除くと，PDA の閉鎖法には以下のものがある．
    - 2〜2.5 mm 以下の小さな PDA に対するコイル
    - 2 mm 以上の症例に対する AMPLATZER Ductal Occluder（ADO）を用いたカテーテル閉鎖
    - カテーテル治療の禁忌または不適例に対する手術

    年齢，体格，症状，動脈管の形態などの因子を総合的に判断して，いつ，どのように閉鎖するかを決定する．
- 未熟児 PDA[5] の閉鎖適応例では，インドメタシンによる薬物治療が適応できるのがこの時期の特徴であり，インドメタシンの禁忌例・不応例では動脈管結紮術が行われる．一方で，ごくわずかの短絡で，開存したままこの時期を過ぎる症例もある．
- 成熟児および乳児期では，中等度から大きな動脈管で高肺血流により多呼吸・体重増加不良があり，内科的治療に反応せず成長を待てないと判断されるものは，その時点で閉鎖の適応である．
- ADO は 6 ヵ月，6 Kg 以上が適応の条件であるが，10 Kg 未満では合併症が多く注意が必要で，未熟児・新生児など体格が小さな症例は，外科的介入を行うべきである．[4]
- 症状を有する例であっても，ときに乳児期には自然閉鎖があり得ることを念頭に置く．
- 乳児期以降，心不全・肺高血圧がなく安定している場合においても，心雑音のある PDA は感染性心内膜炎（血管内膜炎）予防のために，閉鎖適応と考えられている．閉鎖の至適時期・方法を患者ごとに，あるいは施設ごとに検討する．
- 老年期は，動脈管にしばしば石灰化を伴い，外科的閉鎖のためには人工心肺が必要となることが多く，若年者と比較して手術の侵襲・リスクが大きい．血圧も高いために，わずかな残存短絡でも，コイル閉鎖では溶血のリスクが高い．したがって，ADO を使用できるようになった意義は大変大きい．

図6 幼児期以降の動脈管開存に対する診断・病態把握・治療計画のための検査のフローチャート

文献 3，4 をもとに作成．

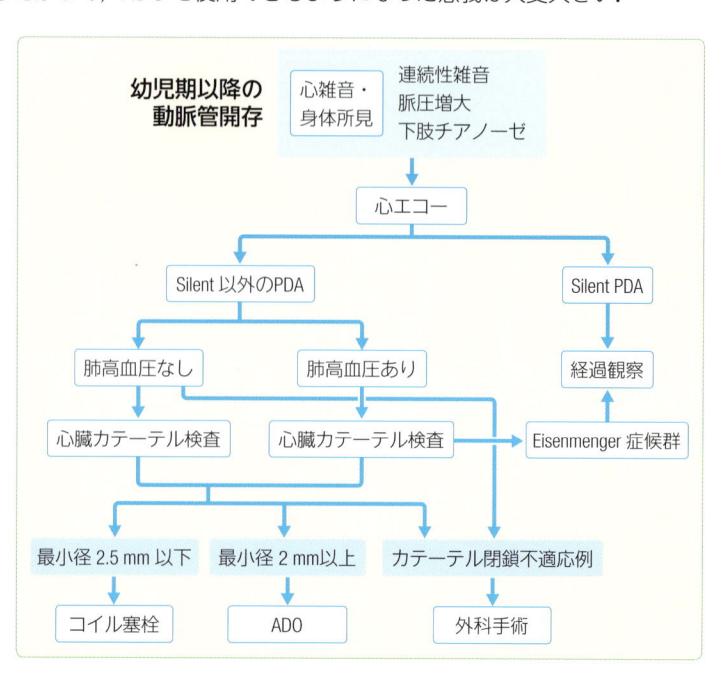

心エコー所見

動脈管の描出

- 動脈管自体の描出は，胸骨左縁の上位肋間で大血管短軸断面にて肺動脈の分岐がでる断面から，反時計方向に回転し，矢状断に近い断面でなされる（図7，図8，いわゆる Ductal view）．断面の微調整を行い，全長の良好な描出を試みる．

図7 "Ductal view" の描出方法

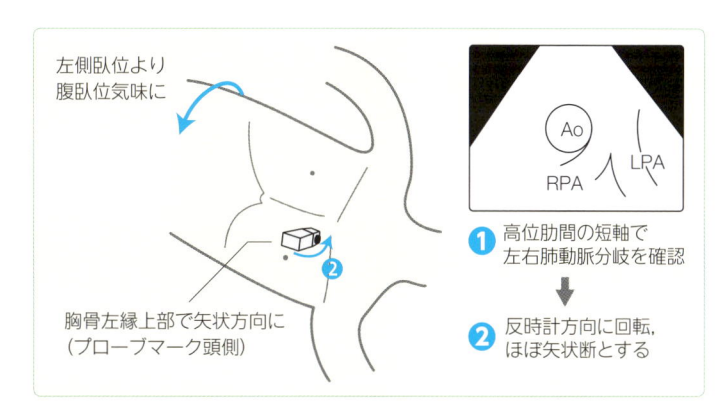

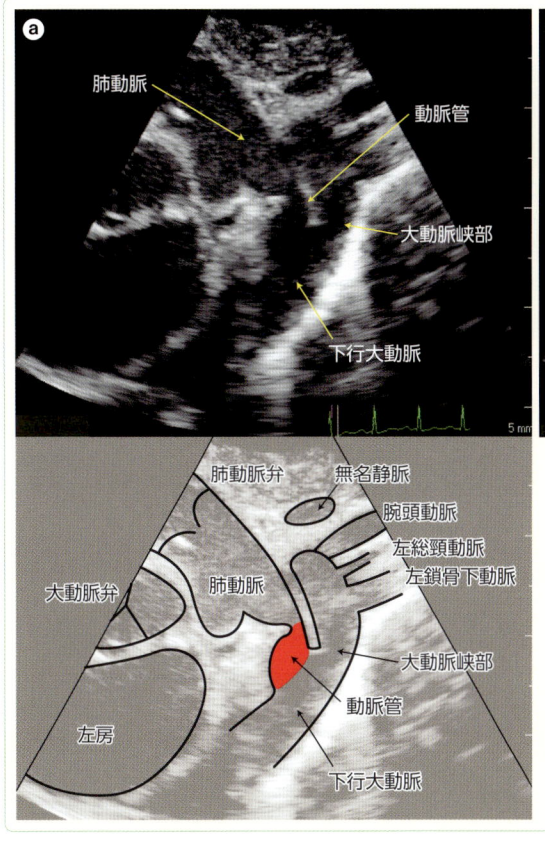

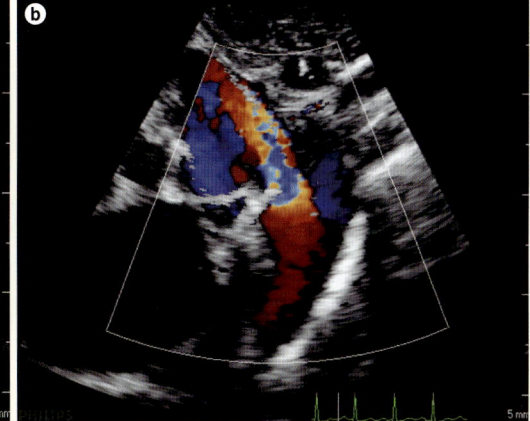

左側臥位より腹臥位気味に
胸骨左縁上部で矢状方向に（プローブマーク頭側）

① 高位肋間の短軸で左右肺動脈分岐を確認
② 反時計方向に回転，ほぼ矢状断とする

Ao, RPA, LPA

a：肺動脈，動脈管，大動脈峡部，下行大動脈

b：（カラードプラ画像）

画像提供：瀧聞浄宏先生（長野県立こども病院）

（模式図）肺動脈弁，無名静脈，腕頭動脈，左総頸動脈，左鎖骨下動脈，大動脈弁，肺動脈，大動脈峡部，動脈管，左房，下行大動脈

図8 ▶動画 "Ductal view" における動脈管の描出
a：胸骨左縁上部矢状断面．円錐型（漏斗型）の動脈管（Krichenko 分類，type A，図1 参照）．
b：同一症例でのカラードプラ．

- 図1 にあるとおり，生後の動脈管の走行は水平断面上ではなく，後下から前上へ走行することが多いため，全長にわたる描出は，矢状断に近い断面で，より得られやすい．
- 形態（図1）を確認し，最小部径，長さを計測する．
- 非常に径の細い動脈管では，断層法による描出が困難な場合も多く，カラードプラの併用が有用である．

4 動脈管開存

47

図9 連続波ドプラで記録した動脈管血流波形

正常血圧の症例で，十分な圧較差があり，肺高血圧は考えにくい症例．

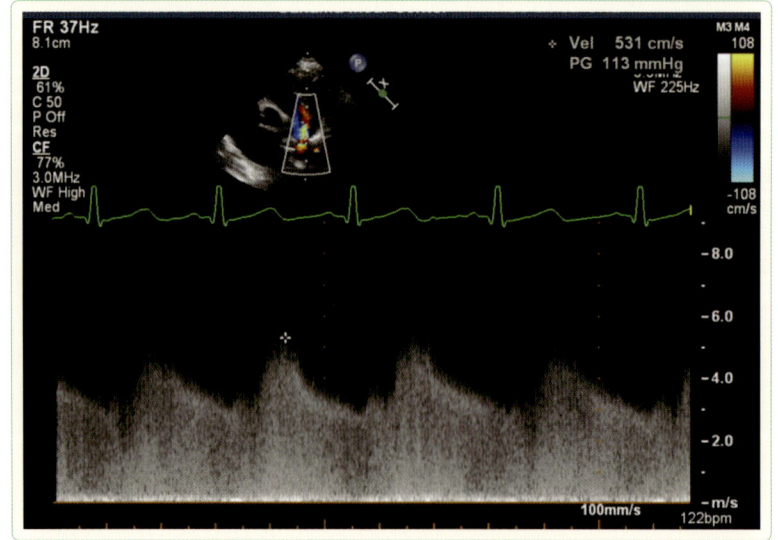

- 成人では小児に比して描出が難しいため，傍胸骨断面では左側臥位から腹臥位に近い体位，胸骨上断面では肩枕を工夫し，さらに呼気での計測に協力いただくなどの工夫を要する．[6]
- この断面で動脈管血流の流速を測定する（**図9**）．流速が速い場合は連続波ドプラが用いられることが多い．
- 断層法での描出が困難で，かつ肺高血圧が非常に強く左右短絡が見られない症例では，PDAの心エコー診断の難易度は高い．経皮的酸素飽和度の上下肢差などを参考にして，丹念に検討することが第一歩である．心エコーで形態診断が不十分な場合，CT，MRIなども考慮する．

容量負荷の定量

- 断層法（**図10** **図11**）およびMモード（**図12**）などで，左房および左室の拡大を評価する．

図10 動画
心尖部に近い四腔断面
左房・左室の拡大と，左室自由壁外側に心嚢水を認める．

LA：左房
LV：左室
RA：右房
RV：右室

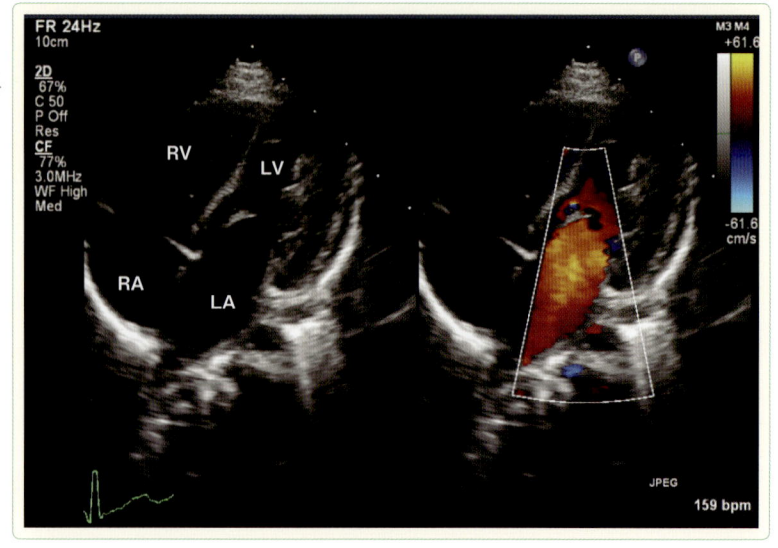

48　4　動脈管開存

図11 ▶動画
胸骨左縁左室長軸断面
左房・左室の拡大を認める.

LA：左房
LV：左室

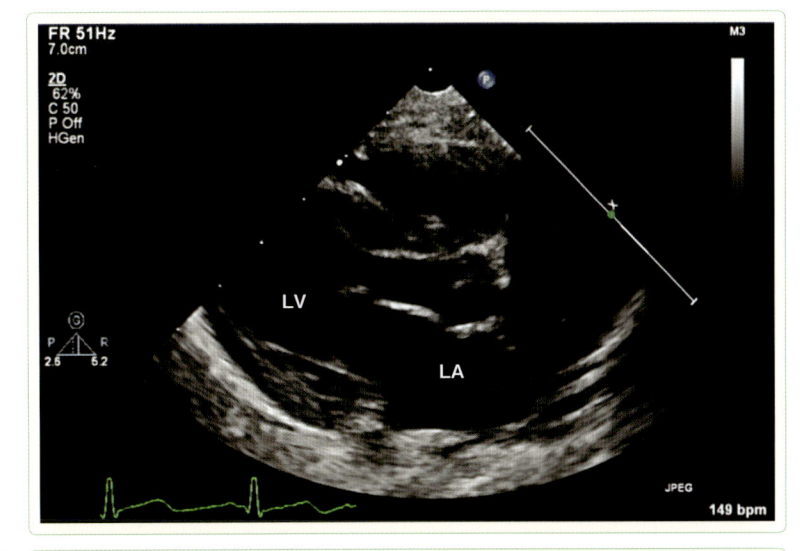

図12 胸骨左縁左室長軸断面からのMモード記録
左房と大動脈の径を測定し，その比を求める[11]．この症例では1.6であり，左房の拡大と評価される．

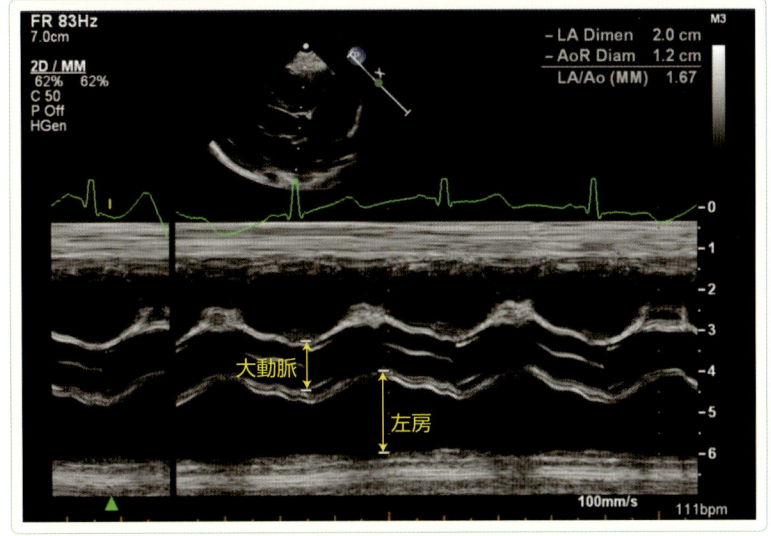

- 左房・大動脈径比（LA/Ao比）は左房拡大の簡便な指標である．1.2からは拡大，1.6からは高度拡大を示す．
- 左室拡大は，左室拡張末期径（LVDd）で最も簡便に評価される．LVDdが正常予測値[7,8]の130%以上のときは強い容量負荷を表す．[9]
- 左心容量負荷が増加して僧帽弁逆流が増加すると，さらに左心容量負荷が増加して悪循環となる．
- PDA以外の病変がないか，くまなく検索する．右側動脈管や両側動脈管があり得るが，稀である．
- 左肺動脈血流パターンでは拡張期平均（cutoff, >0.42 m/s）および拡張末期流速（cutoff, >0.20 m/s）も，動脈管短絡量と相関がある[10]．
- 肺体血流量比の測定は，左室流出路からの拍出が肺血流量を，右室流出路からの拍出が体血流量を表す関係から推定することができる．ただし，心内短絡がある場合には使用できない．臨床所見や左房や左室の大きさとともに総合的に評価すべきである．

肺体血流量比の測定法
➡基礎と撮り方 P108

| 肺高血圧の評価 | ●肺高血圧の合併
・三尖弁逆流がある場合は，簡易ベルヌーイの式を用いて，右室圧を推定する．
●動脈管血流が右左または両方向性であることは，肺高血圧の存在を示す．
●典型的には左右短絡であり，その流速測定は肺高血圧の程度を推定するのに参考になるが，簡易ベルヌーイの式があてはまりにくい形状の動脈管も多く，過大／過小評価には十分留意する． |
|---|---|
| その他の評価 | ●僧帽弁逆流の合併
・左心拡大が著明になると，僧帽弁逆流が出現することがあり，左心容量負荷を増悪させる．
●腹部大動脈での逆流パターン
・逆流成分は血行動態として有意であることを示唆し，その程度は短絡量の過多を評価するうえで参考になる．本症に特異的な所見ではなく，大動脈弁逆流，PDA以外の体肺短絡，冠動静脈瘻などでも見られる．
●動脈管閉鎖術後は，上記の特徴の変化を確認する．特にカテーテル治療による閉鎖後は，末梢性肺動脈狭窄や大動脈側への突出の有無を評価する． |

> **Point** 動脈管の典型的な走行を理解して立体イメージを把握し，まずは全長にわたる描出を試みる．

> **Pitfall**
> ●右左短絡が主体の動脈管では，特にエコーウィンドウの悪い症例においては，動脈管のエコー診断がしばしば難しい．見えないから"存在しない"と簡単に言うことはできず，微調整を行いながら丹念に描出を試み，必要に応じて他の画像診断の併用も検討する．
> ●肺高血圧がなく，左右短絡の非常に細い動脈管の場合も，ジェットが線状の細さの場合はエコーの基本断面にジェットが含まれるとは限らず，見逃されることがあり得るので，空間を網羅するように連続的に走査することが重要と考えられる．

検査の進め方

	Bモード法	Mモード法	ドプラ法 カラー	ドプラ法 パルス	ドプラ法 連続波
胸骨左縁左室長軸断面	□左室拡大 □僧帽弁逸脱 □Qp/Qs: 　左室流出路径（拡大像）	□左室径 □左房径 □大動脈径	□僧帽弁逆流		
胸骨左縁左室短軸断面	□左室拡大 □肺動脈拡大 □左室径		□動脈管短絡		
右室流入路長軸断面			□三尖弁逆流		□三尖弁逆流速度
右室流出路長軸断面	□肺動脈拡大 □Qp/Qs: 　右室流出路径（拡大像）		□肺動脈弁逆流 □動脈管短絡	□Qp/Qs: 　右室流出路血流速度波形（TVI）	□肺動脈弁逆流拡張末期速度
"Ductal View"	□動脈管（最小径と長さ）		□動脈管短絡	□動脈管短絡速度（遅い時）	□動脈管短絡速度
胸骨上窩大動脈弓断面	□動脈管		□動脈管短絡		
左胸壁四腔断面	□心房間交通の有無				
心尖部四腔断面	□左心系拡大 □modified Simpson法		□僧帽弁逆流 □三尖弁逆流	□左室流入血流速度波形 □僧帽弁輪速度波形	□三尖弁逆流速度
心尖部二腔断面	□modified Simpson法				
心尖部長軸断面			□僧帽弁逆流 □大動脈弁逆流	□Qp/Qs: 　左室流出路血流速度波形（TVI）	
心窩部四腔断面	□心房間交通の有無				
心窩部下大静脈	□下大静脈径・呼吸性径変動				
心窩部下行大動脈			□腹部大動脈の拡張期の逆方向への血流	□腹部大動脈の拡張期の逆方向への血流	

下線：計測項目

4 動脈管開存

文献

1) Krichenko A, et al: Angiographic classification of the isolated, persistently patent ductus arteriosus and implications for percutaneous catheter occlusion. Am J Cardiol 63: 877-880, 1989
2) Schneider DJ, et al: Patent ductus arteriosus. Circulation 114: 1873-1882, 2006
3) 日本循環器学会：循環器病の診断と治療に関するガイドライン（2007–2008年度合同研究班報告）．先天性心疾患の診断，病態把握，治療選択のための検査法の選択ガイドライン．
http://www.j-circ.or.jp/guideline/pdf/JCS2010_hamaoka_h.pdf
4) 富田 英，他：動脈管開存．先天性および小児期発症心疾患に対するカテーテル治療の適応ガイドライン．日小循誌 28 (Suppl 2): s13-s15, 2012
5) 豊島勝昭，他：医療の標準化—PDAの診断と治療．日未熟児新生児会誌 21: 191-198, 2009
6) 橋本 修：大人になった先天性心疾患 鑑別診断と合併症．動脈管開存症．心エコー 7: 120-129, 2006
7) Nagasawa H: Novel regression equations of left ventricular dimensions in infants less than 1 year of age and premature neonates obtained from echocardiographic examination. Cardiol Young 20: 526-531, 2010
8) Henry WL, et al: Echocardiographic measurements in normal subjects. Growth-related changes that occur between infancy and early adulthood. Circulation 57:278-285, 1978
9) 山田 修：小児心エコーの計測法—疾患により何を測ればよいのか—．心エコー 5: 106-112, 2004
10) El Hajjar M, et al: Severity of the ductal shunt: a comparison of different markers. Arch Dis Child Fetal Neonatal Ed 90: F419-422, 2005
11) Sahn DJ, et al: Recommendations regarding quantitation in M-mode echocardiography: results of a survey of echocardiographic measurements. Circulation 58:1072-1083, 1978

5 Eisenmenger 症候群
Eisenmenger syndrome

定義・分類

- Eisenmenger 症候群は，左右短絡による肺血流増加をきたす疾患において，二次的に肺血管壁が肥厚し肺血管抵抗上昇を生じた状態で，大きな体交通路を介して右左短絡を生じた病態である．[1)]
- Eisenmenger 症候群に伴う肺高血圧症は，「PAH（肺動脈性肺高血圧）」の中の「先天性心疾患に合併するもの」に位置づけられる（肺高血圧症臨床分類 2012 年）．
- 疾患により Eisenmenger 症候群に移行する時期は異なる．完全大血管転位では進行が速いが，心房中隔欠損では成人に達してはじめて Eisenmenger 症候群となる例がある．また，Down 症候群では肺血管床が少ないため，Eisenmenger 症候群への移行が速い．
- 分類
  - 単純心奇形に伴うもの：心室中隔欠損，心房中隔欠損，房室中隔欠損，動脈管開存など
  - 複雑心奇形に伴うもの：総動脈幹症，単心室，完全大血管転位など

病態生理　図1

- 乳幼児期は左右短絡主体の肺高血圧症をきたし，心不全症状を呈することが多い．
- その後，肺小動脈の閉塞病変が進行すると，左右短絡は減少し心不全は一時的に軽減する．
- 病理学的には，中膜平滑筋や外膜結合組織の細胞増殖による肥厚のみならず，内皮細胞の破壊や内皮細胞–内弾性板間に新生内膜形成を認める．
- Eisenmenger 症候群に至ると，右左短絡が増強して肺血流量は減少する．
- 低酸素血症による運動制限，チアノーゼによる全身症状が出現する．歩行や入浴では末梢血管抵抗が低下して，チアノーゼが増悪する．動脈管開存では下肢に強いチアノーゼとなる．
- チアノーゼに伴う全身合併症としては，多血症に伴う血液過粘度症候群（めまい，頭痛，易疲労感），出血傾向，脳塞栓，腎合併症（蛋白尿），痛風，四肢や長幹骨の異常（ばち指）などがある．
- 内科的治療の改善により 30～40 歳までの生存が可能となっている．死亡原因は不整脈，肺出血，肺血栓などによる突然死が多い．

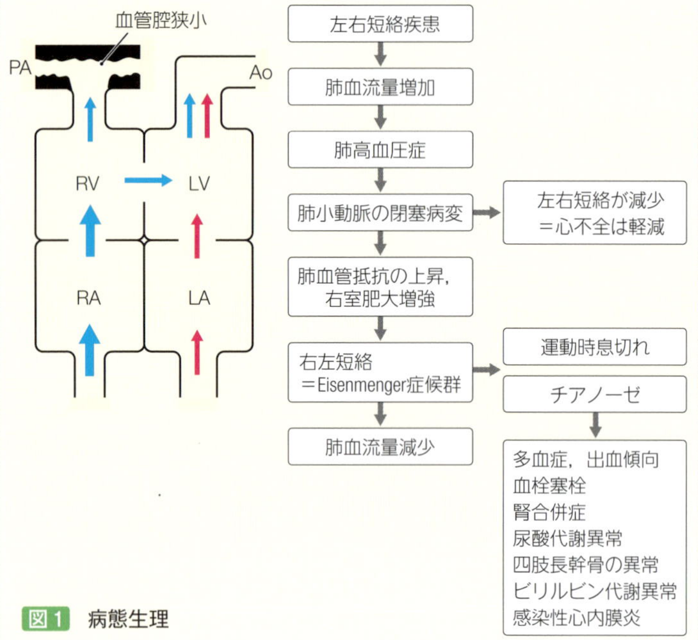

図1　病態生理

身体所見

❶ 聴診所見　図2

- 肺動脈性Ⅱ音の亢進，単一Ⅱ音．
- 肺動脈駆出音（ejection click）．
  - 肺動脈性の駆出性収縮期雑音を伴うことがある．
- 三尖弁逆流による汎収縮期雑音を胸骨左縁下部に聴取することがある．
- 肺動脈弁逆流による拡張期雑音（Graham-Steell 雑音）を聴取することがある．この雑音は高調で，肺動脈収縮期圧 >70 mmHg を示唆する．

❷ 視診・触診

- チアノーゼ，ばち指．
  - 動脈管開存の場合は，下半身のみのチアノーゼ．
- 右室拡大を反映して，右室拍動を胸骨右縁で触知する．

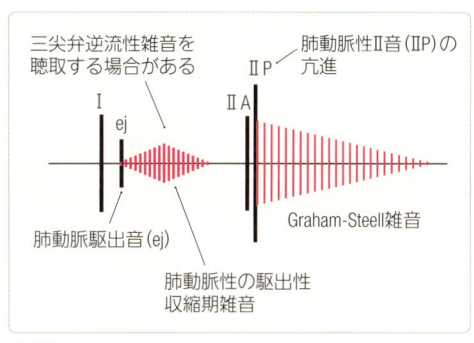

図2　心音図

心電図　図3

- 右軸偏位，右室肥大．
  - V1 の高 R，V5・V6 の深い S．
- 右房負荷．
- 心房細動を伴うことがある．

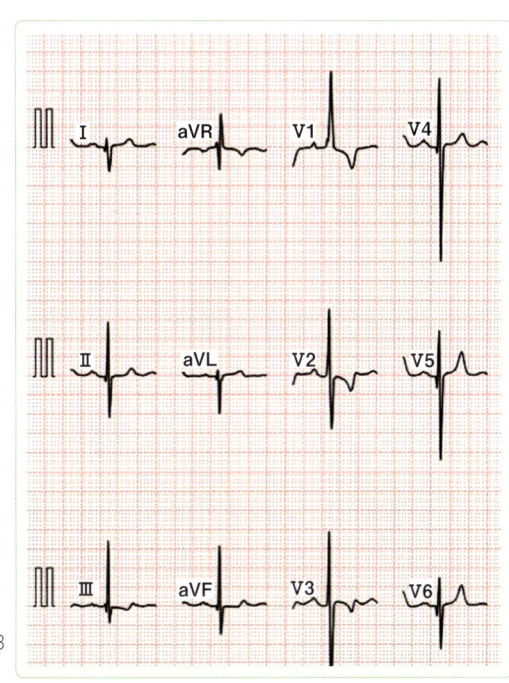

図3　心電図（23 歳，VSD）
右軸偏位，V1 で rR'，V6 で qRS，V1 から V3 で陰性 T の右室肥大を認める．

5 Eisenmenger 症候群

53

胸部レントゲン　図4

- 右房拡大（右第2弓），右室肥大（左第4弓）．
- 主肺動脈の拡大や石灰化（左第2弓）．
- 末梢肺動脈の先細り像（枯れ枝状）．肺野は明るい．
  - MRIでは「末梢肺血管床の状態」を詳細に観察できる（図5）．

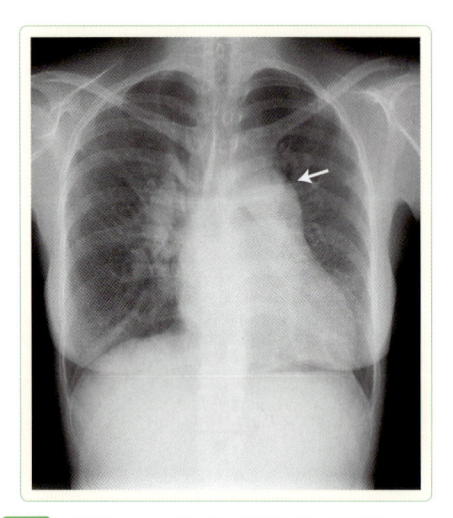

図4 胸部レントゲン写真（23歳，VSD）
CTR＝57％で軽度心拡大あり．肺動脈は巨大であるが（矢印），肺野の肺動脈は枯れ枝状に細い．

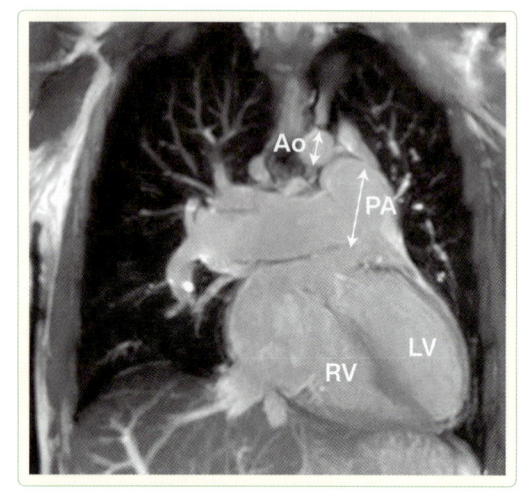

図5 MRIによる肺血管床の評価（32歳，ASD）
大動脈に比して肺動脈が巨大である．また，末梢肺動脈が枯れ枝状に先細りしている像が観察できる．
Ao：大動脈，RV：右室，LV：左室，PA：肺動脈．

治療法

- 肺血管抵抗が高く肺血管床の変化は非可逆的であり，外科的修復術は禁忌である．
- 酸素療法は，労作時の酸素飽和度低下に対して有効であるが，長期有用性に関しては証明されていない．
- 以下の3種類の肺血管拡張剤を併用して内科的治療を行う．
  ①プロスタノイド製剤
  ②フォスフォジエステラーゼ5阻害剤
  ③エンドセリン受容体拮抗剤
  特にボセンタンは運動耐容能や生存率を改善する．
- 心肺移植，心内修復術＋肺移植は，重症例のみに適応．

心エコー所見

原疾患の診断
- 区分診断法を用いて，まず原疾患を正しく診断する．
- 心室中隔欠損（ventricular septal defect：VSD）では，欠損孔の広がりを評価する（図6）．

図6 ▶動画 左胸壁四腔断面（30歳，VSD）
12 mmの欠損孔を認める（矢印）．三尖弁と僧帽弁の高さが同じであり，後方進展型VSDであることがわかる．
巨大な欠損があるにもかかわらず，左房拡大はなく，右心系が大きいことに注目．

LA：左房
LV：左室
RA：右房
RV：右室

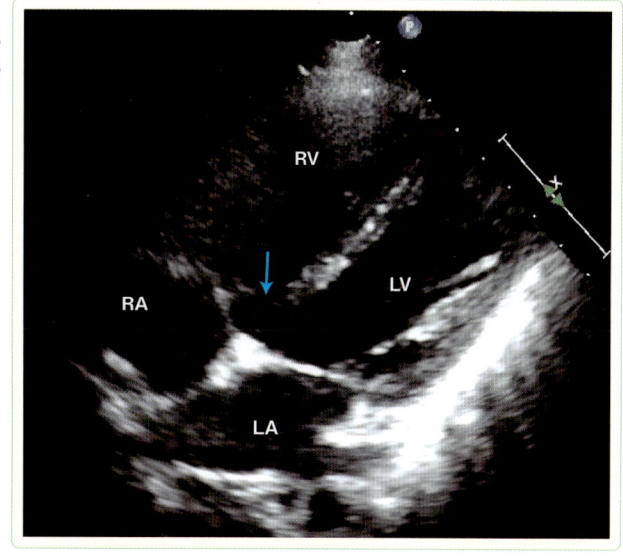

- 動脈管は良好な断層画像が描出できないと診断が困難である．撹拌した生理的食塩水によるコントラストエコーで，左房左室にコントラストは出現せず，腹部大動脈にコントラストが出現することで診断できる．

肺高血圧の評価[2)]
- 右室圧負荷を反映して右室壁厚＞5 mmとなる
- 胸骨左縁左室短軸断面では，右室圧の上昇に伴い，収縮中期から末期にかけて心室中隔は直線化し，左室は半月状（D字型）になる（図7）．

図7 ▶動画 左室短軸断面（23歳，VSD）
収縮期に中隔は平坦化して，D字型になる．右室壁が極めて肥厚している．
黄矢印はVSDの位置を示す（膜様部から漏斗部へ伸展したVSD）．

RV：右室
LV：左室
VSD：心室中隔欠損

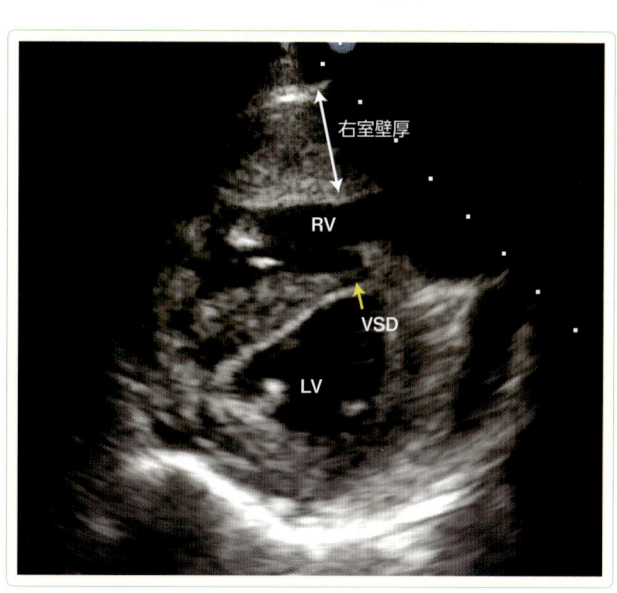

5 Eisenmenger症候群

55

- 三尖弁逆流から右室圧（肺動脈収縮期圧）を推定できる（図8）．
  - 三尖弁逆流の最高流速を V（m/s）とすると，

    収縮期右室圧＝ $4V^2$ ＋右房圧

    となる．

図8 連続波ドプラ法による三尖弁逆流速度（32歳 ASD）

カラードプラで三尖弁逆流を認める．最高流速は 4.87 m/s であり，圧較差は 95 mmHg となる．

LA：左房
LV：左室
RA：右房
RV：右室

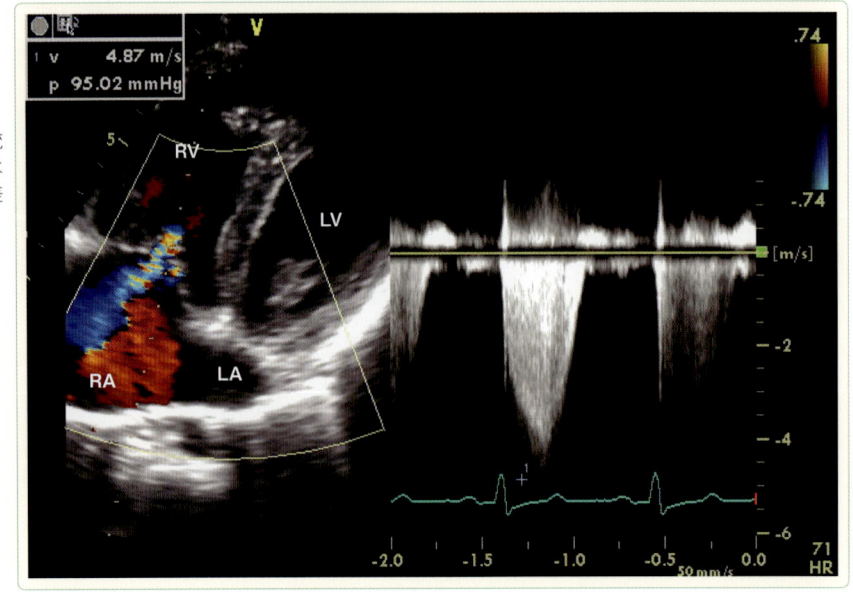

- 肺動脈弁逆流波形から肺動脈拡張期圧および平均圧を推定できる（図9 図10）．
  - 連続波ドプラ法により，以下の式から算出．

    肺動脈拡張期圧＝4×(拡張末期流速)^2＋右房圧
    肺動脈平均圧　＝4×(拡張早期流速)^2＋右房圧

  - なお，平均肺動脈圧の推定には以下の方法もある．
    ①右室流出路ドプラ波形で，収縮期立ち上がり〜ピークまでの時間（加速時間＝AT）から算出．肺動脈圧が上昇すると AT は短縮する（図11）．

    平均肺動脈圧(mmHg)＝90－(0.62×AT)

    ②三尖弁逆流の連続波ドプラ波形をトレースして平均圧較差を求め，それに右房圧を加える．

- 右室流出路ドプラ血流波形の分析も肺高血圧の判定に有用である（図11）．
  - 右室流出路ドプラ血流波形は収縮中期から収縮末期にノッチを形成して W 字型を呈する（肺動脈内血流を記録するのではない）．このパターンは，肺動脈弁 M モード収縮期半閉鎖＋fluttering に呼応する．

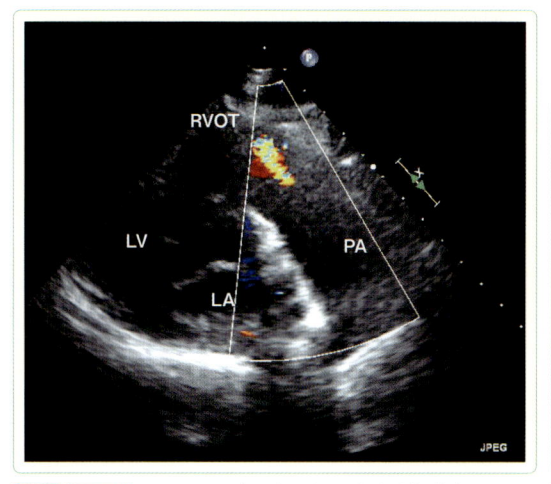

図9 ▶動画　カラードプラ法による肺動脈弁逆流（30歳 VSD）

大血管短軸断面で極めて加速した肺動脈弁逆流を認める。
LA：左房，LV：左室，PA：肺動脈，RVOT：右室流出路

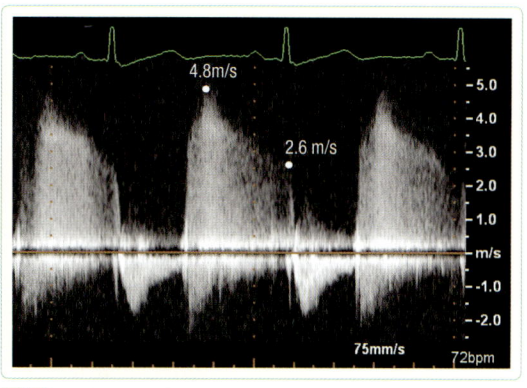

図10　連続波ドプラ法による肺動脈弁逆流波形

図9と同一症例．拡張早期速度は 4.8 m/s，拡張末期速度は 2.6 m/s である．
肺動脈平均圧は 92+5=97 mmHg，
肺動脈拡張期圧は 27+5=32 mmHg と推定される．

図11
パスルドプラ法による右室流出路ドプラ血流波形

右室流出路血流波形は収縮中期から収縮末期にノッチを形成してW字型を呈する．肺血管抵抗が上昇してくると，ノッチは収縮後期から収縮中期に移動する（a，青矢印）．
b は，肺血管抵抗と右室流出路血流波形との関係を示した（文献3より引用改変）．

AT：加速時間
PR：肺動脈弁逆流

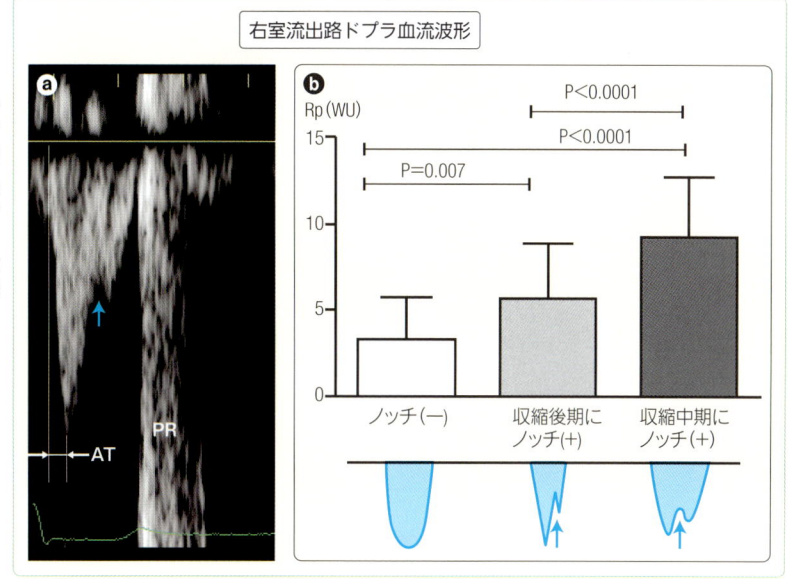

5 Eisenmenger 症候群

右心系容量負荷の評価

- 心室中隔欠損や動脈管開存は左右短絡の時期には肺血流量増加を反映して左室容量負荷（左房左室拡大）を認めるが，Eisenmenger 化すると肺血流量は減少するため左室容量負荷が消失する．
- Eisenmenger 症候群で肺動脈弁逆流や三尖弁逆流が増大すると，右心系の容量負荷が出現し，右房右室が拡大する．
- 下大静脈も拡大し（＞15 mm），呼吸性変動が消失する．

57

肺動脈の観察

図12

- 主肺動脈は大動脈よりも拡大し，瘤を形成する場合がある．
- カラードプラでは，収縮末期から拡張期に肺動脈内で反転血流（渦流）を観察できる．ただし，肺動脈内反転血流は，他の疾患（肺動脈弁狭窄や末梢肺動脈狭窄など）でも観察される．

図12 ▶動画
カラードプラ法による肺動脈内の旋回血流（32歳 ASD）

大血管短軸断面（a）で肺動脈は大動脈より大きく，肺動脈内に旋回する血流を認める．
カラーMモード法（b）では，収縮末期から拡張期にかけて旋回血流を認める．

Ao：大動脈
PA：肺動脈
Rt-PA：右肺動脈

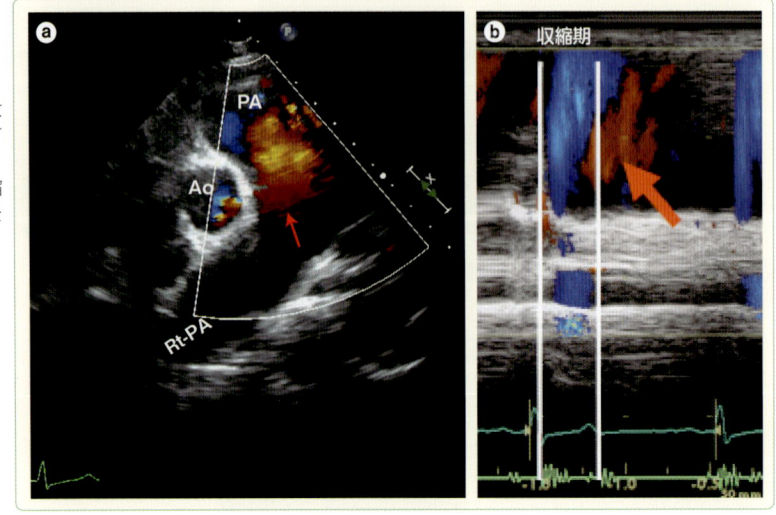

両方向性短絡の観察

- カラードプラを用いて欠損孔での右左短絡を観察するとともに，右左短絡の時相も検討する．
- VSD の場合，収縮早期および拡張期は左右短絡であるが，等容性拡張期には右左短絡となる（図13 図14）．肺血管抵抗がさらに増大すると，収縮期後半も右左短絡になる（図15）．
- ASD の場合は，拡張期（右房が縮小する時）に2峰性に右左短絡となる（図16）．
- PDA の場合は，収縮期に肺動脈から大動脈へ，拡張期には大動脈から肺動脈への両方向性短絡を示す（図17）．肺高血圧に伴う肺動脈内の反転血流（図12）との鑑別が重要である．

図13 ▶動画
カラードプラ法による右左短絡の検出（23歳 VSD）

胸骨左縁左室長軸断面で，大動脈下に青色の VSD 右左短絡を認める．この例では大動脈弁下狭窄を伴っている．

Ao：大動脈
IVS：心室中隔
LA：左房
LV：左室
RV：右室

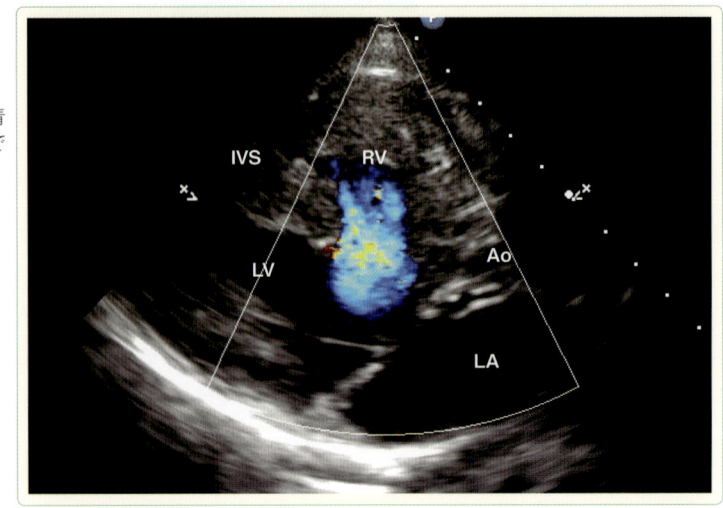

58　5 Eisenmenger 症候群

図14 カラー M モードによる
短絡血流の時相解析
（23歳 VSD）

図13と同一症例．等容性拡張期に右左短絡（矢印），収縮期および拡張期には左右短絡を認める．

Ao：大動脈
IVS：心室中隔
LA：左房
LV：左室
RV：右室

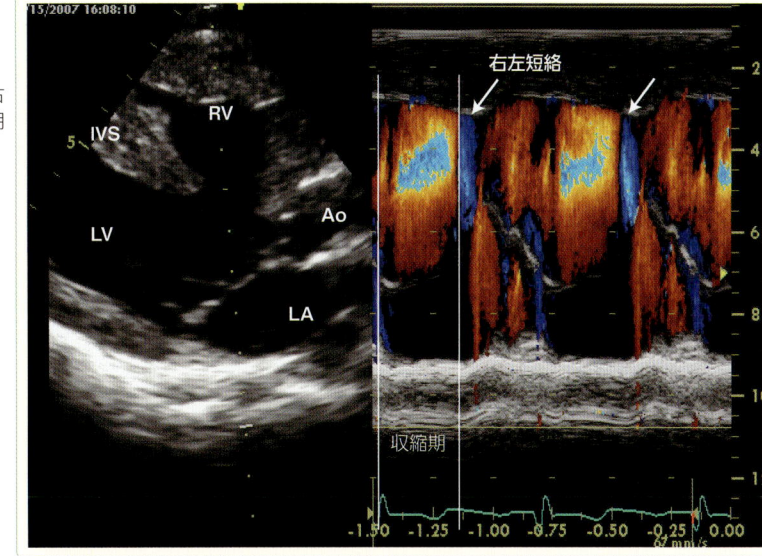

図15 ▶動画
パルスドプラ法による短絡血流の時相解析（11歳 VSD）

この例は**図13 図14**の症例よりも肺血管抵抗が高く，収縮期後半および等容性拡張期に右左短絡が出現していることがわかる．左室長軸断面（右図）では，右室→VSD→大動脈への右左短絡が描出されている．

Ao：大動脈
LA：左房
LV：左室
RV：右室

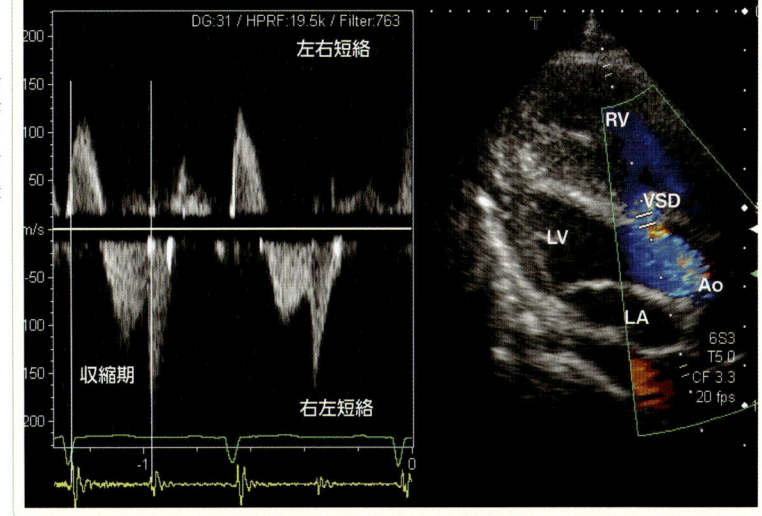

図16 パルスドプラ法による
短絡血流の時相解析
（32歳 ASD）

この例では，拡張期に2峰性の心房レベルの右左短絡を認める（矢印）．なお，右心系の拡大のため，冠静脈洞（CS）が巨大になっている．

CS：冠静脈洞
LA：左房
LV：左室
RA：右房
RV：右室

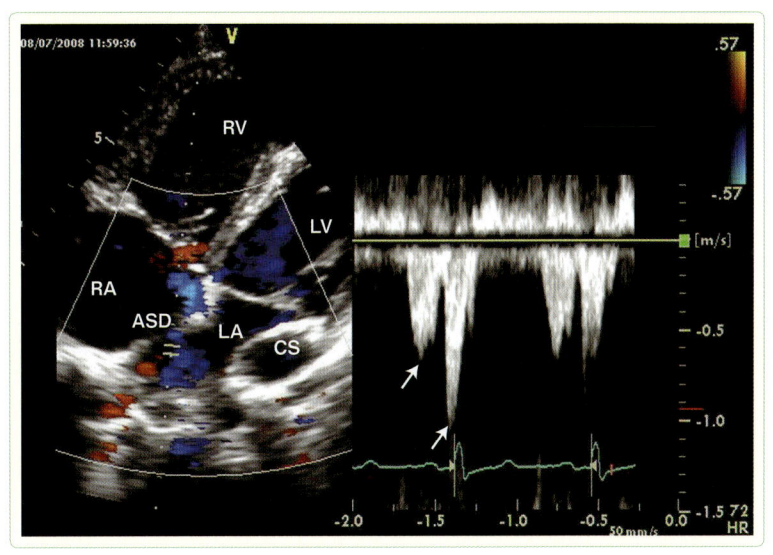

5 Eisenmenger 症候群

59

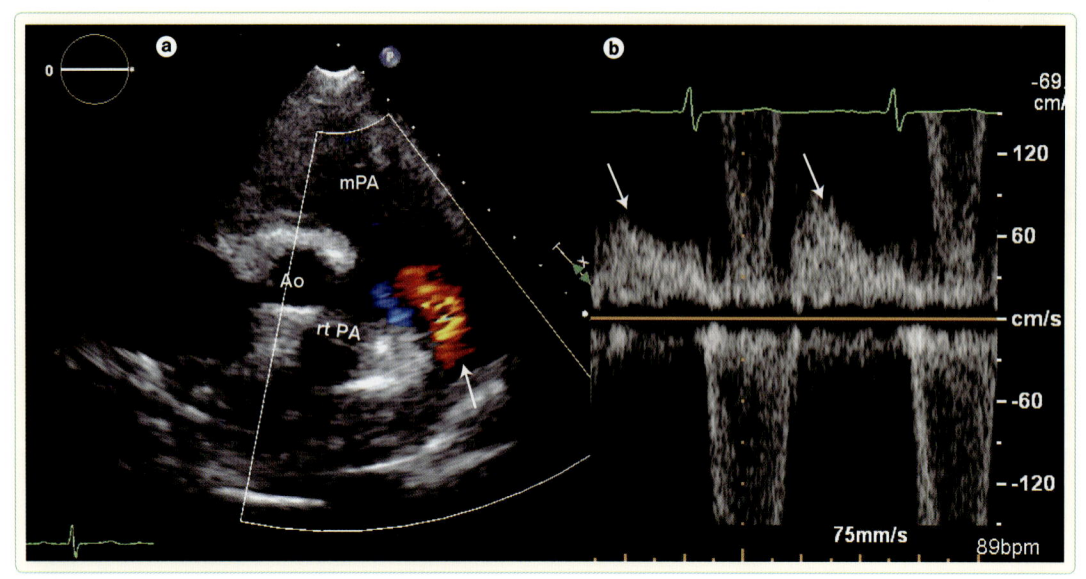

図17 ▶動画 動脈管開存の大血管短軸断面（22歳）

Ao：大動脈
mPA：主肺動脈
rt PA：右肺動脈

a：肺動脈内のカラードプラ．大動脈に比して肺動脈は巨大である．拡張期に肺動脈へ向かう赤い血流を認める（矢印）．肺動脈内の反転血流と誤認しないように注意．
b：パルスドプラ法．収縮期へ大動脈に向かう右左短絡，拡張期には大動脈から肺動脈への左右短絡を認める（矢印）．

右室機能評価

図18

- Eisenmenger症候群では次第に右室機能が低下する．右室機能評価に関してはいくつかの方法が提唱されている．

▶ ① 右室の fractional area change（FAC）

- 四腔断面から右室をトレースして，

$$FAC = 100 \times \frac{拡張末期面積 - 収縮末期面積}{拡張末期面積}$$

で算出する．FACの正常平均値は49％，＜35％を右室収縮能低下と判定する．

▶ ② Tricuspid annular plane systolic excursion（TAPSE）：

- 四腔断面で三尖弁輪の移動距離をMモードで測定する．正常平均値は23 mm，下限は16 mmである．

▶ ③ RV Tei index（myocardial performance index：MPI）：

- 収縮能と拡張能を合わせた指標．パルスドプラ法では三尖弁流入血流波形と右室流出路血流波形を用いる．組織ドプラ法では心尖部四腔断面から右室自由壁の三尖弁輪運動波形を記録し図のように算出する．心機能低下例では高値となり，組織ドプラ法を用いた場合の正常平均値は0.39，上限は0.55である．

▶ ④ 組織ドプラ法による三尖弁輪部運動速度：

- ③で記録した右室自由壁の三尖弁輪部運動速度から収縮期波速度（S'）を計測する．10 cm/s以下は右室収縮低下である．

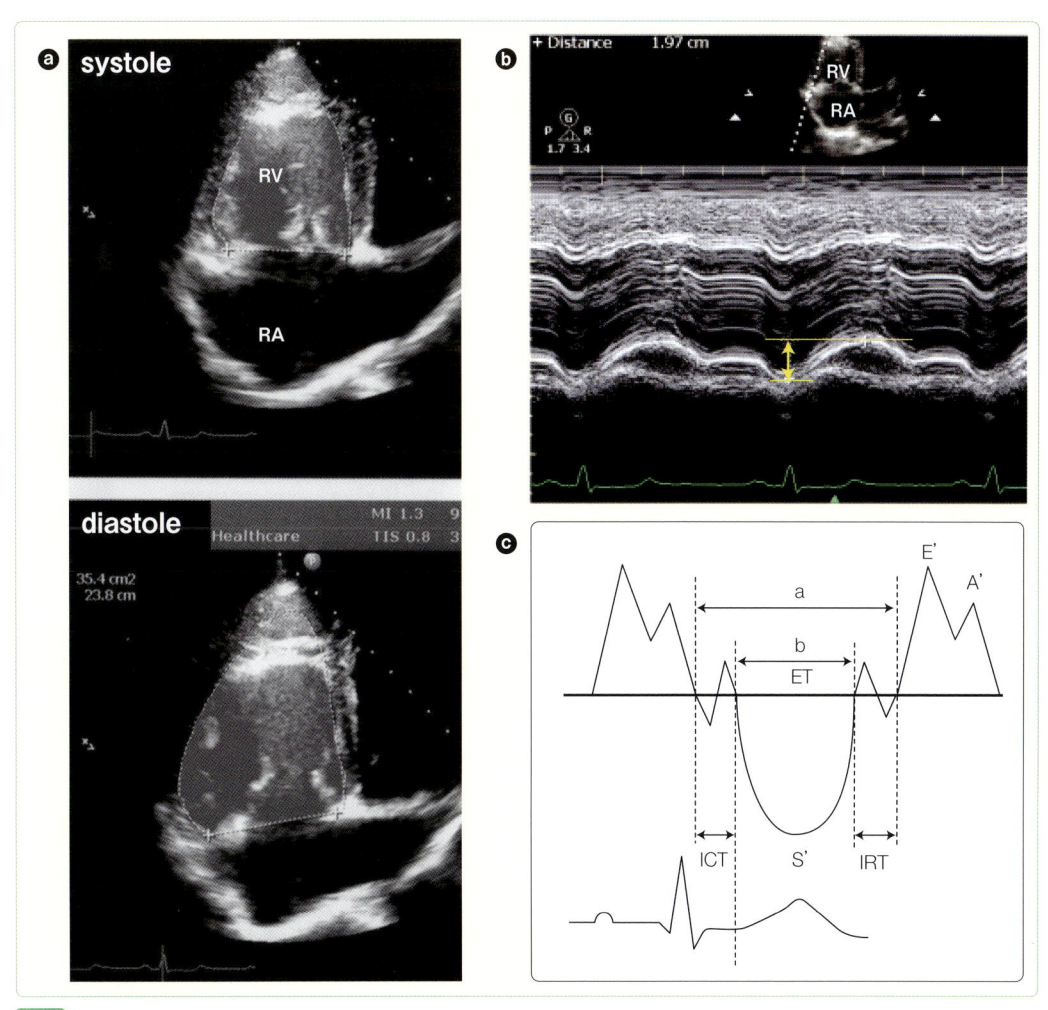

図18 右室機能評価法

a：右室の fractional area change（FAC）：四腔断面から拡張期と収縮期の右室をトレースして，面積を算出．

$$FAC = 100 \times \frac{拡張末期面積 - 収縮末期面積}{拡張末期面積}$$

この例では 30.2％で，低値である．

b：Tricuspid annular plane systolic excursion（TAPSE）：四腔断面で三尖弁輪の移動距離を M モードで測定．この例は 19.7 mm で正常である．

c：RV Tei index（myocardial performance index：MPI）：パルス組織ドプラ法で，心尖部四腔断面から右室自由壁の三尖弁輪部運動速度波形を記録する．

$$Tei\ index = \frac{等容性弛緩時間 + 等容性収縮時間}{駆出時間} = \frac{a-b}{b}$$

なお，収縮期運動速度（S'）を用いて右室収縮能を評価することもできる．

ET：駆出時間
ICT：等容性収縮期時間
IRT：等容性拡張期時間
S'：収縮期運動速度
E'：拡張早期運動速度
A'：心房収縮期運動速度
RA：右房
RV：右室

検査の進め方

	Bモード法	Mモード法	ドプラ法 カラー	ドプラ法 パルス	ドプラ法 連続波
胸骨左縁左室短軸断面	□心室中隔の平坦化 D字型の左室 (特に収縮末期で) □左室内腔の狭小化	□中隔の運動 □中隔／右室壁厚			
胸骨左縁左室長軸断面			□右左短絡の検出 (VSDで)		□VSDの短絡血流の最高流速 □両心室の圧較差
大血管短軸断面	□巨大な肺動脈		□肺動脈内の渦流形成 □右左短絡 (PDAで)	□右室流出路血流のパターン □ピークの位置，2峰性血流の有無 □右左短絡血流の時相を検討(PDAで)	□肺動脈弁逆流の血流速度 □肺動脈拡張期圧，平均圧の推定
四腔断面	□原疾患の診断 (ASD, VSDで) □右房，右室拡大の有無 □<u>右室面積変化率</u> □右室機能	□<u>TAPSE</u> □右室機能	□右左短絡の検出 (ASD, VSDで)	□右左短絡血流の時相を検討(ASD,VSDで) □僧帽弁，三尖弁輪部組織ドプラ法 □Tei indexによる左室，右室機能	□三尖弁逆流の最高流速 □右室／肺動脈圧の推定
心窩部下大静脈	□下大静脈径，呼吸性変動				

TAPSE = Tricuspid annular plane systolic excursion
下線：計測項目

文献
1) 日本循環器学会：循環器病の診断と治療に関するガイドライン（2011年度合同研究班報告）．肺高血圧症治療ガイドライン（2012年改訂版）．
http://www.j-circ.or.jp/guideline/pdf/JCS2012_nakanishi_h.pdf
2) Rudski LG, et al: Guidelines for the echocardiographic assessment of the right heart in adults: a report from the American Society of Echocardiography endorsed by the European Association of Echocardiography, a registered branch of the European Society of Cardiology, and the Canadian Society of Echocardiography. J Am Soc Echocardiogr 23: 685-713, 2010
3) Arkles JS, et al: Shape of the right ventricular Doppler envelope predicts hemodynamics and right heart function in pulmonary hypertension. Am J Resp Crit Care Med 183: 268-276, 2011

6 Ebstein 奇形
Ebstein anomaly

病型・形態

- Ebstein 奇形は 200,000 出生あたり，およそ 1 人に生じ，先天性心疾患の約 1％を占める．
- 解剖学的には，三尖弁の低位付着（この心尖部方向への偏位を plastering という），カーテン様に拡大した前尖，右室壁の菲薄化を特徴とする，右室形成不全をなす．
- 胎児の房室弁発生時期に弁輪近位部の心内膜下層の心筋組織が消失することで，三尖弁および弁下組織の腱索乳頭筋が形成される．これを delamination（undermining）と呼ぶ．
- Ebstein 奇形では，delamination の不全が生じて心室壁に三尖弁が張り付いた状態となり，さらに心筋壁厚が菲薄化，線維化して，拡大した右房化右室（atrialized ventricle）を形成する．腱索も tether（牽引）した状態となってしまう（図1）．
- 極端に右室が菲薄化した状態を Uhl 化ともいい，ときに機能的右室も Uhl 化心筋を合併する．
- 病型は，手術法を前提とした Carpentier 分類がよく知られている（図2）．
  - A → D に移行するほど機能的右室が小さく，弁形成も難しくなる．

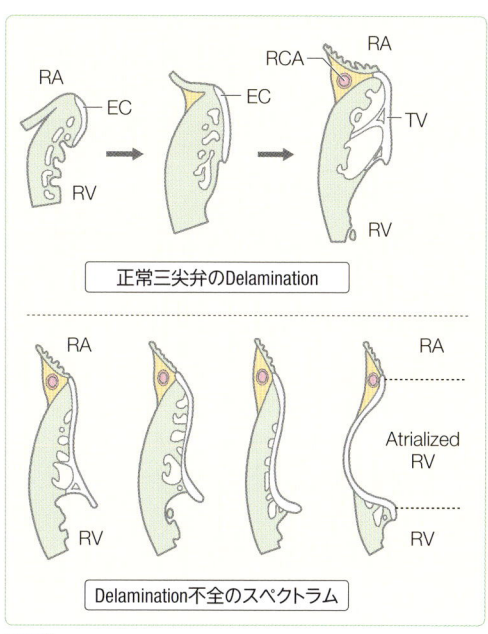

図1 Ebstein 奇形の三尖弁の Delamination 不全（正常との比較）

Atrialized RV：右房化右室，EC：心内膜，RA：右房，RCA：右冠動脈，RV：右室，TV：三尖弁

図2 Carpentier 分類

PA：肺動脈
RA：右房
RV：右室

	type A	type B	type C	type D
	十分な右室容量	・大きな右房化右室 ・カーテン様前尖	・大きな右房化右室と前尖の重度の tethering	・右室がほとんど右房化右室で流出路のみが右室の成分

病態生理　図3

- plastering と tethering の程度が，三尖弁狭窄や三尖弁逆流の重症度を決めることとなる．
- plastering は主に中隔尖と後尖を主体に生じ，前尖には生じにくく，逆に大きなカーテン状の形態となることが多い．しかし，重症例では前尖も tethering し，右室が流出路のみになるような症例がある．
- 右室および三尖弁の形態，機能異常の程度により多様な自然歴をとり，胎児期に重度三尖弁逆流のため胎児水腫や子宮内胎児死亡となる症例から生涯にわたって軽症で治療を要しない症例まで様々である．
- 合併する奇形として，心房中隔欠損，肺動脈狭窄・閉鎖を伴うことが知られる．
- plastering と tethering が高度な場合には，右室が小さくコンプライアンスが低下，右房圧が上昇，心房中隔を介する右左短絡が増加し，チアノーゼが進行する．拡大した右房と右室は左室の拡張障害をもたらし，心拍出量の低下をきたす．

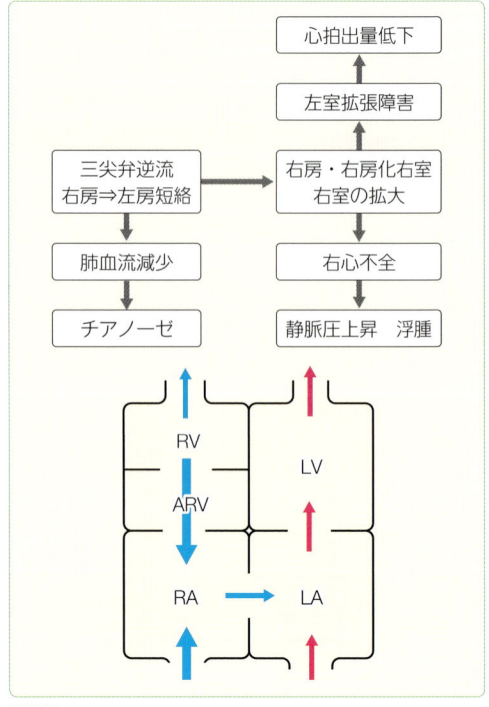

図3　病態生理
RA：右房，RV：右室，LA：左房，LV：左室，ARV：右房化右室

身体所見

❶ 聴診

- 胸骨左縁第3〜4肋間：逆流性収縮期雑音（三尖弁逆流）．
- Ⅰ，Ⅱ音の分裂．
- ⅢまたはⅣ音の亢進による3部もしくは4部調律が聴診される．

❷ 視診，触診

- チアノーゼ．
- 浮腫，肝腫大．
- 右室肥大による心尖拍動を見ることもある．

心電図

- 右房肥大，右房 P 波．
- PQ 延長．
- 低電位の右脚ブロックパターン（rSR'，rSr' 図4a）．
- WPW 症候群，右側のデルタ波（図4b）．
  - WPW 症候群を合併する場合，右房負荷が増えると上室性頻拍が生じやすくなる．

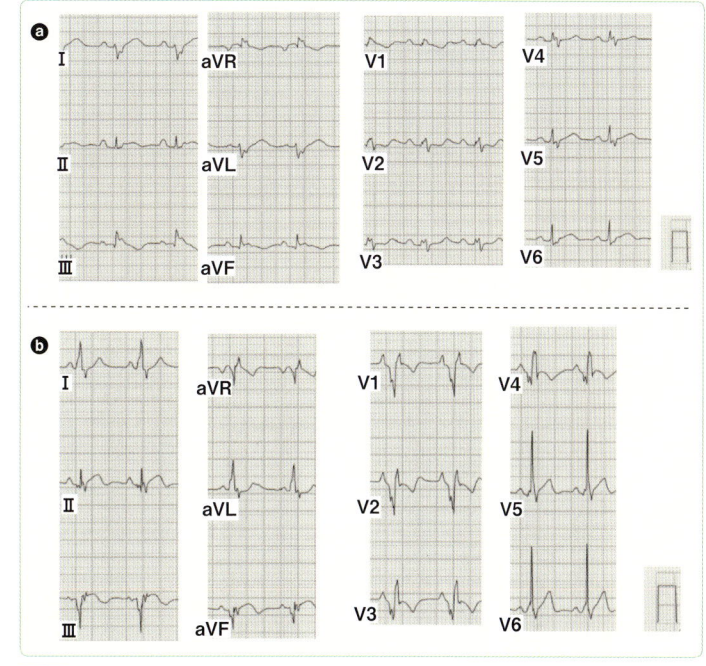

図4 心電図
a：PQ 延長，低電位の右脚ブロックパターン．
b：WPW 症候群の合併．右側後中隔に副伝導路があるため左脚ブロックパターンを示す．このように大部分が B 型を呈する．

胸部レントゲン

- 右第2弓突出（右房拡大）．
- 左第4弓突出（右室拡大，図5a）
- 新生児重症 Ebstein 奇形では著明な心拡大を示す．Wall to wall heart で CTR 100%（図5b）．

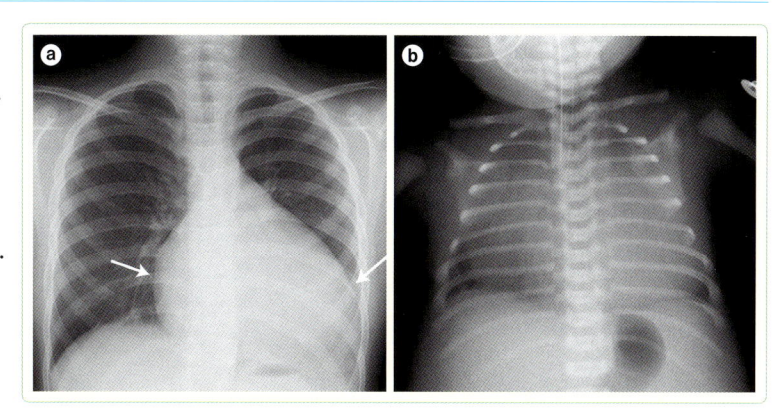

図5 レントゲン写真
a：右房，右室の拡大のため CTR 65%と心拡大を呈している．
b：出生直後の重症 Ebstein 奇形．CTR 100%．

治療法・手術適応 図6 図7

- 新生児重症 Ebstein 奇形では，肺動脈が機能的もしくは解剖学的に閉鎖する．機能的閉鎖とは，重度三尖弁逆流と肺高血圧のために肺動脈弁が順行性には開放できなくなっている状態である．
- 機能的肺動脈閉鎖の場合，右室が一定以上の圧を出せるようならば（TR velocity ≧ 2.5〜3 m/s），まず十分な順行性の血流を出させるために，動脈管閉鎖，人工呼吸管理を含めた肺血管拡張療法を試み，三尖弁逆流を軽減させる．
- 解剖学的閉鎖および機能的肺動脈閉鎖で右室機能が低下している場合は，二心室修復はできない．Starnes 手術（図8）を行い，Fontan 型循環を目指すこととなる．
- 新生児重症 Ebstein 奇形では，出生直後から呼吸不全，低心拍出などをきたすため厳重な集中治療管理が不可欠でそれが予後を左右する．よって出生前診断を基にした計画的な医療を施行することが非常に重要とされる．
- 乳幼児期以降は，チアノーゼの存在，心拡大の有無（CTR 65%以上）に注意しながら，肺動脈低形成，右室の大きさ，左室機能等を評価し，三尖弁形成，置換術，ASD 閉鎖，両方向性 Glenn 手術を選択する．

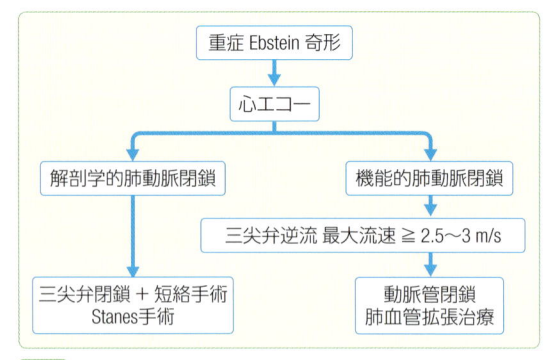

図6 新生児期の診断と治療

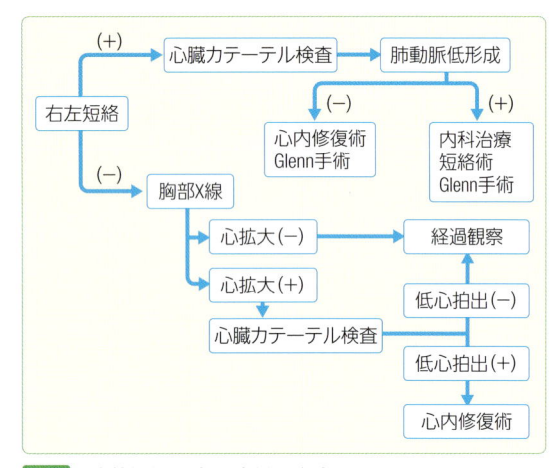

図7 乳幼児期以降の診断と治療
文献 1 より引用．

a Starnes 手術 図8

- 最重症型の新生児 Ebstein 奇形では，Starnes 手術が選択される．

図8 Starnes 手術
① 右房化右室を縮小化
② 三尖弁を 4 mm の孔を残してパッチ閉鎖
③ ASD 拡大
④ ブラロック シャント（3.5 mm）

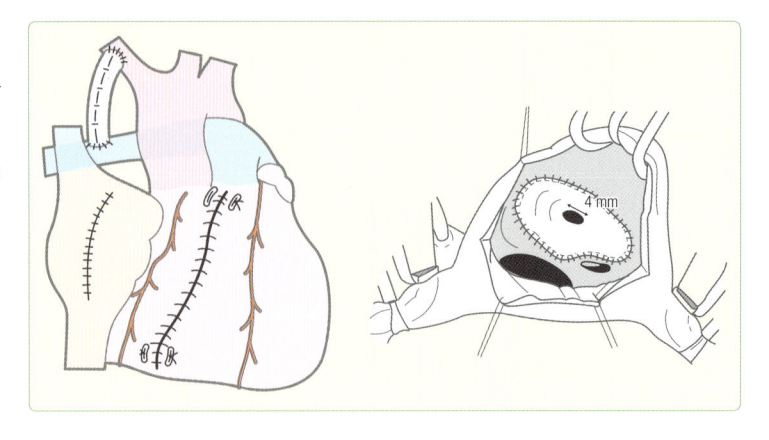

b Carpentier 手術 図9

- 代表的な Ebstein 奇形の三尖弁形成術には，Carpentier 手術や Cone 手術などがある．
- 図9 は Carpentier 手術で，plastering と tethering している後尖を引きはがし，右房化右室を長軸方向に縫縮，大きな前尖を利用，時計方向に弁を回転し，弁輪に縫合して正常な位置までもどす手術である．

① 右房化右室を長軸方向に縫縮して形成する
② 三尖弁を通常の弁輪に再固定する
可動性のある前尖・後尖を移動し一尖弁もしくは二尖弁化する

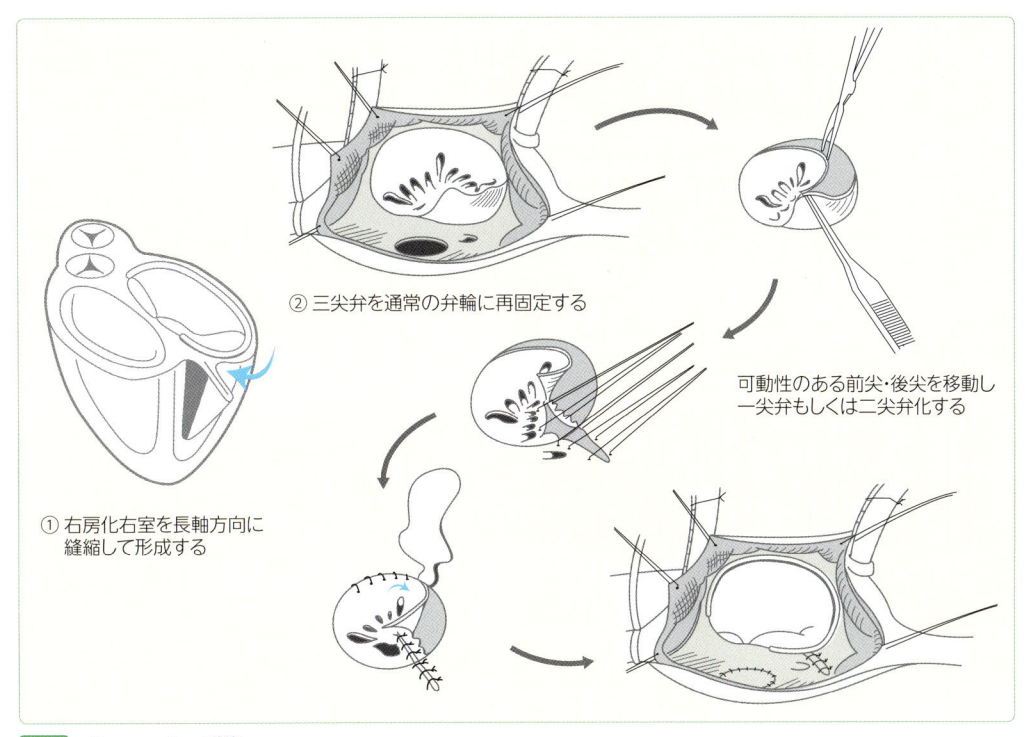

図9 Carpentier 手術

心エコー所見

胎児心エコー
図10
- 著明な三尖弁逆流を呈し，心拡大により胸郭の大部分を心臓が占めている．
- 心房粗動，胎児水腫を合併している．子宮内死亡のリスクがある．

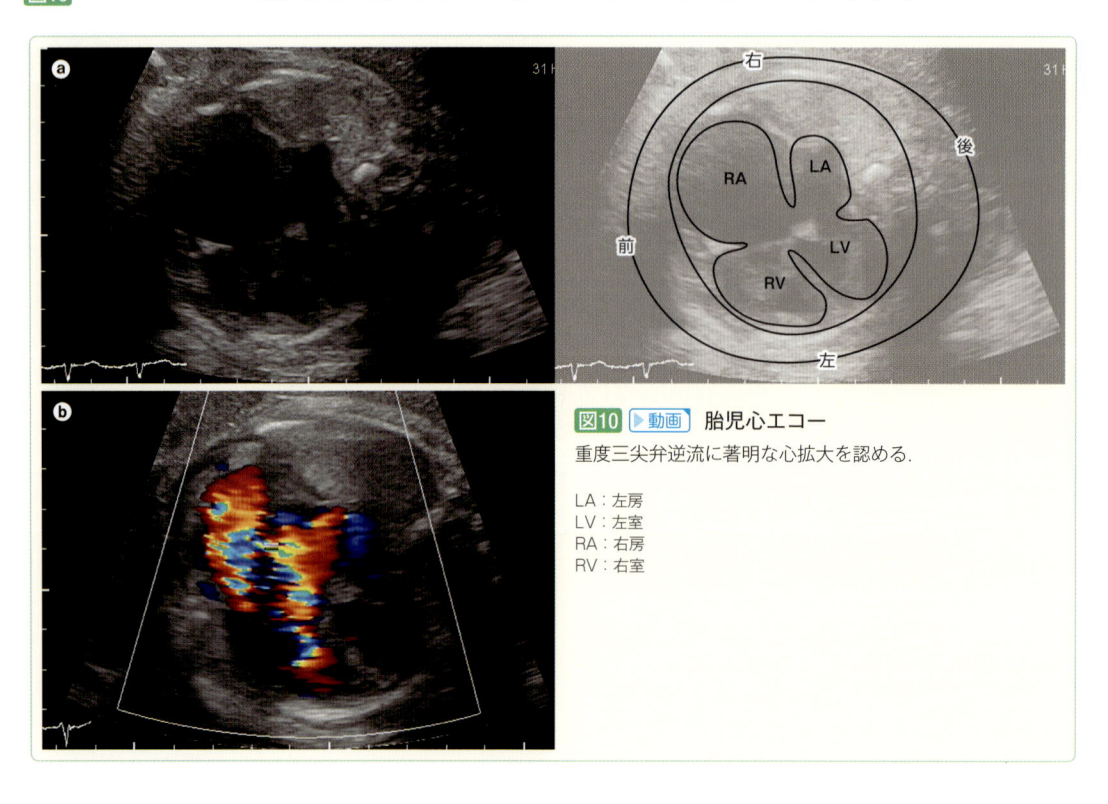

図10 ▶動画　胎児心エコー
重度三尖弁逆流に著明な心拡大を認める．

LA：左房
LV：左室
RA：右房
RV：右室

心尖部四腔断面

▶ **中隔尖の plastering** 図11

- 心尖部四腔断面で，中隔尖の plastering が 8 mm/m^2 以上，成人で 20 mm 以上であれば Ebstein 奇形と診断する．

図11 ▶動画
心尖部四腔断面
中隔尖の軽度の plastering．

LA：左房
LV：左室
RA：右房
RV：右室

6　Ebstein 奇形

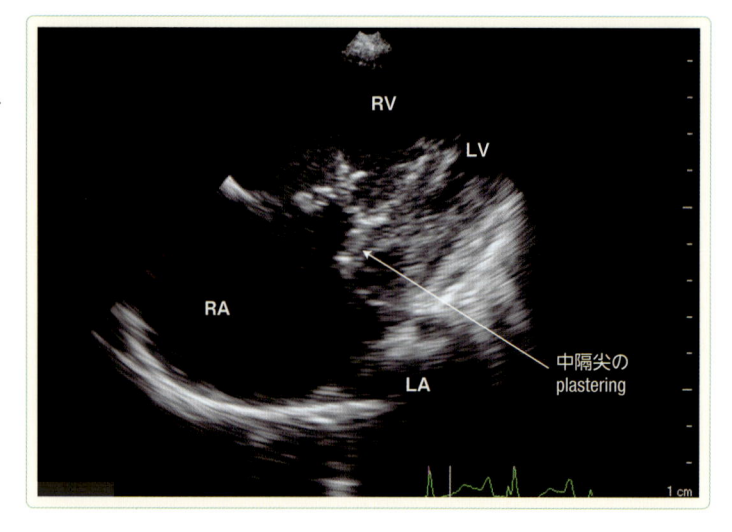

▶ **三尖弁逆流** 図12

- 重度の三尖弁逆流は，ときに層流となり，加速血流が明確に見えないこともある．
- 前尖が大きくカーテン様になっているかを見る．

図12 ▶動画
心尖部四腔断面
三尖弁逆流．

LA：左房
LV：左室
RA：右房
RV：右室

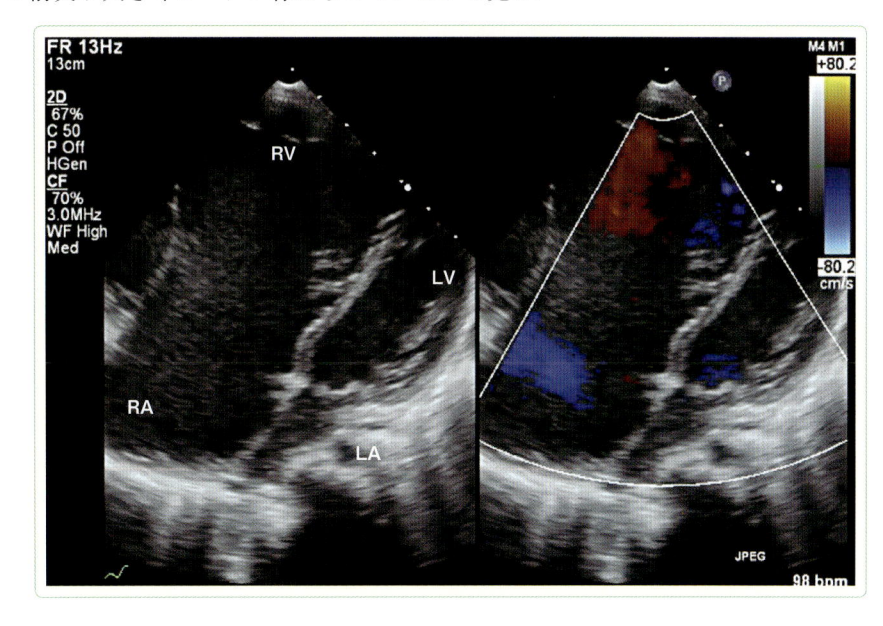

右室流入路長軸断面 図13

- 後尖の plastering の程度と右房化右室の大きさをこの断面で見て，真の三尖弁輪を判断する．また，前尖の大きさ，右室の大きさを見て，Carpentier 手術などの三尖弁形成が可能かを判断する．

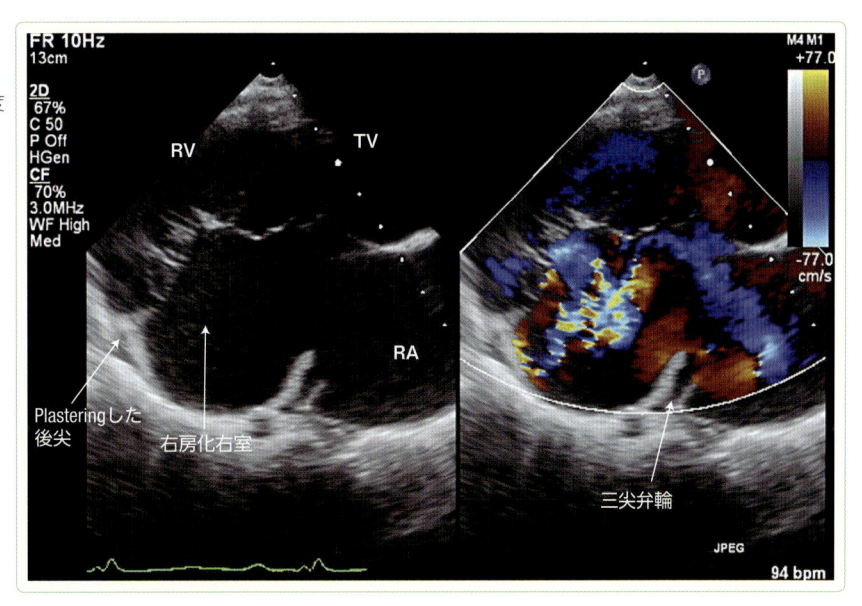

図13 ▶動画
右室流入路長軸断面
後尖の plastering と重度の三尖弁逆流．

RA：右房
RV：右室
TV：三尖弁

6 Ebstein 奇形

胸骨左縁左室短軸断面および長軸断面 図14	● 右房と右室の著明な拡大が観察できる．重症例では左室の狭小化が見られる．
	● 右室容量負荷により，心室中隔の奇異性運動が見られる．
	● パルスドプラを用いて流出路の血流量を計測することで心拍出量を推定し，低心拍出状態かを判断する．

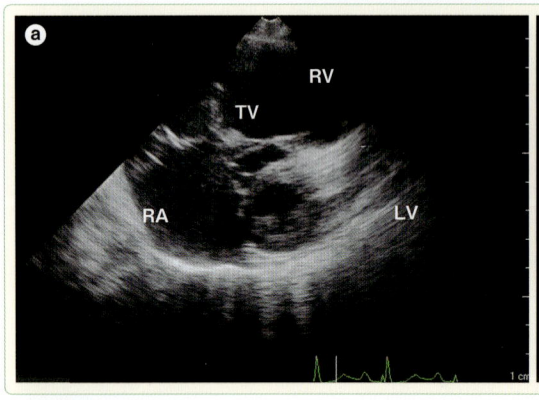

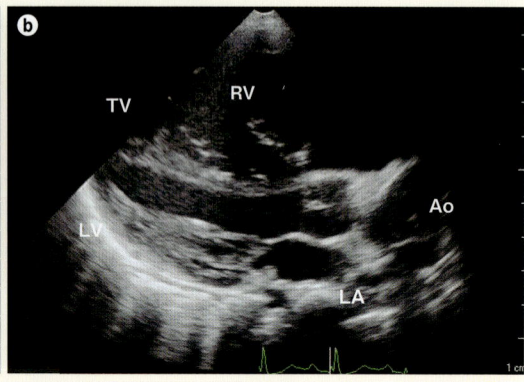

Ao：大動脈，LA：左房，LV：左室，RA：右房，RV：右室，TV：三尖弁

図14 ▶動画
胸骨左縁左室短軸断面(a)，胸骨左縁左室長軸断面(b)

リアルタイム3D心エコー & MRI 図15 図16	● Carpentier手術などEbstein奇形の三尖弁形成では，どの方法でも大きな前尖を利用して行う．また，機能的な右室が非常に小さければ，弁形成は難しい．
	● MRIや3D心エコーを用いることで，右室容量やカーテン様の前尖の大きさやtetheringを具体的に外科医に示すことができる．

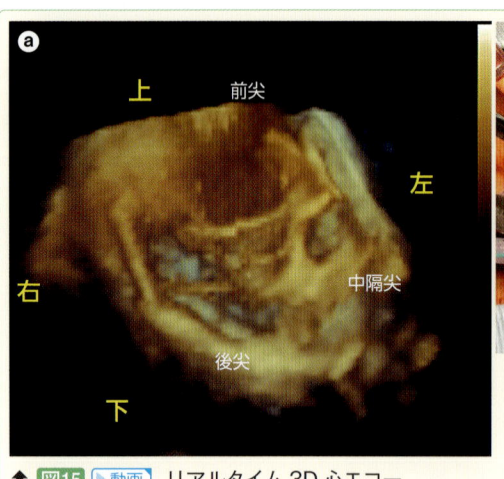

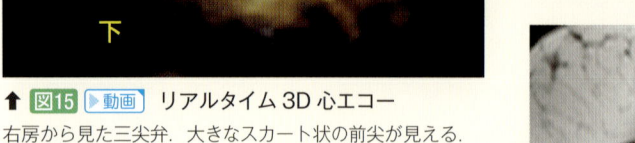

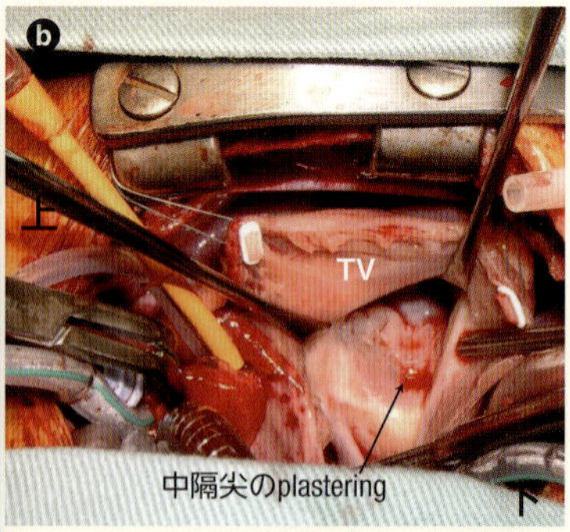

↑ **図15** ▶動画 リアルタイム3D心エコー
右房から見た三尖弁．大きなスカート状の前尖が見える．
TV：三尖弁

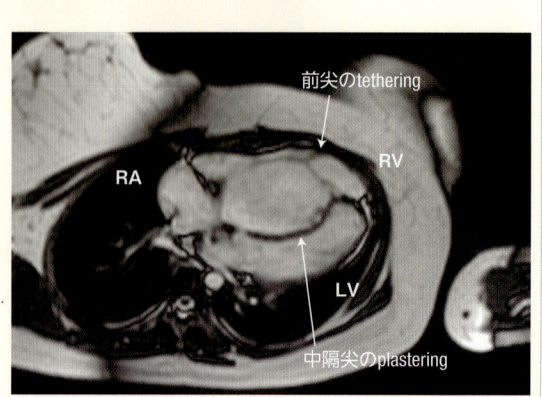

図16 ▶動画 MRI ➡
MRIで見た三尖弁の形態．
LV：左室
RA：右房
RV：右室

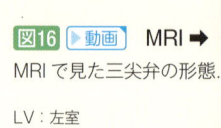

検査の進め方

	Bモード法	Mモード法	ドプラ法 カラー	ドプラ法 パルス	ドプラ法 連続波
胸骨左縁左室長軸断面	□右室拡大 □左室狭小化 □心室中隔奇異性運動 □<u>左室流出径</u> □<u>心拍出量</u>	□心室奇異性運動 □<u>左室径</u> □<u>左房径</u> □<u>大動脈経</u>			
胸骨左縁左室短軸断面	□右室拡大 □左室狭小化 □心室中隔奇異性運動	□心室奇異性運動 □<u>左室径</u> □<u>左房径</u> □<u>大動脈経</u>			
右室流入路長軸断面	□右室,右房拡大 □右房化右室 □後尖の plastering, tethering □カーテン様前尖		□三尖弁逆流		□<u>三尖弁逆流速度</u>
右室流出路長軸断面	□肺動脈狭窄,閉鎖 □<u>右室流出路径</u> □<u>肺血流量</u>		□肺動脈狭窄,閉鎖	□<u>右室流出路血流速度波形(TVI)</u>	□<u>肺動脈加速血流速度</u>
心尖部四腔断面	□心房中隔欠損 □右房,右室の拡大 □中隔尖の plastering □カーテン様前尖,前尖の tethering □<u>modified Simpson 法</u>		□心房中隔欠損の短絡血流 □三尖弁逆流	□<u>左室,右室流入速度波形</u> □<u>僧帽弁輪速度波形</u>	□<u>三尖弁逆流速度</u>
心尖部二腔断面	□<u>modified Simpson 法</u>				
心尖部長軸断面				□<u>左室流出路血流速度波形(TVI)</u>	

下線：計測項目

文献
1) 日本循環器学会：循環器病の診断と治療に関するガイドライン．先天性心疾患の診断，病態把握，治療選択のための検査法の選択ガイドライン．
www.j-circ.or.jp/guideline/pdf/JCS2010_hamaoka_h.pdf

7 Fallot 四徴
tetralogy of Fallot

病型・形態

- 先天性心疾患の約 10％を占め，チアノーゼ性先天性心疾患の中で最も頻度が高い．
- 四徴とは，①心室中隔欠損（ventricular septal defect：VSD），②右室流出路狭窄，③大動脈騎乗，④右室肥大である（図1）が，右室流出路中隔が前方に偏位することが基本的形態異常である．
  - この偏位により右室流出路が狭窄し，筋性中隔と右室流出路中隔との間にずれ（malalignment）が生じ心室中隔欠損となる．
  - 大動脈も前方に偏位し心室中隔にまたがる形となり，大動脈騎乗を呈する．
  - 大きな VSD と右室流出路狭窄のために左右心室が等圧になり右室肥大が生じる．
- VSD は 74％が流出路進展を伴った膜様周囲部欠損であり，膜様周囲部大動脈弁下欠損 18％，肺動脈弁下欠損 5％，房室中隔欠損 2％と続く[1]．
- 肺動脈弁は半数以上が二尖弁である．三尖弁のうち，約 1/3 が弁尖肥厚やドーム形成を伴った狭窄弁を示し，二尖弁ではその狭窄率はさらに高くなる．
- 大動脈が心室中隔に騎乗している場合，大動脈が左室から起始しているか右室から起始しているかで診断名が異なる．
  - 左室から起始している場合は Fallot 四徴であり，右室から起始している場合は両大血管右室起始である．
  - 血行動態は類似しているので，治療方針が大きく変わることはない．
  - 診断には 2 つの考え方がある．
    - 1 つは大動脈弁と僧帽弁の線維性連続の有無で決定する．線維性連続が認められれば Fallot 四徴と診断し，認められなければ流出路に漏斗部が存在することになり，右室からの起始と考えられる．
    - もう 1 つの考えは，大動脈の偏位がどちらの心室に大きいかで決定する方法である．
- 右室流出路狭窄の程度が軽度でチアノーゼのないいわゆる pink Fallot から，狭窄が高度でチアノーゼの強い症例まで幅広い臨床スペクトラムを有する．

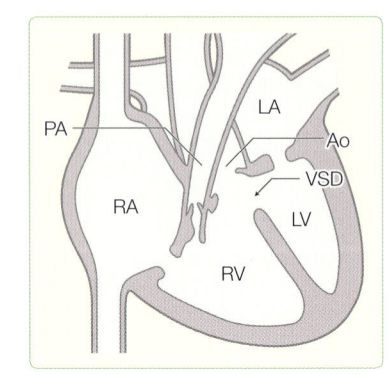

図1 Fallot 四徴
心室中隔欠損（VSD），右室流出路狭窄，大動脈騎乗，右室肥大が存在する．
Ao：大動脈，LA：左房，LV：左室，PA：肺動脈，RA：右房，RV：右室

病態生理

- 本症の血行動態を決定する因子は右室流出路狭窄の程度である．
- 狭窄が軽度の場合は通常のVSDを介した左右短絡が優位であり，肺血流量の増加をきたす（pink Fallot）．
- 右室流出路狭窄が強い例や狭窄が進行すると肺循環抵抗が体循環抵抗を上回り，VSDを介した右左短絡が生じる（図2）．
- 静脈血が大動脈に流入してくることと，右左短絡の分だけ肺に流れる血液量は減少することで，動脈の酸素飽和度の低下をきたす．

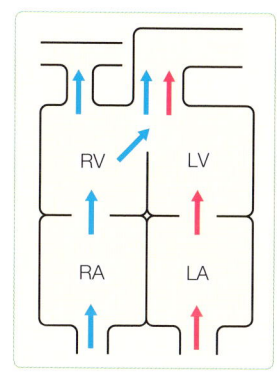

図2 病態生理
LA：左房，LV：左室，RA：右房，RV：右室

身体所見

❶ チアノーゼ

- 出現時期はさまざまで，1/3は生後1ヵ月以内，1/3は1ヵ月から1年以内，残り1/3は1年以降．
- 初めは啼泣時や運動時のみであるが，次第に恒常的に認められるようになる．

❷ 太鼓ばち指

- チアノーゼが出現して6ヵ月以上経つと，手足の指先が丸く変形する．

❸ 聴診所見　図3

- Ⅱ音が単一で亢進．
- 胸骨左縁下部で駆出性収縮期雑音．
  - この雑音は右室流出路の狭窄部を通る血流が多いほど大きく，逆にこの血流が少ない場合，すなわち流出路狭窄が高度の場合には雑音が小さく短い．この点，肺動脈弁狭窄とは異なる．➡ 8 肺動脈弁狭窄 P81

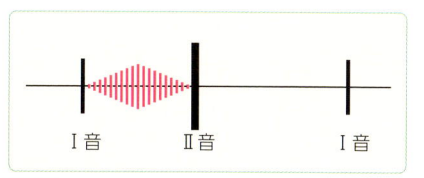

図3 心音図
駆出性収縮期雑音と，単一Ⅱ音の亢進を認める．

❹ 触診

- 右室肥大を反映して傍胸骨拍動を触知することがある．

心電図　図4

- 右軸偏位．
- 右室肥大．

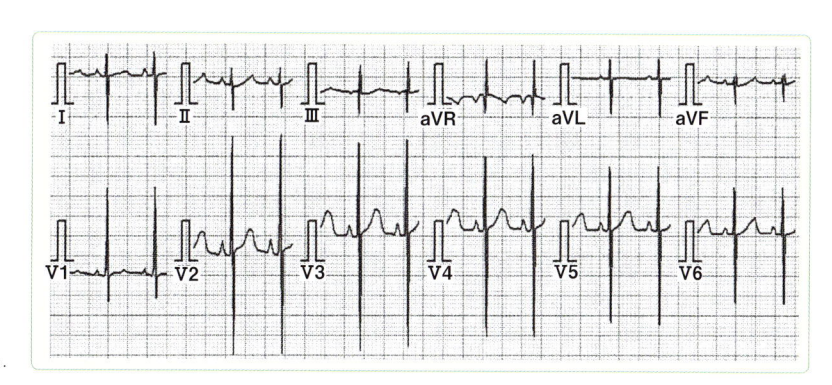

図4 心電図
右軸偏位と右室肥大を認める．

7 Fallot四徴

胸部レントゲン　図5

- 肺血管陰影の低下.
- 左第2弓の陥凹と心尖部の挙上：木靴型心陰影.

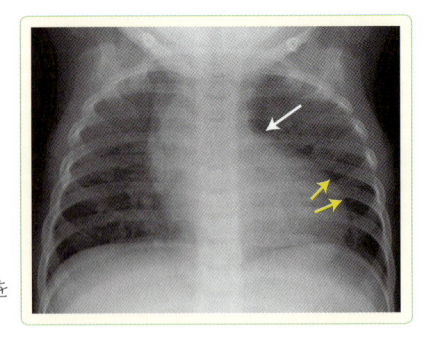

図5 胸部レントゲン
左第2弓の陥凹（白矢印）と心尖部の挙上（黄色矢印）を認め，木靴型心陰影を呈する．

合併奇形

- 右側大動脈弓（25%）
  - 10%の症例で，左大動脈弓における右鎖骨下動脈起始異常と鏡面関係の左鎖骨下動脈の起始異常が認められる．
- 心房中隔欠損（20%）
- 動脈管開存（10%）
  - 左側大動脈弓では上行大動脈から起始するが，右側大動脈弓では左腕頭動脈か鎖骨下動脈の基部から起始することが多い（75〜80%）．
- 冠動脈走行異常（5%）
  - 異常走行を示す冠動脈が右室流出路を横切る場合は，通常とは異なる Rastelli 手術（右室流出路導管形成術）が選択されるので，心内修復手術前にはこの有無を診断しておく必要がある．また，単一冠動脈や左前下行枝の右冠動脈起始を合併することもある．
- 22q11.2 欠失症候群
  - Fallot 四徴の 15% は本疾患に合併する[2]．細い目，小さい口などの特異的顔貌，鼻声，口蓋裂，低カルシウム血症，胸腺の低形成と免疫異常，軽度の知的障害などを合併する．

治療法

- 薬物療法
  - β遮断薬の内服による低酸素発作の予防．
- 外科治療
  - VSD の閉鎖と右室流出路形成．　➡先天性心疾患の術後管理 Fallot 四徴 P215

心エコー所見

心室中隔欠損, 大動脈騎乗

図6

- 胸骨左縁左室長軸断面で, 心室中隔欠損とそれに騎乗する大動脈を認める. ドプラ法を用いると, 両方向性の短絡血流が確認できる.
- 左室拡張末期径を計測し, 左室の大きさを評価する.
- 左室容積は正常範囲内のことが多いが, 重度のチアノーゼがあり肺血流量が減少している症例では左室容積が小さく, 左室拡張末期容積が 30 ml/m^2 以下では VSD を閉鎖する一期的手術は禁忌とされている.
- 逆に, 左室容積が 80% of normal 以上あれば, 心内修復術は可能とされている.

図6 ▶動画 胸骨左縁左室長軸断面
欠損孔を通過する左右短絡（赤色, b）と右左短絡（青色, c）を認める.

Ao：大動脈
LA：左房
LV：左室
RV：右室

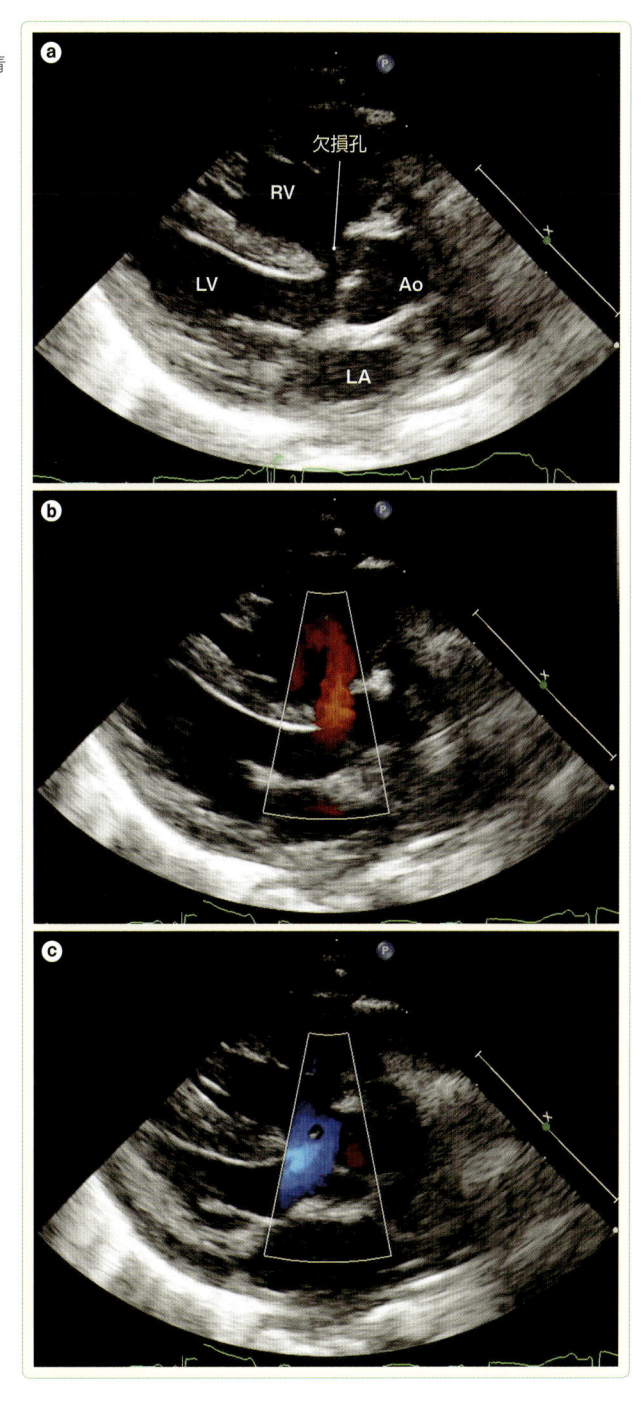

7 Fallot 四徴

右室流出路狭窄，心室中隔欠損

図7

- 胸骨左縁左室短軸断面大動脈弁レベルで，右室流出路狭窄を認める．肺動脈弁狭窄，弁上狭窄の有無を確認する．
- カラードプラ法で右室流出路から血流速度が増加し乱流パターンを呈することを確認する．
- 心室中隔欠損の位置と大きさを確認する．

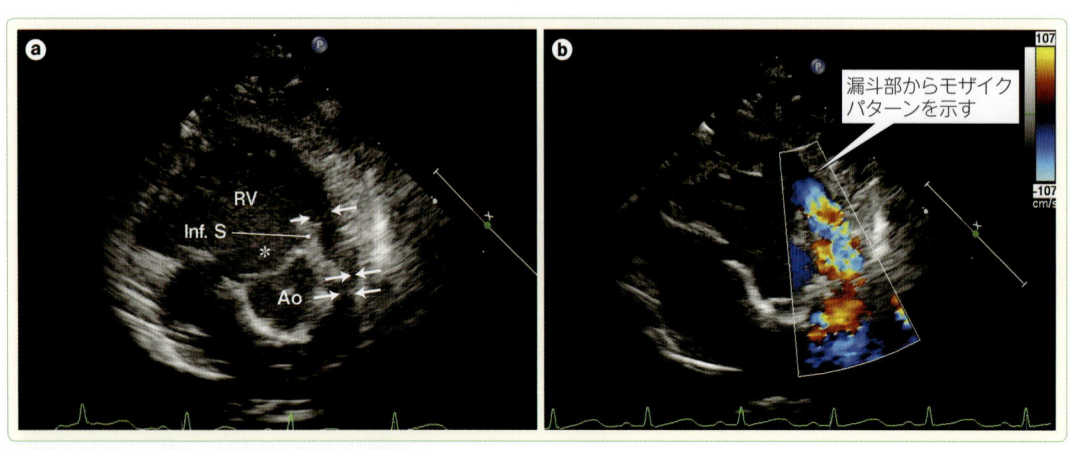

図7 ▶動画 胸骨左縁左室短軸断面大動脈弁レベル

漏斗部中隔の前方偏位を認める．VSD は膜性部から漏斗部に向かって大きく欠損している．
画面上方から下方にかけて矢印が示す3ヵ所の部位は，それぞれ漏斗部，弁性，弁上の狭窄部を示す．カラーシグナルは漏斗部からモザイクパターンを示す．
Ao：大動脈，Inf. S：漏斗部中隔，RV：右室，＊：VSD

肺動脈弁輪径，左右肺動脈径

図8

- 肺動脈弁輪径を計測する．
- 肺動脈弁輪径の z score が −2 未満である場合は肺動脈弁温存手術が難しく，右室流出路から主肺動脈にかけて大きく切開しパッチで拡大する方法（trans-annular patch）を選択する必要性が出てくる[3]．
- 左右肺動脈径を計測し，z score を計算する．
- 左右肺動脈が低形成である場合は肺動脈血管床の発達が不十分であると考えられ，心内修復術をしても少量の血液量しか心臓から肺へ流れることができないので，右心不全をきたしてしまう．
  - この場合は，左右短絡手術をまず行い，肺動脈血管床の発達を待ってから心内修復術を行う．
  - 左右肺動脈サイズの評価法として，造影における左右肺動脈径を測定する PA index が広く用いられているが，心エコーによる径の計測はより近位部であるので，PA index をそのまま使用することはできない．

> **Point** z-score
> - データが平均値から標準偏差いくつぶん離れているかを示す．
>
> $$z\text{-score} = \frac{計測値 - 正常平均値}{標準偏差}$$
>
> - 肺動脈低形成の評価の他，純型肺動脈閉鎖で二心室修復の可能性を判断する際に三尖弁輪径の z-score が用いられている．

76　7 Fallot 四徴

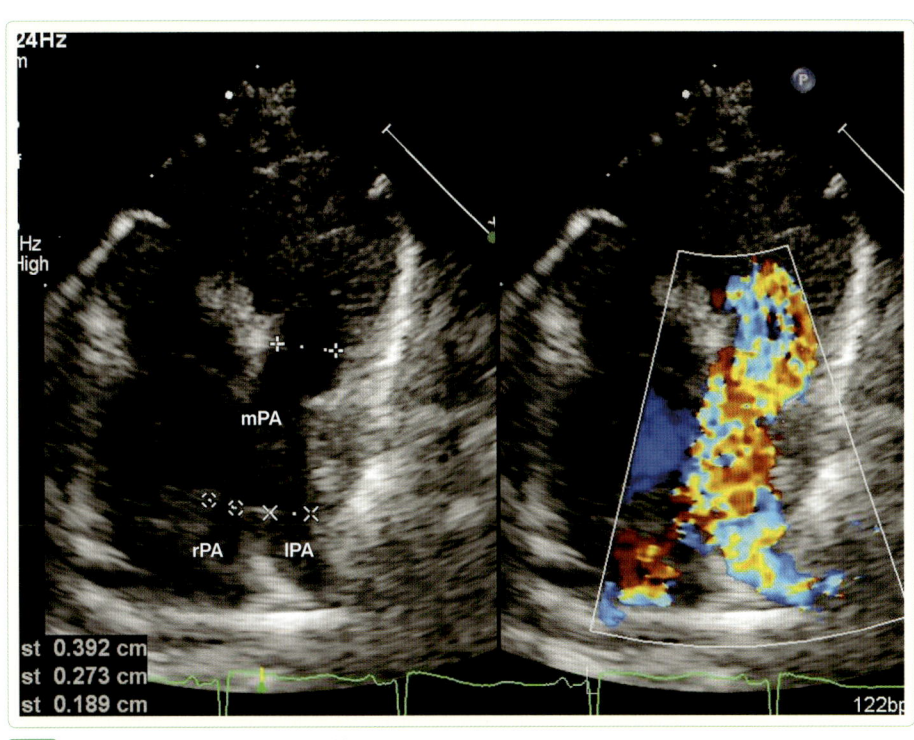

mPA：肺動脈
lPA：左肺動脈
rPA：右肺動脈

図8 胸骨左縁左室短軸断面大動脈弁レベル
図7 よりも頭側にプローブを傾けた断面．

右室肥大と心室中隔の平坦化

図9
- 胸骨左縁左室短軸断面乳頭筋レベルで，右室肥大を認める．
- 左右心室は等圧であり，心室中隔は全心周期を通じてほぼ平坦である．

図9 ▶動画
胸骨左縁左室短軸断面乳頭筋レベル
右室肥大を認める．心室中隔は全心周期を通じて平坦である．

LV：左室
RV：右室

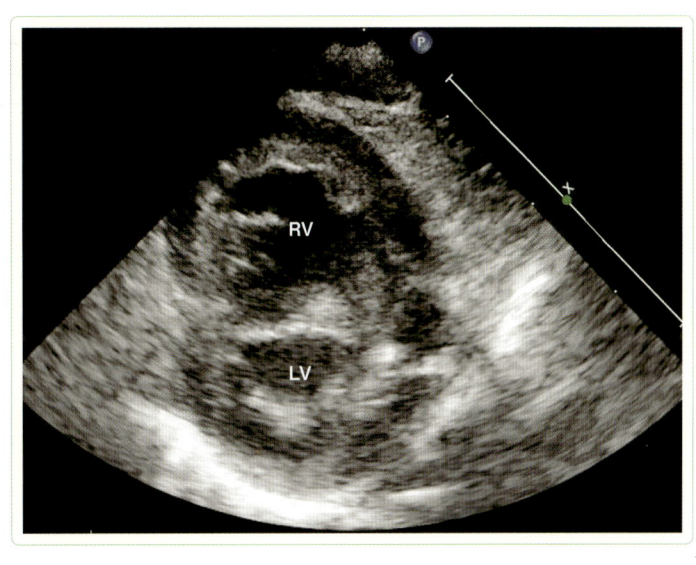

7 Fallot 四徴

77

右室流出路狭窄の程度の評価

図10

- 胸骨左縁左室短軸断面大動脈弁レベルで，連続波ドプラ法により狭窄部を通過する最大血流速度（V）を測る．
- それを簡易ベルヌーイ式に代入することにより，圧較差（⊿p）を求めることができる．

$$\varDelta p = 4V^2$$

- 漏斗部（弁下）狭窄では，その血流速度波形は流速のピークが後方に出現する特徴的なパターンを呈し，弁狭窄ではそのピークが中央にあるパターンを呈する．

図10 連続波ドプラ法の血流速度波形

a：漏斗部（肺動脈弁下）狭窄の血流速度波形．
b：肺動脈弁狭窄の血流速度波形．漏斗部狭窄ではピークが遅くなっているが，弁狭窄ではピークが中央部にあり，血流速度波形のパターンが異なっている．

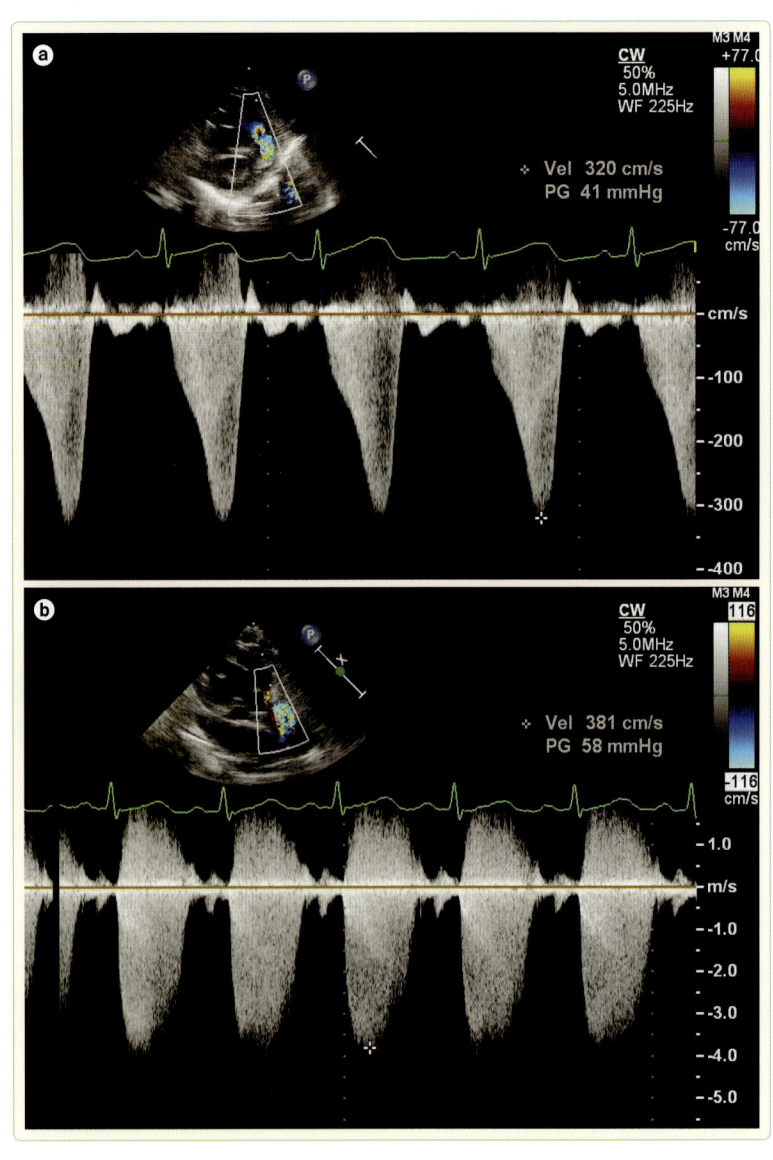

| 大動脈弓の確認 | ● 左側大動脈弓か右側大動脈弓かを確認する．|

図11

- 左側大動脈弓か右側大動脈弓かを確認する．
- この確認は，大動脈弓の初めの枝である腕頭動脈が右側にあるか左側にあるかを判定することでなされる．
  - 発生学的に，腕頭動脈は胎生期にあった両側大動脈弓の片側の大動脈弓遠位端の血行が途絶えた後に退縮した大動脈弓であり，反対側の残存した大動脈弓が最終的な大動脈弓になるため，腕頭動脈と大動脈弓は左右逆の位置になる．
- 胸骨上窩にプローブを置き，上行大動脈を短軸方向で描出し，腹側から背側へゆっくりプローブの向きを変えていき，上行大動脈の最初の枝を確認する．
- 右側に腕頭動脈があれば左側大動脈弓であり，左側に腕頭動脈があれば右側大動脈弓である．

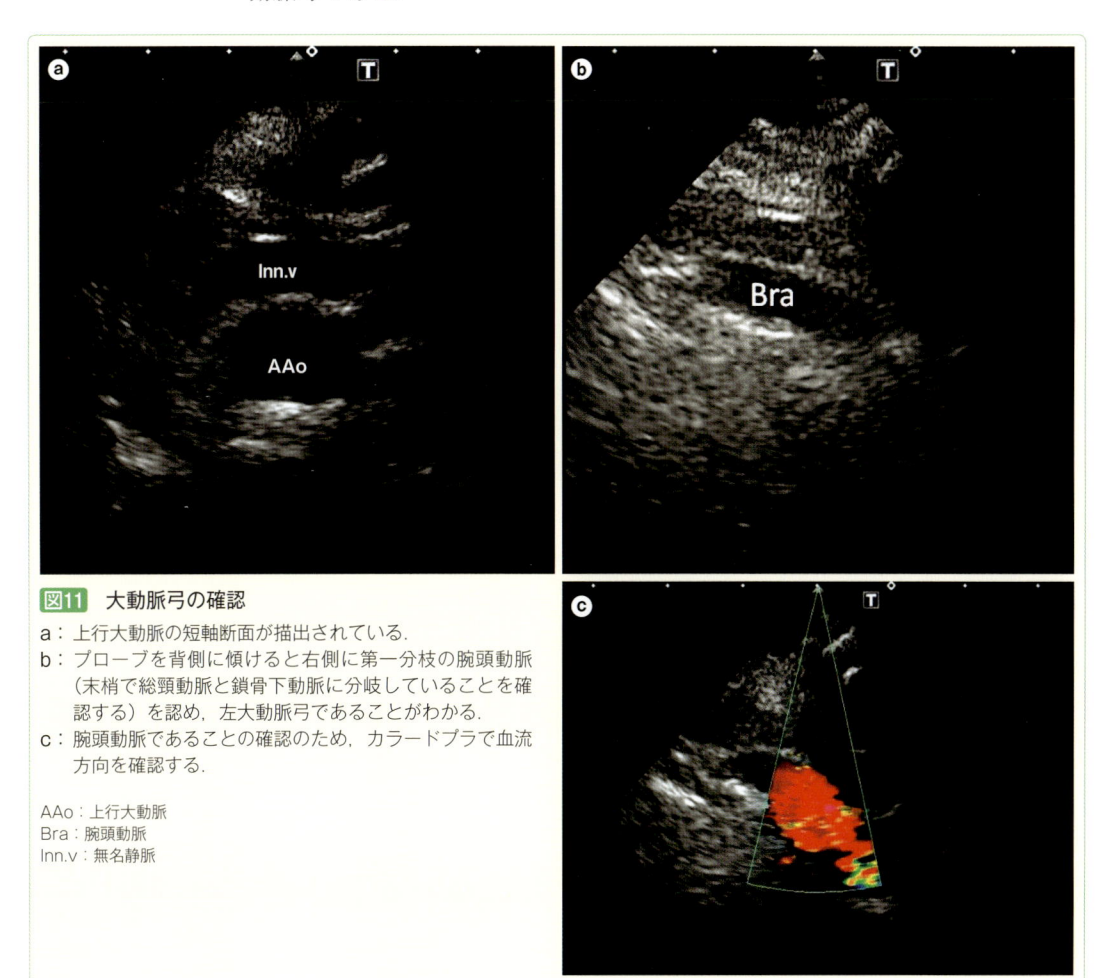

図11　大動脈弓の確認
a：上行大動脈の短軸断面が描出されている．
b：プローブを背側に傾けると右側に第一分枝の腕頭動脈（末梢で総頸動脈と鎖骨下動脈に分岐していることを確認する）を認め，左大動脈弓であることがわかる．
c：腕頭動脈であることの確認のため，カラードプラで血流方向を確認する．

AAo：上行大動脈
Bra：腕頭動脈
Inn.v：無名静脈

検査の進め方

	Bモード法	Mモード法	ドプラ法 カラー	ドプラ法 パルス	ドプラ法 連続波
胸骨左縁左室長軸断面	□心室中隔欠損孔 □大動脈騎乗 □大動脈弁と僧帽弁の線維性連続	□<u>左室径</u>	□短絡血流		
胸骨左縁左室短軸断面 乳頭筋レベル	□心室中隔扁平化 □右室拡大				
胸骨左縁左室短軸断面 大動脈弁レベル	□冠動脈の走行 □漏斗部中隔の前方偏位 □肺動脈弁下狭窄 □肺動脈弁，弁上狭窄の有無 □<u>心室中隔欠損孔径</u> □<u>肺動脈弁輪径</u> □<u>左右肺動脈径</u>		□短絡血流 □動脈管血流の有無 □右室流出路血流		□<u>右室流出路血流速度</u>
左胸壁四腔断面	□右室肥大				
心尖部四腔断面	□右室肥大				
心尖部長軸断面	□心室中隔欠損孔 □大動脈騎乗 □大動脈弁と僧帽弁の線維性連続				
胸骨上窩断面	□右大動脈弓の有無		□動脈管血流の有無		

下線：計測項目

文献
1) Suzuki A, et al: Further morphologic studies on tetralogy of Fallot, with particular emphasis on the prevalence and structure of the membranous flap. J Thorac Cardiovasc Surg 99: 528-535, 1990
2) Momma K, et al: Tetralogy of Fallot associated with chromosome 22q11deletion. Am J Cardiol 76: 618-621, 1995
3) Vyas H, et al: Tetralogy of Fallot. Eidem BW, et al(eds): Echocardiography in Pediatric and Adult Congenital Heart Disease. Lippincott Williams and Wilkins, p240, 2010

8 肺動脈弁狭窄

pulmonary valve stenosis

病型分類 表1 図1

- 肺動脈弁狭窄・肺動脈弁下狭窄・肺動脈弁上狭窄に分類される．
- 肺動脈弁狭窄
  - 三尖弁が多いが，二尖弁や一尖弁もあり，開口制限される．
  - ときには弁異形成を伴う．代表的な症候群はNoonan症候群である．
- 肺動脈弁下狭窄
  - 単独では稀で，心室中隔欠損などに合併することが多い．
  - primaryでは筋線維の突出や心筋肥厚により生じ，secondaryでは心室中隔瘤，三尖弁のaccessory tissue，心臓腫瘍，肺動脈弁狭窄による右室流出路狭窄により生じる．
- 肺動脈弁上狭窄
  - 主肺動脈狭窄・分岐部狭窄・末梢肺動脈狭窄がある（本章では分岐部狭窄と末梢肺動脈狭窄は割愛する）．
  - 主肺動脈狭窄は，膜様突出物，血管低形成により生じる．
  - Williams症候群に合併することが知られており，膜様突出物ではなく，内中膜肥厚を伴った低形成による狭窄を認める．
  - Alagille症候群・Noonan症候群・先天性風疹症候群でも肺動脈弁上狭窄を認めることがある．
- 他に新生児期に治療を要する新生児重症肺動脈弁狭窄があり，動脈管依存性の血行動態を呈する．

表1 病型分類

(a) 狭窄部位による分類

肺動脈弁	・心室中隔欠損などの合併がないもの ・弁輪径は通常正常
肺動脈弁下	・単独では稀で心室中隔欠損などの合併が多い ・大動脈弁下狭窄合併例もある
肺動脈弁上	・主肺動脈狭窄と分岐部狭窄，末梢肺動脈狭窄がある ・単独は稀
新生児重症肺動脈弁狭窄	・肺動脈弁輪径は通常正常 ・心室中隔欠損の合併がない ・動脈管依存性血行動態

(b) 圧較差による重症度分類

	圧較差（mmHg）	右室圧／左室圧比（%）
軽症	<35〜40	<50
中等症	<40	<75
重症	>60〜70	>75

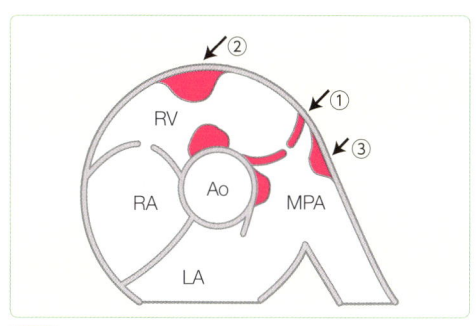

図1 肺動脈弁狭窄の病型分類
①肺動脈弁狭窄
②肺動脈弁下狭窄
③肺動脈弁上狭窄
Ao：大動脈，LA：左房，MPA：主肺動脈，RA：右房，RV：右室．

病態生理　図2

- 狭窄部位が弁性・弁上・弁下のどこでも病態生理は同様である．
- 狭窄の重症度に比例して右室収縮期圧は上昇．
- 右室圧上昇により右室コンプライアンスが低下するため拡張期末期圧が上昇．
- 右房圧上昇．
- 三尖弁逆流により右房が拡大．
- 中心静脈圧上昇・肝腫大．
- 新生児重症肺動脈弁狭窄では心房間交通（卵円孔・心房中隔欠損）で右左短絡が生じる．

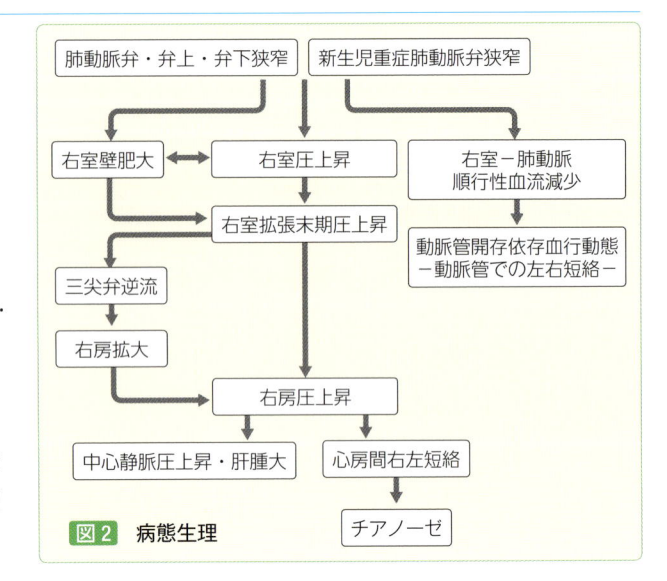

```
肺動脈弁・弁上・弁下狭窄        新生児重症肺動脈弁狭窄
         ↓                              ↓
右室壁肥大 ↔ 右室圧上昇         右室－肺動脈順行性血流減少
         ↓                              ↓
         右室拡張末期圧上昇       動脈管開存依存血行動態
         ↓                        －動脈管での左右短絡－
   三尖弁逆流
         ↓
   右房拡大
         ↓
         右房圧上昇
         ↓           ↓
中心静脈圧上昇・肝腫大    心房間右左短絡
                          ↓
                       チアノーゼ
```
図2　病態生理

身体所見

❶ 聴診所見

- 胸骨左縁上部に最強点をもつ収縮期駆出性雑音．
- 左前胸部〜左肩・背部・頸部に放散する．
- 軽症例では雑音は短く弱い．重症例になるほど雑音が長く強くなりピークが後方になりⅡ音の肺動脈成分が不明瞭となる．
- 軽症－中等症では駆出性クリック音．
- 肺動脈弁上および弁下狭窄では駆出性クリック音は聴取されない．

❷ 視診・触診

- 心房間交通を有する重症例では右左短絡からチアノーゼを呈することがある．
- 右室性の心尖拍動を胸骨左縁にスリル（振戦）として触れることがある．

心電図　図3

- 軽症例では正常．
- 中等症以上で，右軸偏位・右室肥大・右房肥大．
- 右室圧上昇に伴い，右側胸部誘導のT波陽性，さらにST低下・T波陰転や時計方向回転を認める．

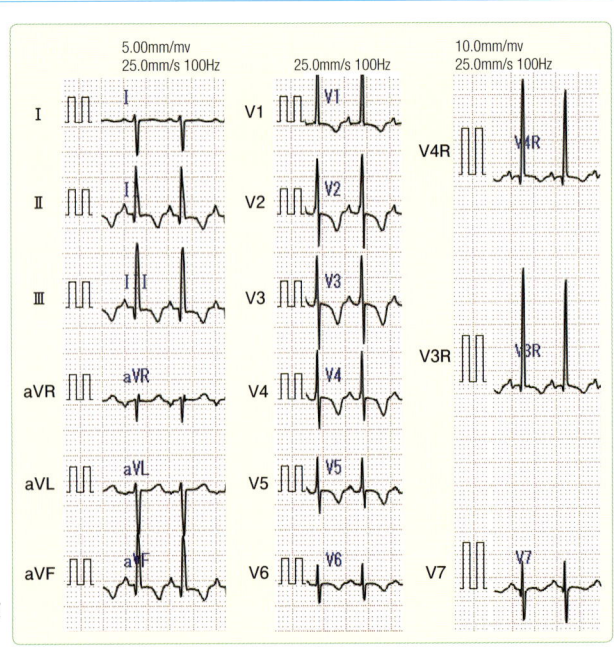

図3　心電図
右側胸部誘導のR波の増高，T波陰転，右房負荷所見を認める．

82　8　肺動脈弁狭窄

胸部レントゲン　図4

- 肺動脈主幹部の狭窄後拡張による左第2弓が突出．
- 右房拡大．
- 右室肥大による心尖部が丸みをもって突出．
- 心拡大は通常認めない．
- 三尖弁逆流合併例では右房右室拡大．
- 肺血管陰影は通常正常だが，心房間右左短絡合併例では減少．

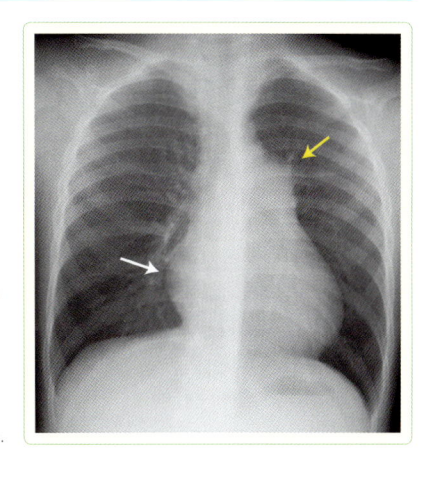

図4　胸部レントゲン
左第二弓の突出（黄矢印），右房拡大（白矢印）を認める．

心臓カテーテル検査　図5　図6

- 狭窄の部位・程度，右室圧，圧較差を評価．
- 右室造影で肺動脈弁の弁輪径・doming，狭窄後拡張，三尖弁逆流を確認．

図5　心臓カテーテル検査 圧曲線

a：主肺動脈から右室への引き抜き圧曲線．45 mmHgの圧較差を認める．
b：右室と上行大動脈の同時圧曲線．ほぼ等圧である．

aAo：上行大動脈，MPA：主肺動脈，RV：右室

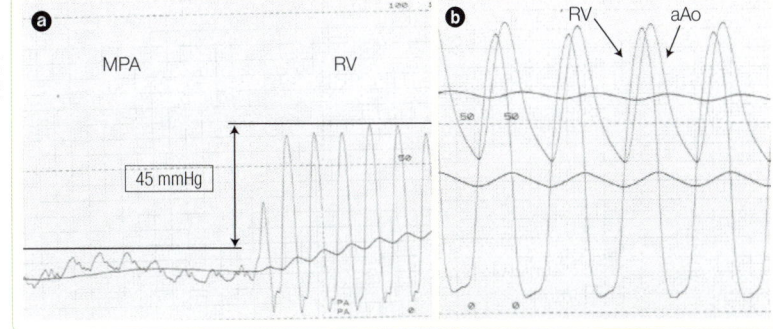

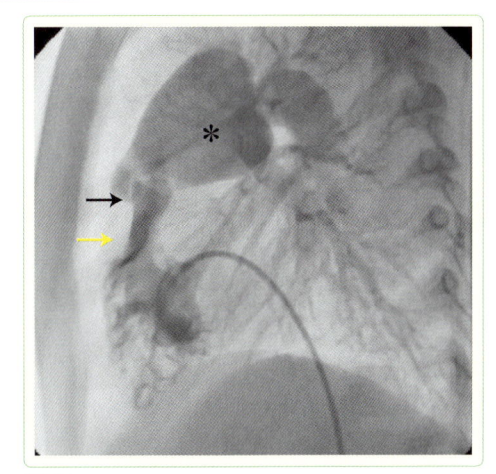

図6　右室造影（側面像）
肺動脈弁のdoming（黒矢印），肺動脈弁下組織の肥厚（黄矢印），狭窄後拡張（＊）を認める．

8　肺動脈弁狭窄

治療適応・治療法 　図7

- 適応は最大圧較差が 40 mmHg 以上（心エコーでは 40～50 mmHg）．
- カテーテル治療：経皮的バルーン肺動脈弁形成術．
  - 肺動脈弁狭窄では第一選択．
  - バルーンサイズは肺動脈弁輪径の 120～140％．
  - 肺動脈弁輪径が 15 mm 以上ではダブルバルーン法を用いることが多い．
  - 異形成弁では無効なことが多い．
- 外科的治療：肺動脈弁切開術，弁切除，弁輪部パッチ拡大術．
- 形成術後，急激な後負荷軽減により右室流出路の過収縮が生じ，一時的な流出路狭窄を生じることがある．
- 新生児重症肺動脈弁狭窄では類洞交通の有無や右室の容積により治療法が異なる．

図7　カテーテル治療
ダブルバルーン法による経皮的肺動脈弁拡張術．狭窄部位に waist（くびれ）を認める（矢印）．
a：正面像．
b：側面像．

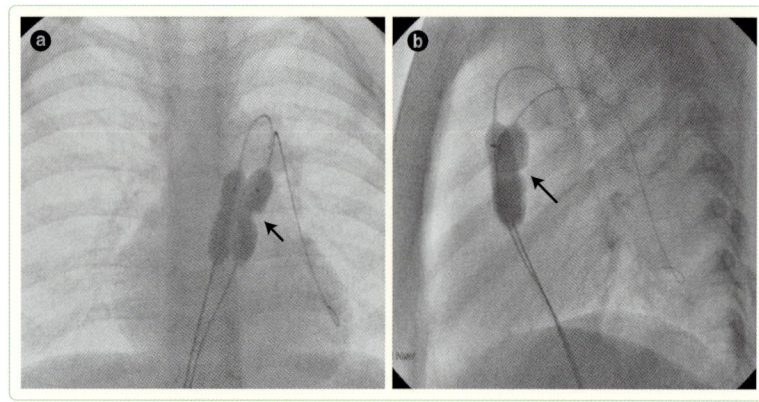

心エコー所見

肺動脈弁の形態

- 右室流出路長軸断面・胸骨左縁左室短軸断面（大動脈弁レベル）で肺動脈弁のdoming，主肺動脈の狭窄後拡張を認める．小児の場合，心窩部断面において肺動脈弁下の描出が容易で弁下狭窄の有無の確認が可能である．カラードプラでモザイクパターンの開始部位を確認する（図8 図9 図10）．

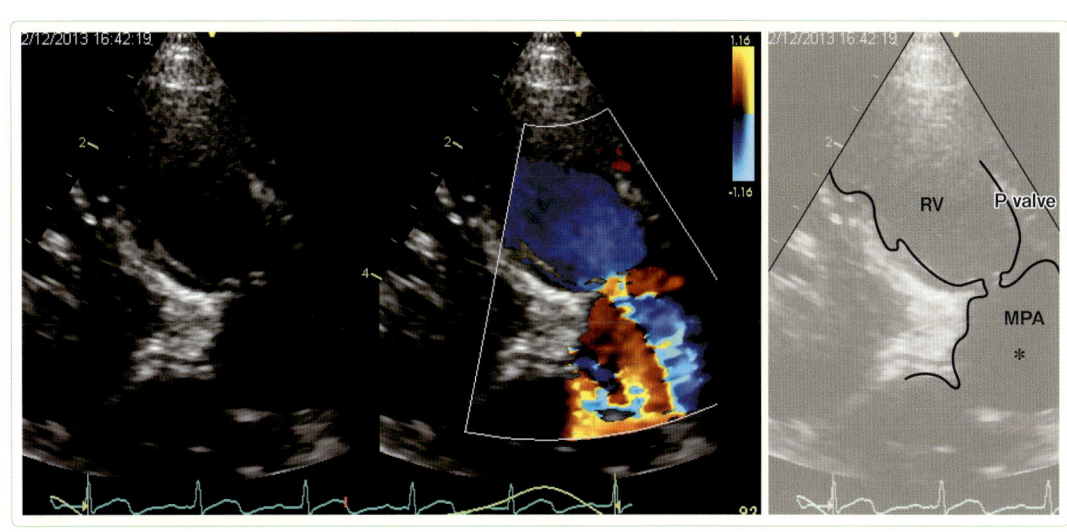

図8 ▶動画　右室流出路長軸断面
肺動脈弁のdoming，狭窄後拡張を認める（＊）．
P valve：肺動脈弁，RV：右室，MPA：主肺動脈

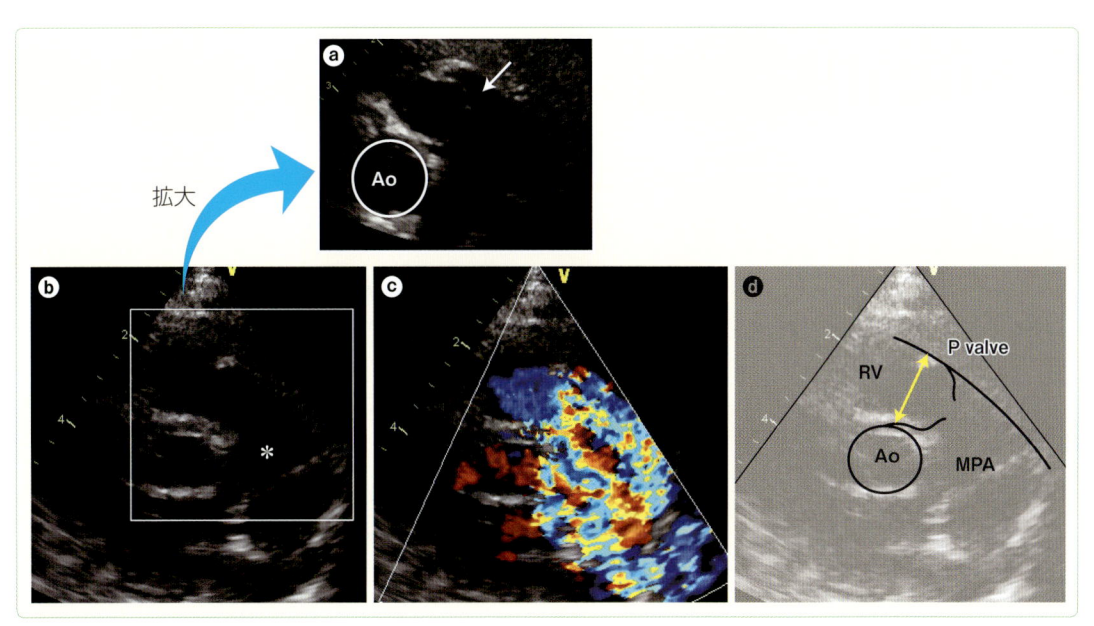

図9 ▶動画　肺動脈弁狭窄
胸骨左縁左室短軸断面（大動脈弁レベル）．肺動脈弁のdoming（白矢印）を認め（a），カラードプラで弁からモザイクパターンとなっており（c），狭窄後拡張（＊）を認める（b）．肺動脈弁輪径の狭小化はない（黄矢印，d）．
P valve：肺動脈弁，RV：右室，MPA：主肺動脈，Ao：大動脈

8 肺動脈弁狭窄

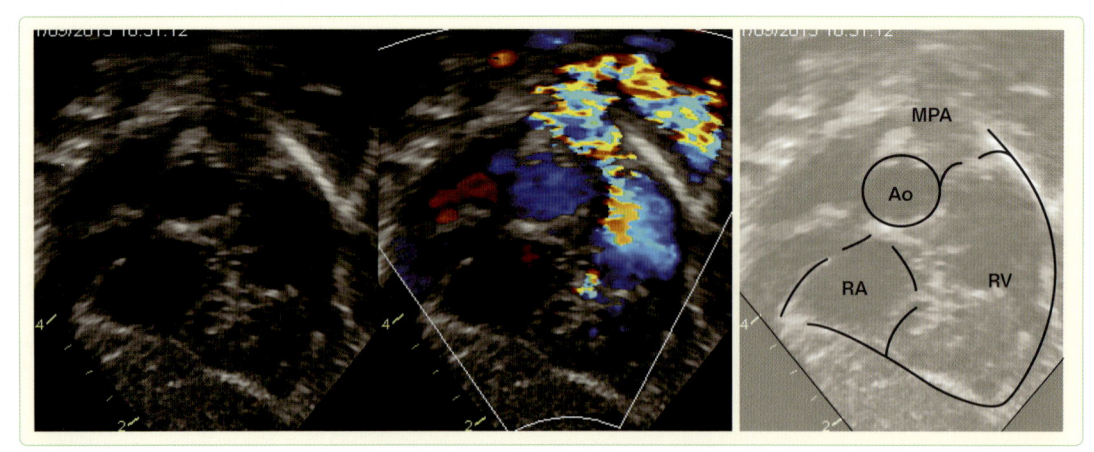

図10 ▶動画 **心窩部断面**
肺動脈弁下狭窄は認めず，肺動脈弁からカラードプラでモザイクパターンが出現している．

Ao：大動脈
MPA：主肺動脈
RA：右房
RV：右室

- 肺動脈弁短軸断面で，弁の数や開放を確認する．**図11** は二尖弁の異形成肺動脈弁．
- 異形成肺動脈弁では狭窄後拡張は通常認めない．

図11 ▶動画
異形成肺動脈弁
Noonan 症候群．
a：右室流出路短軸断面．二尖弁の異形成肺動脈弁（白矢印）．
b：術中所見．非常に肥厚した二尖弁の異形成肺動脈弁（矢印）．

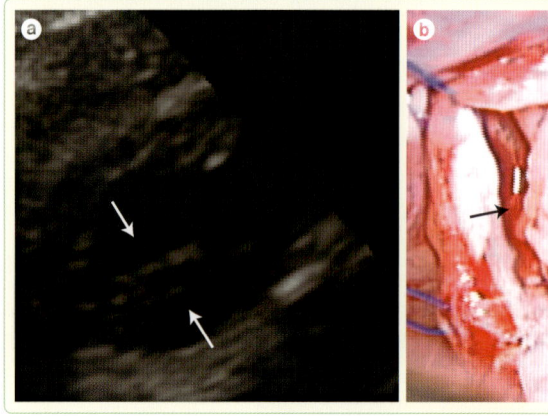

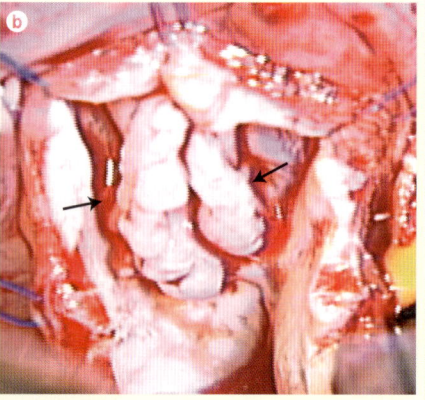

- 胸骨左縁左室短軸断面・右室流出路長軸断面・心窩部断面で肺動脈弁下狭窄を描出する（**図12**）．
- 肺動脈弁下狭窄では狭窄後拡張を通常認めない．

- 胸骨左縁左室短軸断面・右室流出路長軸断面で肺動脈弁上狭窄を描出する．弁上狭窄では肺動脈弁の明らかな doming は認めない（**図13**）．

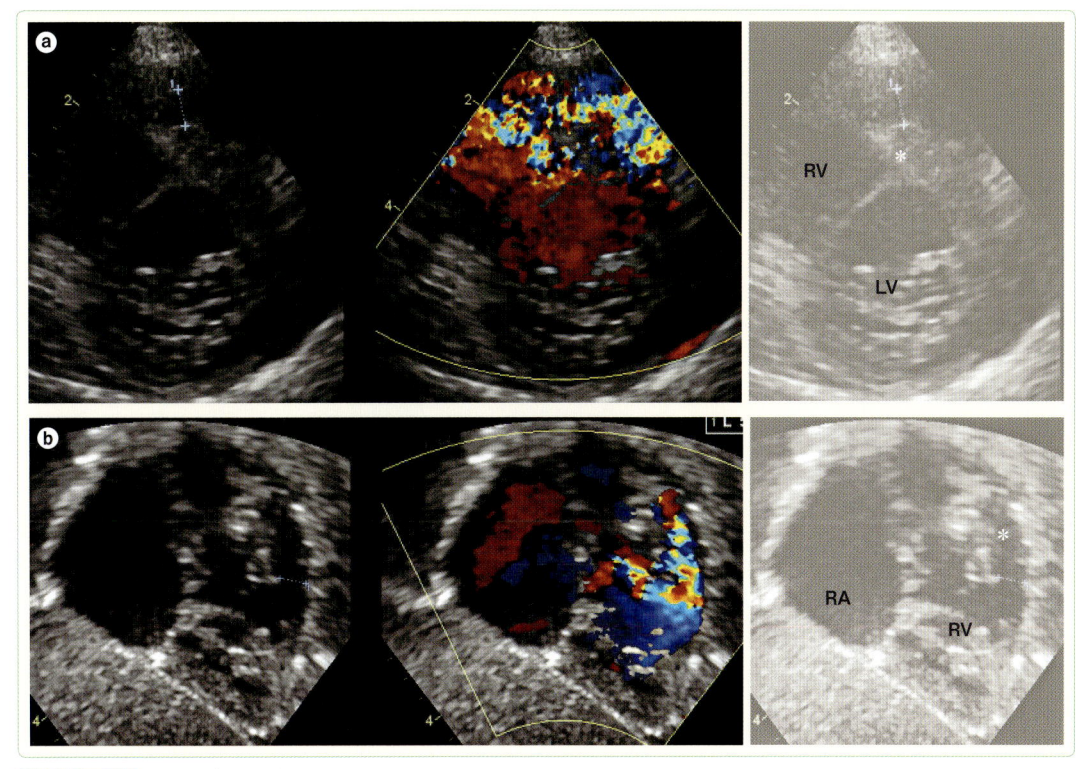

図12 ▶動画 肺動脈弁下狭窄

肥厚した漏斗部により肺動脈弁下からカラードプラでモザイクパターンを認める.
a：胸骨左縁左室短軸断面　b：心窩部断面.
RV：右室, LV：左室, RA：右房, ＊：漏斗部

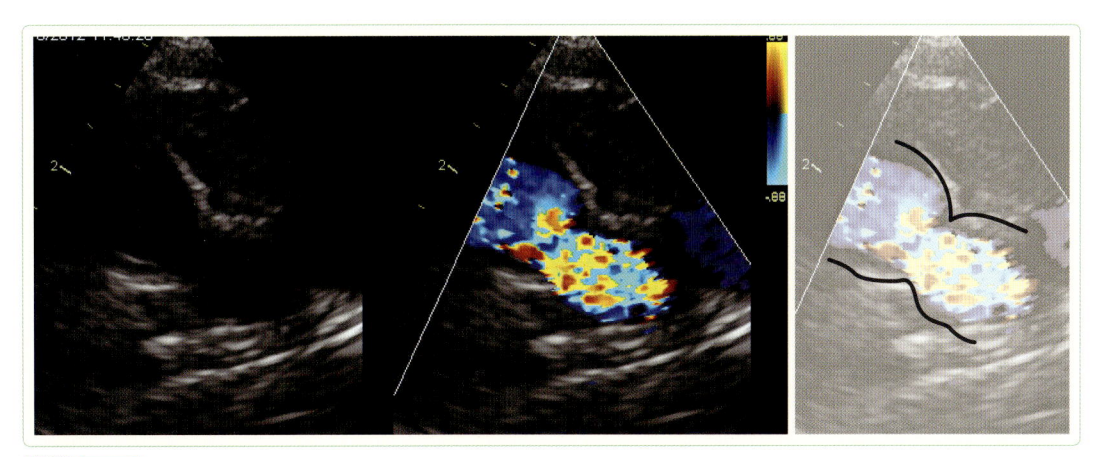

図13 ▶動画 肺動脈弁上狭窄

右室流出路長軸断面. 主肺動脈の sinotubular junction 部分にくびれを認める.

- 狭窄部流速を連続波ドプラで計測し，ベルヌーイの法則より圧較差を推定する（図14）．パルスドプラでの評価により，狭窄部位を確認する．

図14 狭窄部通過血流速度
連続波ドプラによる最大血流速度の計測．ベルヌーイの法則により圧較差は
$3.5^2 \times 4 = 49$ mmHg
と推定される．

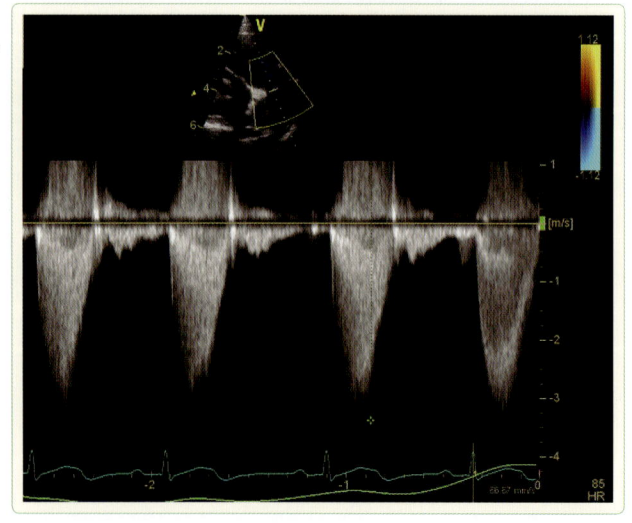

- 胸骨左縁左室短軸断面と三尖弁逆流速度から右室圧の推定が可能である（図15 図16）．推定右室圧測定時に体血圧の測定も行うとよい．
- 心房間交通をときに合併し，右室圧上昇例では両方向性短絡を認める（図17）．
- 心尖部四腔断面での右室流入血流波形，E波／A波比（A波の上昇により，正常群より低値を示す）や，三尖弁輪部移動速度のe'を用いたE/e'比より右室圧拡張能を評価する（図18）．

図15 ▶動画
胸骨左縁左室短軸断面からの右室圧の推定
収縮末期左室短軸断面乳頭筋レベル．
a：bに直行する直線のうち最も長いものの長さ．
b：心室中隔左室側が左室自由壁に移行する2点を結ぶ直線．
a/b比からの右室圧／左室圧比の推定．
※本症例ではa/b比は0.68となり，推定右室圧／左圧比は0.7となる．

LV：左室
RV：右室

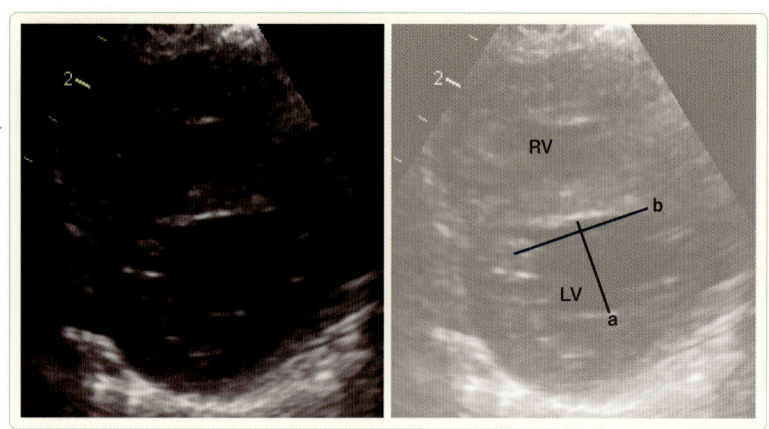

88　8　肺動脈弁狭窄

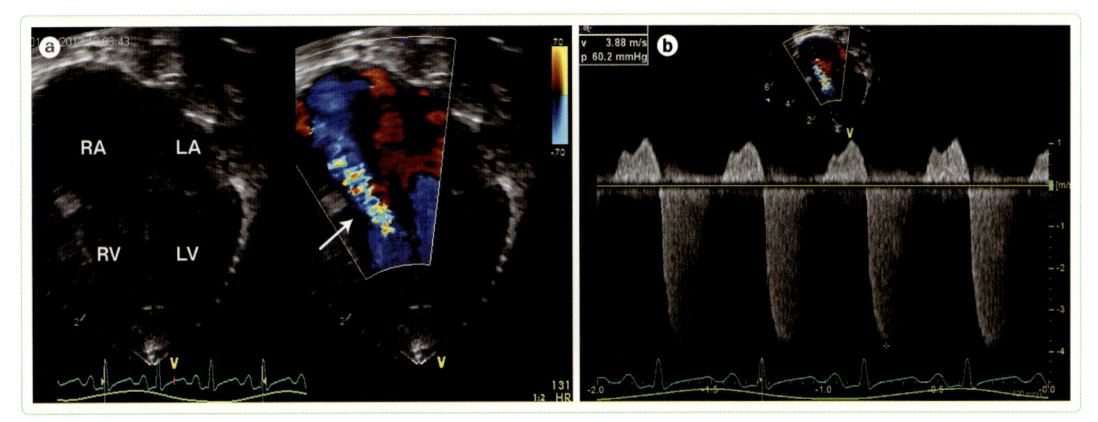

図16 ▶動画　三尖弁逆流
a：心尖部四腔断面．中等度の三尖弁逆流（矢印）により右房が拡大している．
b：三尖弁逆流の連続波ドプラ．最大流速 3.9 m/s よりベルヌーイの法則から求めた圧較差は
　　　3.9×3.9×4＝60 mmHg
　　　となり右室圧は 60+5〜10mmHg（右房圧）と推定される．
LA：左房，LV：左室，RA：右房，RV：右室

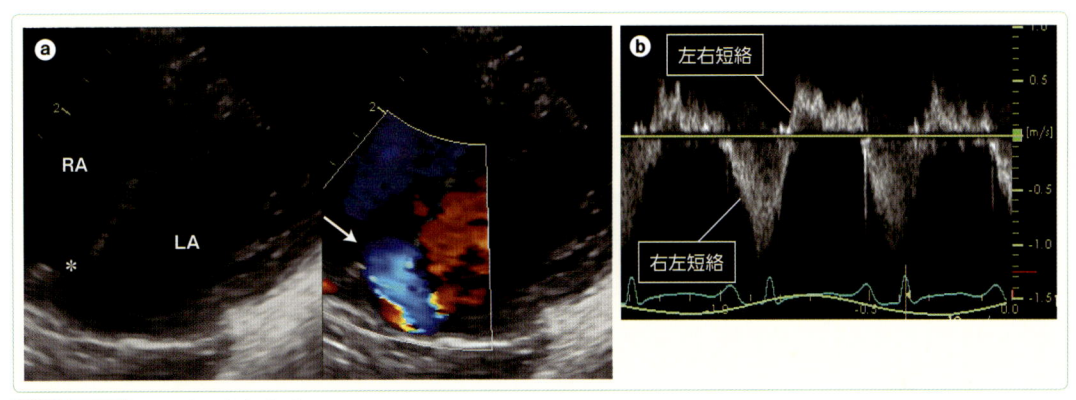

図17 ▶動画　心房中隔欠損（＊）
a：心窩部断面．右房圧の上昇により右左短絡（矢印）を生じている．
b：心房中隔欠損通過血流パルスドプラ波形．両方向性短絡．
LA：左房，RA：右房

図18
右室拡張能低下
a：右室流入血流速波形．E<A の拡張能低下（弛緩障害パターン）を認める．
b：三尖弁輪部移動速度（パルス組織ドプラ）から，
　　E/e'＝27.1
　　と上昇しており拡張能低下を認める．

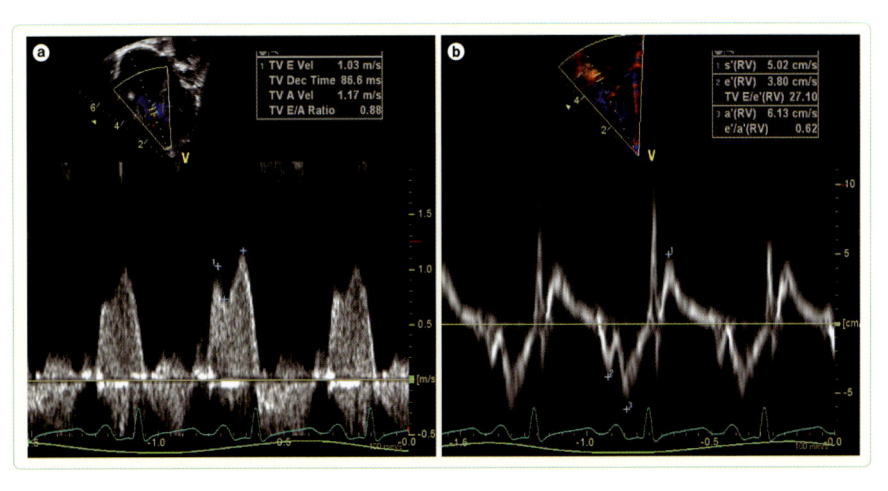

8　肺動脈弁狭窄

89

- 新生児重症肺動脈弁狭窄では，肺動脈弁通過血流速度が極めて減少しており動脈管依存の血行動態を示す．カラードプラで肺動脈弁での順行性血流が不明瞭な場合，末梢静脈からのコントラストエコーが有用である．肺動脈弁逆流の有無も確認する（図19，図20）．

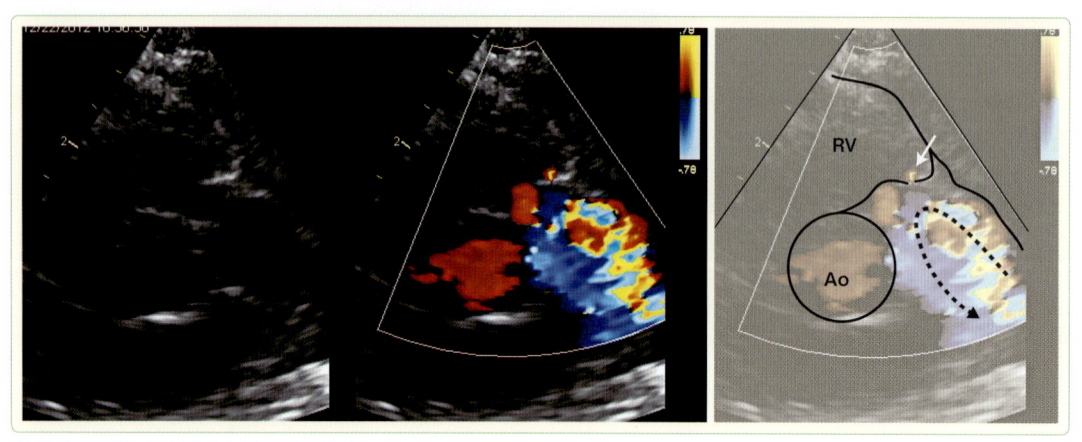

図19 ▶動画 **新生児重症肺動脈弁狭窄**
胸骨左縁左室短軸断面（大動脈弁レベル）．肺動脈弁（白矢印）の開放をほとんど認めず，収縮期に右室流出路を通過する血流が見られず，動脈管を介した左右短絡血流が主肺動脈内を折り返しているのが見える（破線矢印）．肺動脈弁は一部 prolapse している．わずかに肺動脈弁逆流を認める（白矢印）．
RV：右室，Ao：大動脈

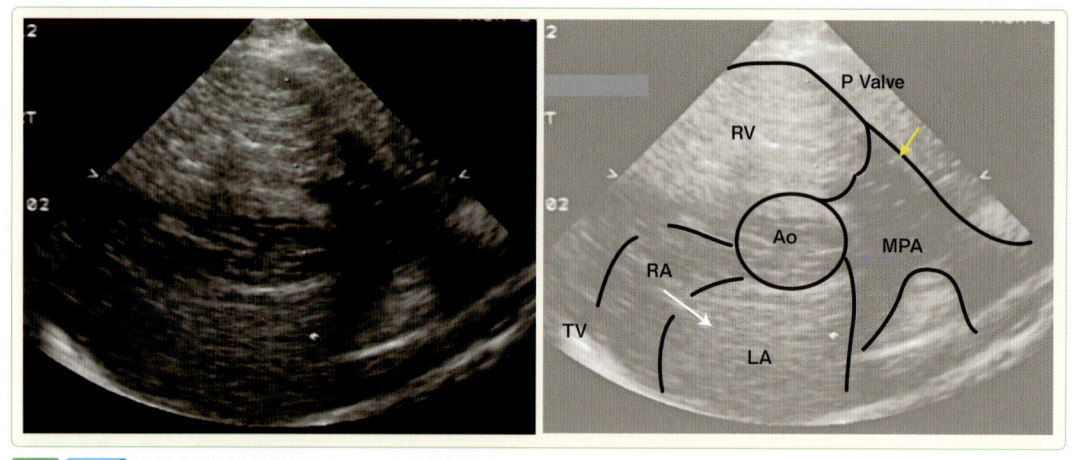

図20 ▶動画 **新生児重症肺動脈狭窄．左手末梢静脈からのコントラストエコー**
右房に還流した bubble は右室からわずかに主肺動脈に流れている（黄矢印）．
また心房間交通における右左短絡も認められる（白矢印）．
Ao：大動脈，LA：左房，MPA：主肺動脈，P valve：肺動脈弁，RA：右房，RV：右室，TV：三尖弁

> **Pitfall**
> - 重度の右室不全では右室からの順行性血流が不十分であるため，流出路の圧較差は狭窄の程度と相関しない．また，肺高血圧や動脈管開存合併例では末梢の肺動脈圧が上昇するため圧較差が減少し，狭窄の重症度を過小評価することがある．
> - 肺動脈弁狭窄の重症度と狭窄後拡張の程度は相関しない．
> - 典型的な肺動脈弁狭窄では sinotubular junction で doming が形成されることで，肺動脈弁上狭窄を見落とすことがあるため，注意深い観察が必要である．

検査の進め方

	Bモード法	Mモード法	ドプラ法 カラー	ドプラ法 パルス	ドプラ法 連続波	ドプラ法 組織パルス
胸骨左縁左室短軸断面 大動脈弁レベル	□肺動脈弁形態 　□肺動脈弁の数 　□doming 　□<u>肺動脈弁輪径</u> □狭窄後拡張 □弁下狭窄 □弁上狭窄 □心室中隔扁平化 □<u>左右肺動脈径</u>	□<u>左室径</u>	□モザイクパターンの開始部位 □肺動脈弁逆流	□<u>肺動脈弁流速</u> □<u>肺動脈弁下流速</u> □<u>肺動脈弁上流速</u>	□<u>肺動脈狭窄流速</u>	
胸骨左縁左室長軸断面	□大動脈弁下狭窄		□大動脈弁下狭窄			
右室流入路長軸断面	□<u>右心径拡大</u>		□三尖弁逆流		□<u>三尖弁逆流速度</u>	
右室流出路長軸断面	□肺動脈弁形態 　□doming 　□<u>肺動脈弁輪径</u> □狭窄後拡張 □弁下狭窄 □弁上狭窄		□モザイクパターンの開始部位 □肺動脈弁逆流	□<u>肺動脈弁流速</u> □<u>肺動脈弁下流速</u> □<u>肺動脈弁上流速</u>	□<u>右室流出路血流速度</u>	
心尖部四腔断面	□<u>右心径拡大</u> 　□<u>三尖弁輪径</u>		□三尖弁逆流	□<u>右室流入血流波形(E/A)</u>	□<u>三尖弁逆流速度</u>	□<u>三尖弁輪移動速度(e', a')</u>
心窩部下大静脈	□下大静脈径呼吸性変動			□逆流波形		
その他	□合併心疾患					

下線：計測項目

8 肺動脈弁狭窄

文献

1) 高尾篤良, 他(編): 臨床発達心臓病学 改訂3版. 中外医学社, pp533-542, 2001
2) 中澤　誠(編): 新 目でみる循環器シリーズ13. 先天性心疾患. メジカルビュー社, pp323-332, 2005
3) Hugh Allen, David Driscoll, Robert Shaddy, Timothy Feltes: Moss and Adams' Heart Disease in Infants, Children, and Adolescents. Seventh edition, 836-859, 2008
4) 新村一郎, 他: 心電図セルフトレーニング. 診断と治療社, pp9-11, 130-132, 1999
5) 日本小児循環器学会: 日小児循環器会誌 28(Suppl 2): s6-7, 2012
6) 里見元義: 心臓超音波診断アトラス(小児・胎児編) 改訂版. ベクトル・コア, pp30-33, 161-169, 2008
7) 日本超音波検査学会(監修): 心臓超音波テキスト. 医歯薬出版, pp115-117, 2003
8) Snider R, et al: Echocardiography in Pediatric Heart Disease, 2nd ed. Mosby, pp408-420, 1997
9) Eidem B, et al(eds): Echocardiography in Pediatric and Adult Congenital Heart Disease. Lippincott Williams & Wilkins, pp196-214, 2010
10) Lai W, et al(eds): Echocardiography in Pediatric and Congenital Heart Disease from Fetus to Adult. Wiley-Blackwell, pp251-263, 2009

9 総肺静脈還流異常
total anomalous pulmonary venous connection

病型分類・形態

- 全ての肺静脈が左房とのつながりを失い、右房または体静脈に還流する先天性心疾患である．
- 新生児期、乳児期に重度のチアノーゼ、心不全を呈し、早期の外科治療が必要となる．
- 肺静脈が体静脈系のどの部位に還流しているかで病型分類したDarling分類（表1 図1）がよく用いられる．
- 型別の頻度は、上心臓型が45%、傍心臓型25%、下心臓型25%、混合型5%とされる．
- 全先天性心疾患の0.3～2%の発生頻度で、約2：1で男性に多い．

表1 Darling分類

Ⅰ型	上心臓型 (supracardiac type)	Ⅰa型	共通肺静脈が垂直静脈（vertical vein）を介して無名静脈に還流する
		Ⅰb型	共通肺静脈が上大静脈（稀に奇静脈）に還流する
Ⅱ型	傍心臓型 (paracardiac type)	Ⅱa型	共通肺静脈が冠静脈洞に還流する
		Ⅱb型	共通肺静脈もしくはそれぞれの肺静脈が右房後壁に還流する
Ⅲ型	下心臓型 (infracardiac type)		共通肺静脈から垂直静脈が食道の前を下行し、食道裂孔を経て横隔膜下に至り、門脈、静脈管、肝静脈、下大静脈のいずれかに還流する
Ⅳ型	混合型（mixed type）		Ⅰ～Ⅲ型の2つ以上の組み合わせ．Ⅰa＋Ⅱa型が多い．

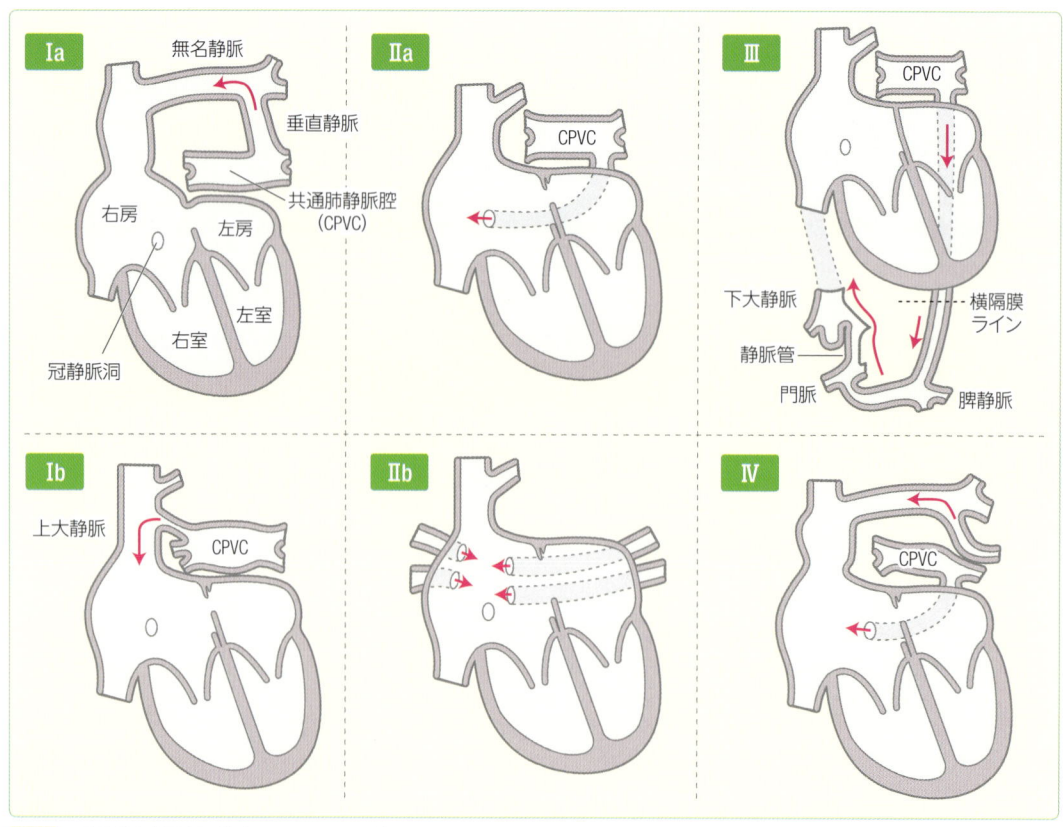

図1 総肺静脈還流異常症のDarling分類
文献1より改変引用．

病態生理

- 肺・体循環全ての血流が右房に戻り，その血液は右室→肺動脈へと向かう肺循環血流と心房間交通を通過して左房→左室→大動脈へと向かう体循環血流に分かれる．
- 理論上心臓内の血液の酸素飽和度はどこも等しい．
- 血行動態には以下の因子が大きく影響する．
  - 肺静脈狭窄：生後の肺血管抵抗低下に伴い肺血流が増加するが，肺静脈狭窄がある場合には肺うっ血を生じ，急激に進行する．
  - 心房間交通：体循環が成立するためには心房間交通は必須である．心房間交通が狭い場合には体血流が減少して低心拍出となり，一方で肺血流はさらに増加するので肺うっ血のさらなる増悪を招く．
  - 動脈管開存：肺静脈狭窄が高度の場合には肺動脈から大動脈へ血液を送ることにより，肺うっ血の軽減と体循環血流の増加に寄与することがある．
  - 静脈管：生後まもなく自然閉鎖するが，下心臓型においては肺静脈狭窄の大きな原因となる．

身体所見

❶ 臨床症状

- チアノーゼ：肺静脈狭窄がなく，肺血流が多い場合には目立たないことも多い．
- 肺うっ血：多呼吸，陥没呼吸などの呼吸困難症状．
- 低心拍出：元気がない，哺乳不良，末梢冷感，体重増加不良．

❷ 聴診所見

- Ⅰ音，Ⅱ音とも亢進し，ギャロップリズムになることもある．心雑音は通常聴取しないが，肺血流が多い場合には軽度の収縮期駆出性雑音（相対的肺動脈狭窄）を聴取する．

心電図

- 右心系の拡大により，右軸偏位，右房負荷，右室肥大所見が見られる（新生児期には正常であることが多い）．

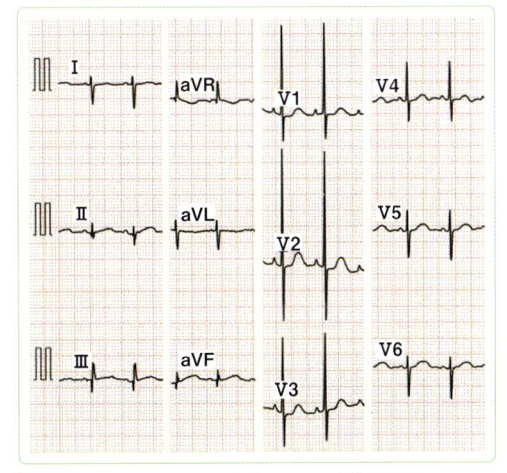

図2 総肺静脈還流異常症の12誘導心電図

胸部レントゲン

- 肺静脈狭窄を伴わない場合（図3a）
  - 大きな心房中隔欠損症に似たレントゲン像となり，心拡大と肺血流増加を認める．
  - Ⅰa型では垂直静脈と上大静脈の拡張により心基部が拡大した雪だるま型の心陰影（snowman sign）を呈することがある．
- 肺静脈狭窄が高度の場合（図3b）
  - 心拡大は伴わず，肺うっ血を反映して肺野はびまん性のスリガラス状陰影になる．

図3 総肺静脈還流異常症の胸部レントゲン

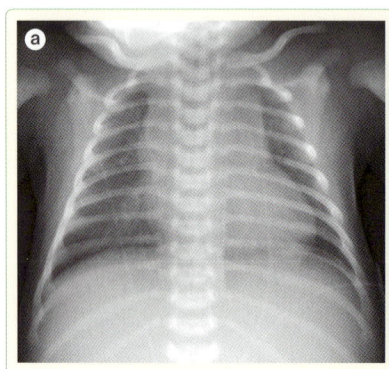

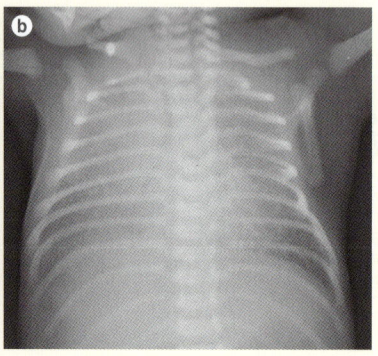

CT，MRI

- 肺静脈の走行，共通肺静脈腔の形態，位置関係など，本疾患を心エコー検査のみで完璧に診断することはなかなか難しい．全身状態に問題がなければ外科手術に先立ち是非とも施行しておきたい検査である．

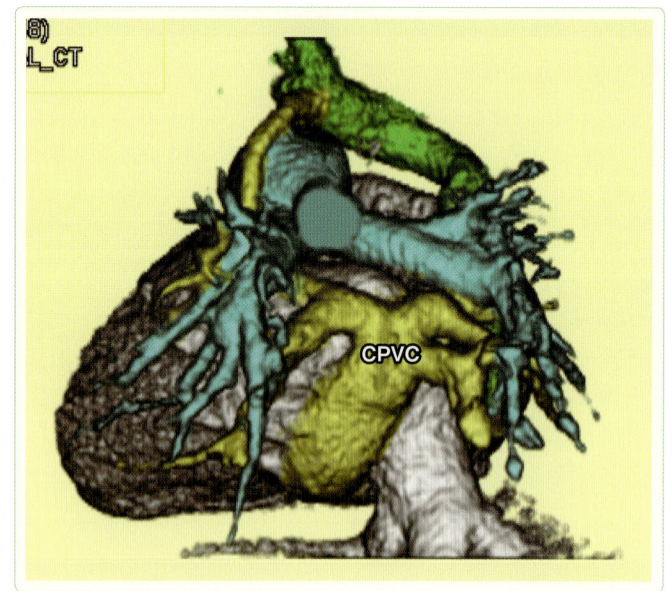

図4 造影3DCT画像
Ⅰa＋Ⅱa型の混合型．3本の肺静脈が集合して共通静脈腔（CPVC）を形成し，冠静脈洞を経由して右房へ還流する．左上肺静脈は無名静脈に還流している（背面からの観察）．

合併奇形

- 約1/3で他の心奇形を合併する．そのうち2/3で無脾症候群などの内臓錯位を合併しており，予後不良であることが多い．

治療法

- 外科手術が唯一の治療法である．手術の時期は肺静脈狭窄と心房間交通により異なるが，特に肺静脈狭窄が高度の場合には緊急手術が必要になる．

心エコー所見

- 総肺静脈還流異常症では心エコー検査は極めて大きな役割を担う．全身状態が悪い症例では心エコーのみで診断，病型分類，手術適応，術式の判断を迫られることも稀ではない．
- 一方で，新生児期に発症する先天性心疾患の中で，最も診断が難しい疾患の1つである．

> **Pitfall**　心雑音がないチアノーゼ性心疾患であり，肺静脈狭窄が重度の場合には呼吸症状が強く出現することもあることから，新生児呼吸窮迫症候群（RDS），新生児遷延性肺高血圧症（PPHN）などと誤診されやすい．

総肺静脈還流異常症の診断までの流れ

▶ ① まずは大きな右心系と小さな左心系に気付き，本症を疑うことが重要である　図5　図6

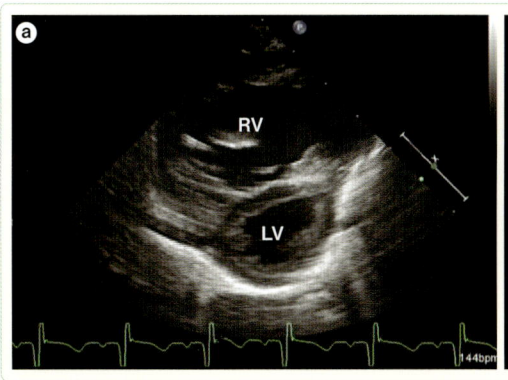

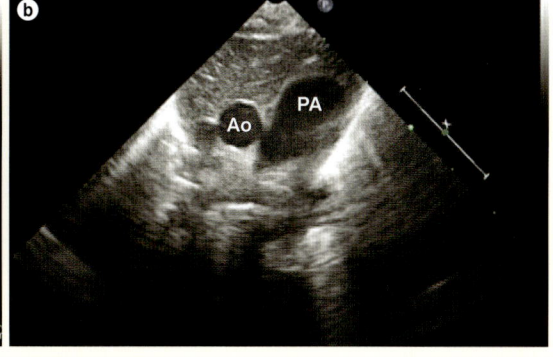

図5　▶動画　胸骨傍アプローチによる短軸断面
a：胸骨左縁左室短軸断面．b：胸骨傍大血管短軸断面．極端に大きな右室と狭小化した左室が観察される．心室中隔の奇異性運動を認めることが多い．肺動脈も血流増加に伴い拡大する．

Ao：上行大動脈
LV：左室
PA：肺動脈
RV：右室

図6　▶動画
心尖部アプローチによる四腔断面
心尖部四腔断面．心房，心室とも左右の大きさのバランスは完全に崩れている．

LA：左房
LV：左室
RA：右房
RV：右室

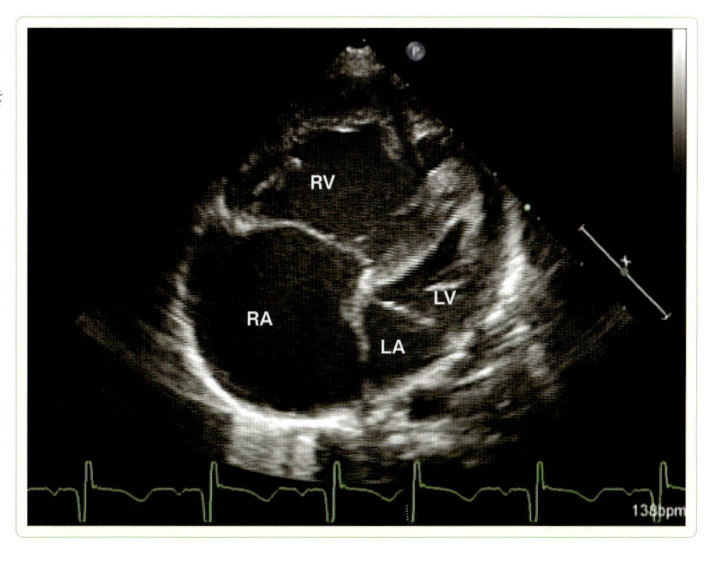

▶ ② 疑うことができたら，「共通肺静脈腔」と「心房間交通の右左短絡」を見つける 図7

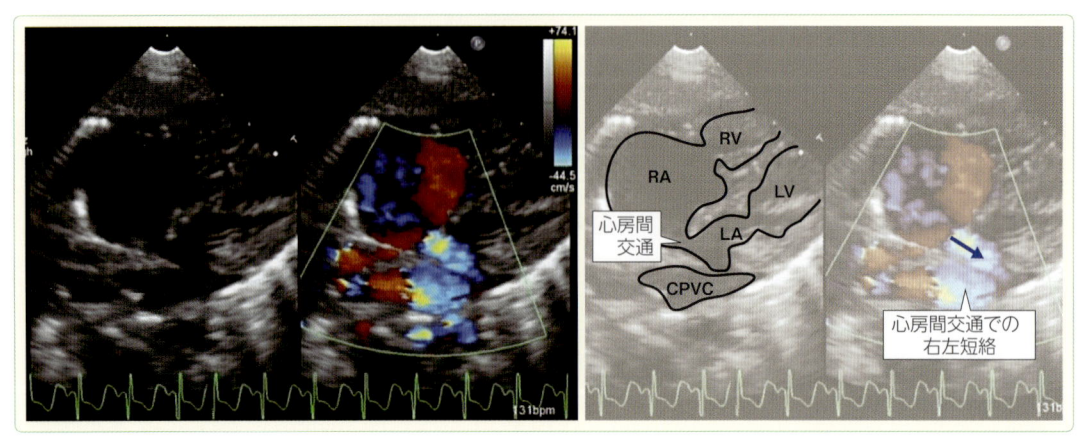

図7 ▶動画 **共通肺静脈腔と心房間交通**
心窩部四腔断面．左房後方に異常構造物を認め，血流の存在が確認される．左房との交通はなく，また左房に流入する肺静脈を同定できない．心房間交通での右左短絡を認め（カラードプラでは右房→左房への青色の血流として描出される），これが唯一の左房への血流供給路となる．

CPVC：共通肺静脈腔
LA：左房
LV：左室
RA：右房
RV：右室

▶ ③ 共通肺静脈の還流先を確認し，確定診断と病型診断を行う 図8

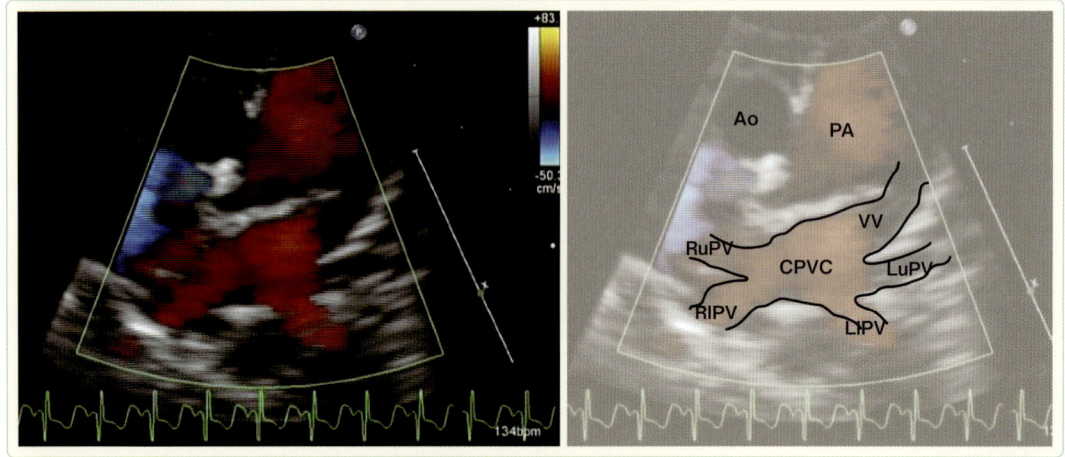

図8 ▶動画 **共通肺静脈腔の全景と4本の肺静脈の同定（上心臓型を例として）**
胸骨左縁上部もしくは胸骨上窩アプローチによる前額断面（やや難易度が高い）．左房後方，肺動脈分岐部の下方で4本の肺静脈が集合して共通肺静脈腔を形成する．垂直静脈が上方に走行している．

Ao：上行大動脈
CPVC：共通肺静脈腔
LIPV：左下肺静脈
LuPV：左上肺静脈
PA：肺動脈
RIPV：右下肺静脈
RuPV：右上肺静脈
VV：垂直静脈

④ 肺静脈狭窄を評価する 図9

- 肺静脈狭窄は重症度，予後を規定する．
- 異常血管が体静脈系に還流する部位で狭窄を生じやすいが，他にも病型ごとに狭窄を起こしやすい場所があるので注意する．
- カラードプラで狭窄部に一致するモザイク血流を認識．
- パルスドプラで狭窄部位の血流パターン，血流流速を測定する．

図9 肺静脈狭窄の評価（パルスドプラ法）

a：肺静脈狭窄なし．1峰性の層流パターンであり，血流速度は1.0 m/sにとどまる．
b：中等度の肺静脈狭窄．血流速度が1.5 m/sを超え，変化の乏しい連続性血流．
c：重度の肺静脈狭窄．血流速度に変化のない，0.5 m/s未満の低速の連続性血流．

肺静脈狭窄	波形パターン	血流流速	呼吸性変動
なし〜軽度	1峰性の層流	0.5〜1.0 m/s	あり
中等度	連続性血流	>1.5 m/s	あり
重度	連続性血流	<0.5 m/s	なし

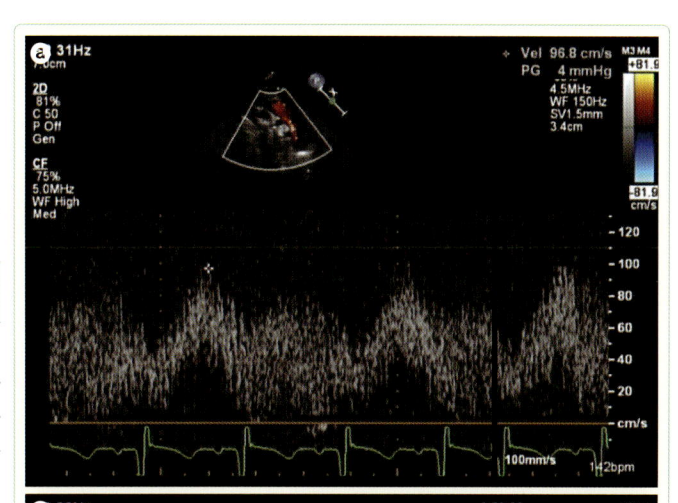

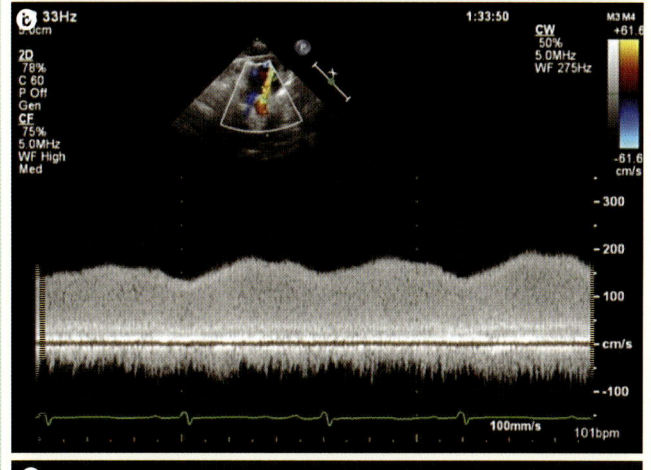

肺静脈血流の計測
➡基礎と撮り方 P97

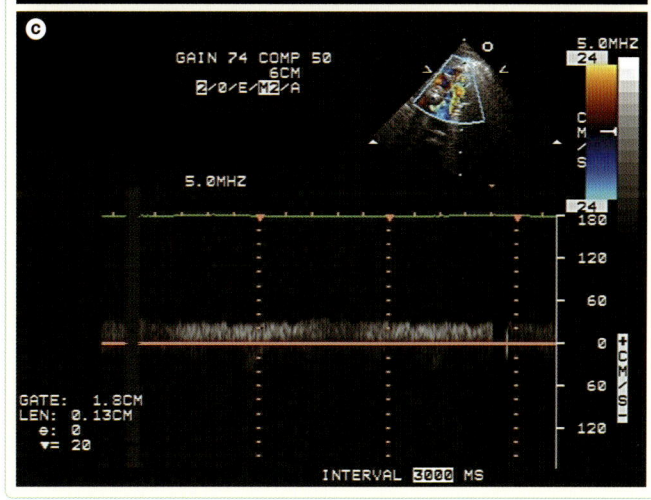

各病型の診断のポイント

▶ **上心臓型（Ⅰa：supracardiac type，無名静脈に還流）** 図10 図11
- 無名静脈と上大静脈が拡大する（大動脈よりも太くなることが多い）.
- 無名静脈に合流する垂直静脈.
- 垂直静脈が上行する途中，左肺動脈や左気管支と交差する部位で狭窄をきたしやすい.

図10
● 肺静脈狭窄を起こしやすい場所

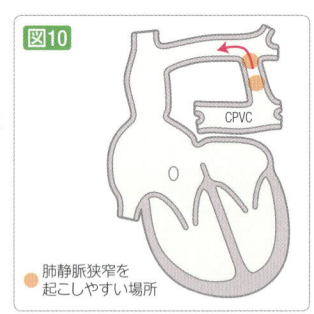

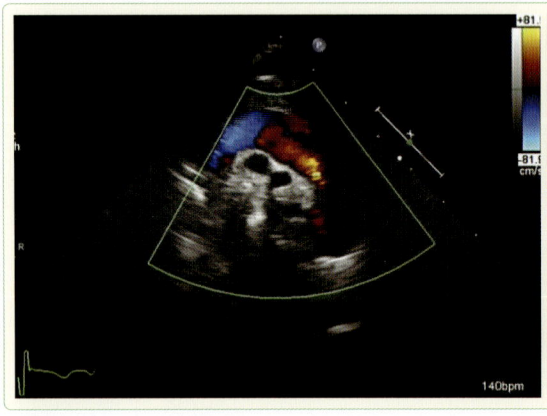

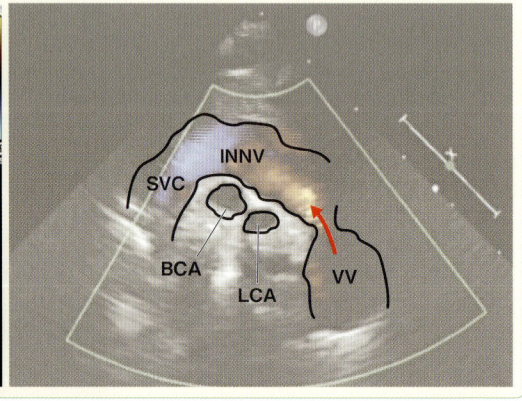

図11 ▶動画 **上心臓型（Ⅰa）** BCA：腕頭動脈，INNV：無名静脈，LCA：左総頸動脈，SVC：上大静脈，VV：垂直静脈
胸骨上窩アプローチによる前額断面．垂直静脈が無名静脈に還流する．無名静脈，上大静脈は著しく拡大している．還流部位でのモザイクパターンはなく，肺静脈狭窄は明らかではない．

▶ **上心臓型（Ⅰb：supracardiac type，上大静脈に還流）** 図12 図13
- 上大静脈内での流入血流を確認.
- 上大静脈が拡大.
- 無名静脈は正常径.

図12
● 肺静脈狭窄を起こしやすい場所

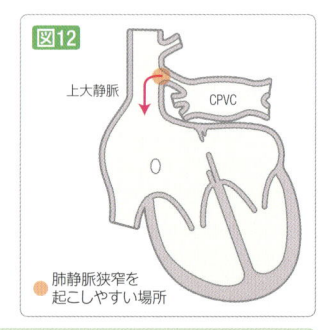

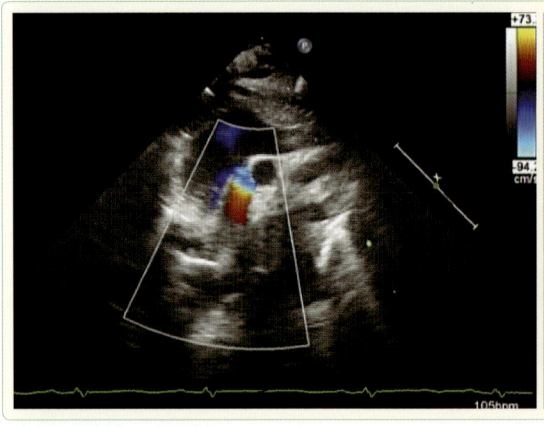

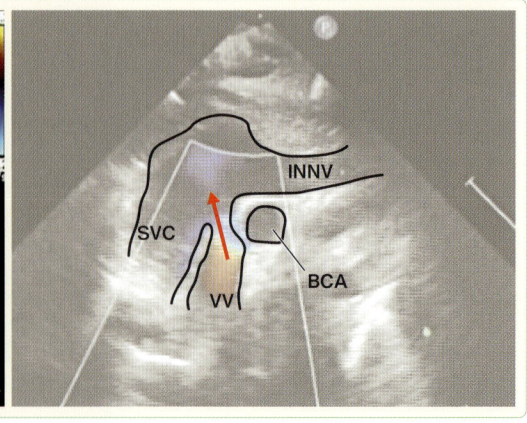

図13 ▶動画 **上心臓型（Ⅰb）** BCA：腕頭動脈，INNV：無名静脈，SVC：上大静脈，VV：垂直静脈
胸骨左縁上部アプローチによる前額断面．上大静脈が拡大している一方で，無名静脈の拡大は認めない．上大静脈への異常血管の流入を認める．流入部での狭窄を認めており，カラードプラでモザイクパターンを呈する．

98　9　総肺静脈還流異常

▶ **傍心臓型（Ⅱa：paracardiac type，冠静脈洞に還流）** 図14 図15

- 冠静脈洞の拡大．
- 冠静脈洞開口部からの増加した血流が右房に流入する．
- 心房間交通を別に確認する．

図14

● 肺静脈狭窄を起こしやすい場所

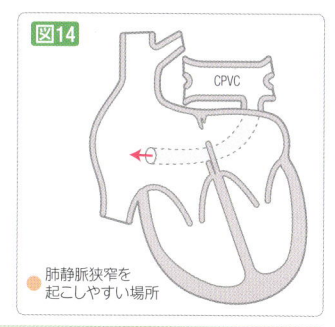

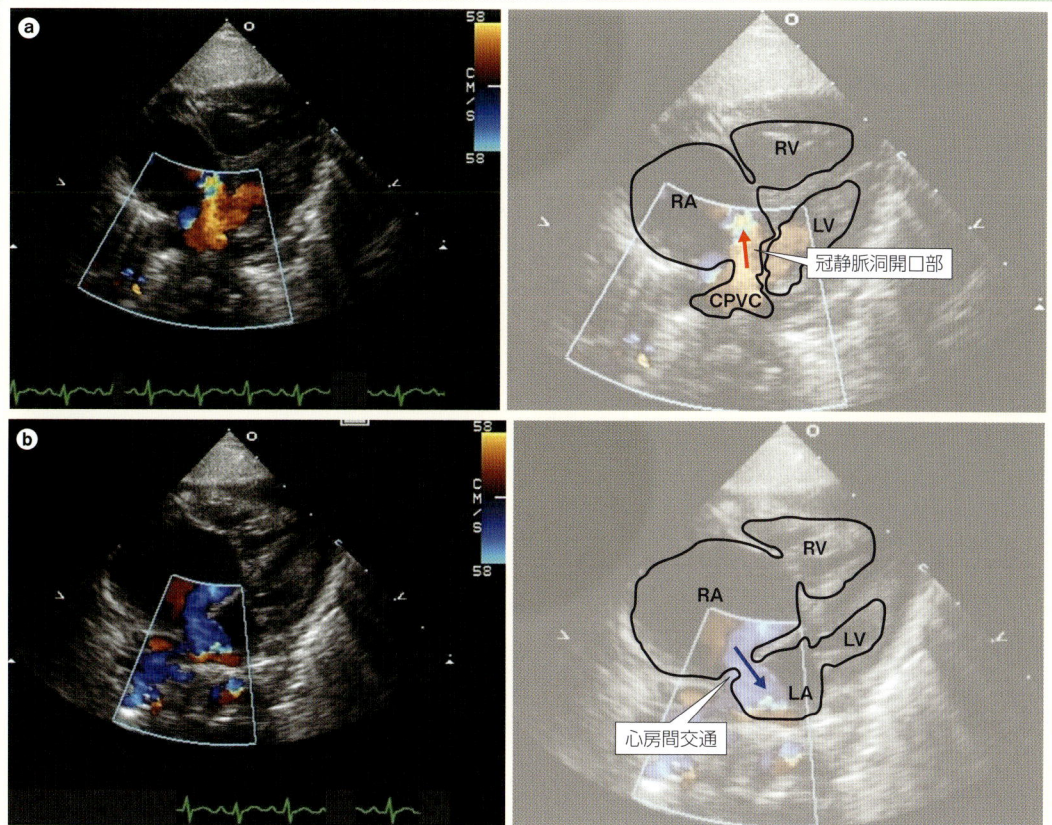

図15 ▶動画 傍心臓型（Ⅱa）

心窩部四腔断面．
a：共通肺静脈腔から拡大した冠静脈洞を通過して右房に流入している．
b：冠静脈洞開口部とは別の位置に「真の心房間交通」が描出される．カラードプラにより右左短絡が証明される．

CPVC：共通肺静脈腔
LA：左房
LV：左室
RA：右房
RV：右室

! **Pitfall** 拡大した冠静脈洞を「左房」，冠静脈洞開口部を「心房中隔欠損」と認識してしまい，「大きな心房中隔欠損症」と誤診してしまうことが多い．

▶ **傍心臓型（Ⅱb：paracardiac type，右房に還流）** 図16 図17

- 右房後壁に流入する異常血管．
- 共通肺静脈腔を形成せずに，肺静脈が別々に還流することもある．

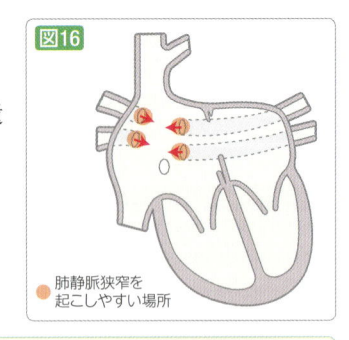

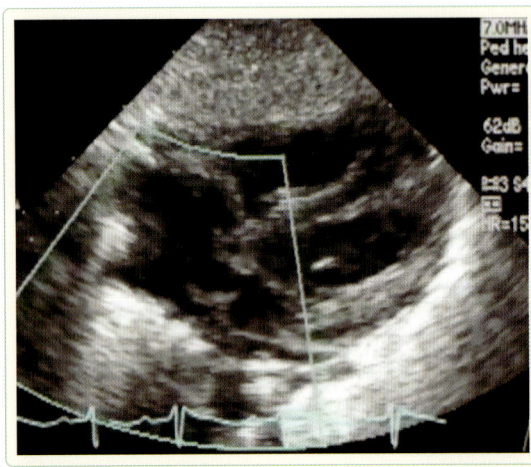

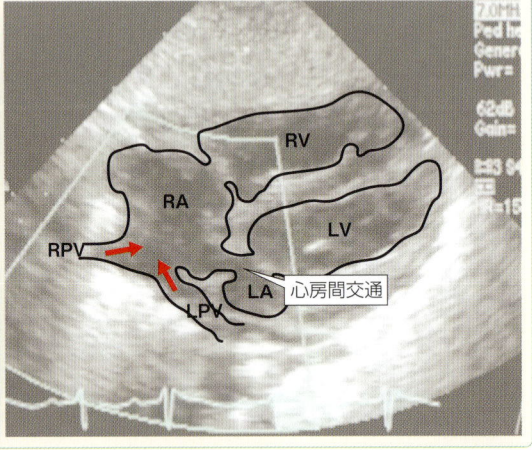

図17 ▶動画 傍心臓型（Ⅱb型）　　　　　　　　画像提供：瀧聞浄宏先生（長野県立こども病院）
心窩部四腔断面．肺静脈が右房に還流し，心房間交通以外に左房への血流が認められない．
共通肺静脈腔は明確ではない．

LA：左房
LV：左室
RA：右房
RV：右室

▶ **下心臓型（Ⅲ：infracardiac type）** 図18 図19

- 下行大動脈，下大静脈に平行する3本目の異常血管（垂直静脈）．
- カラー，パルスドプラで1峰性・連続性の下向きの血流．
- 横隔膜通過部，静脈管での肺静脈狭窄をきたしやすい．

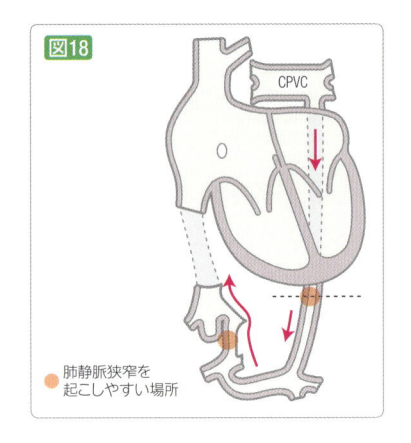

図19 ▶動画 下心臓型（Ⅲ型）　→

a：胸骨上窩アプローチによる前額断面．4本の肺静脈が集合して共通肺静脈腔を形成する．垂直静脈が下方に走行している．　　　　　　　　　　　　　画像提供：瀧聞浄宏先生（長野県立こども病院）
b：心窩部矢状断面．横隔膜を貫通して下行する垂直静脈．カラードプラでは下向きの血流を確認する．
c：心窩部矢状断面．異常血管→門脈への流入部．軽度の狭窄をみとめる．
d：心窩部矢状断面．門脈→静脈管→肝静脈の描出．静脈管は完全閉鎖しかけており，重度の肺静脈狭窄に陥っている．

CPVC：共通肺静脈腔，HV：肝静脈，IVC：下大静脈，LIPV：左下肺静脈，LuPV：左上肺静脈，Portal.V：門脈，
RA：右房，RIPV：右下肺静脈，RuPV：右上肺静脈，VV：垂直静脈

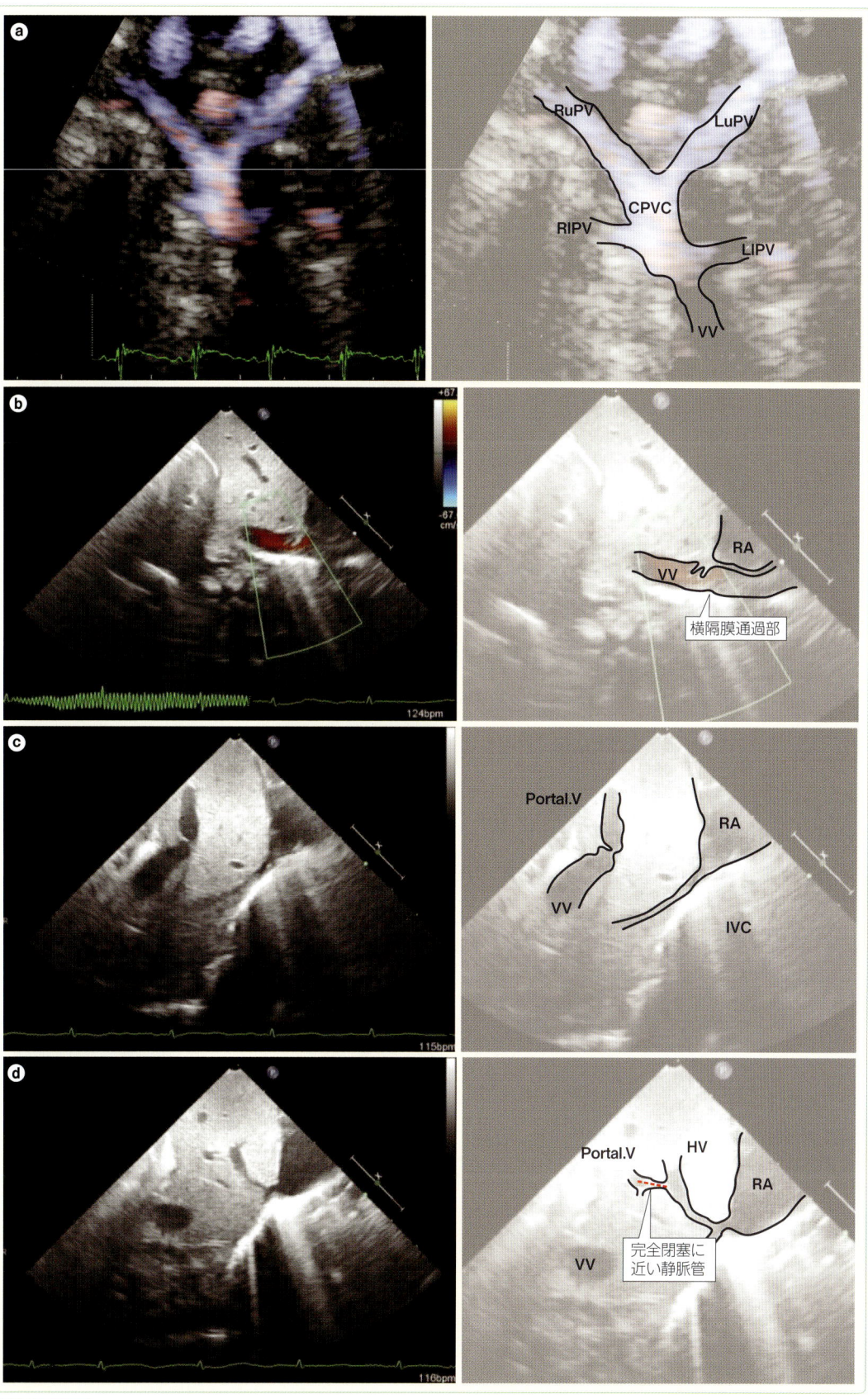

図19 ▶動画　下心臓型（Ⅲ型）　説明は 100 ページ．

検査の進め方

	Bモード法	ドプラ法 カラー	ドプラ法 パルス/連続波
胸骨左縁左室短軸断面	□右室拡大 □左室扁平化・狭小化 □心室中隔奇異性運動 □肺動脈拡大 □動脈管 □垂直静脈の還流部位（上心臓型の場合） □無名静脈拡大（Ⅰa型の場合） □<u>左室径</u> □<u>大動脈・肺動脈径</u>	□動脈管血流 □肺静脈（垂直静脈）狭窄	□<u>肺静脈狭窄部位の血流波形／流速</u> <u>（上心臓型の場合）</u>
胸骨左縁左室長軸断面	□右室拡大 □左室狭小化 □心室中隔奇異性運動 □肺動脈拡大 □<u>大動脈弁・肺動脈弁輪径</u> □<u>僧帽弁・三尖弁輪径</u>	□大動脈弁逆流 □肺動脈弁逆流 □僧帽弁逆流 □三尖弁逆流	□<u>左室・右室流出血流波形／流速</u>
心尖部四腔断面	□右室・右房の拡大 □左室・左房の狭小化 □共通肺静脈腔 □冠静脈洞の拡大（Ⅱa型の場合） □肺静脈の右房への還流（Ⅱb型の場合） □<u>僧帽弁・三尖弁輪径</u> □<u>modified Simpson法</u>	□左房に流入する肺静脈を確認できない □僧帽弁逆流 □三尖弁逆流	□<u>左室・右室流入血流波形／流速</u> □<u>三尖弁逆流速度</u>
心尖部二腔断面	□<u>modified Simpson法</u>		
心窩部四腔断面	□共通肺静脈腔 □心房間交通 □冠静脈洞の拡大（Ⅱa型の場合） □肺静脈の右房への還流（Ⅱb型の場合）	□心房間交通の血流方向 （右左短絡）	
胸骨上窩前額断面	□共通肺静脈腔の全景と4本の肺静脈の同定 □垂直静脈の走行	□肺静脈（垂直静脈）狭窄	□<u>肺静脈狭窄部位の血流波形／流速</u>
心窩部矢状断面	□垂直静脈と還流部位 （下心臓型の場合） □<u>下大静脈径・呼吸性変動</u>	□肺静脈（垂直静脈）狭窄	□<u>肺静脈狭窄部位の血流波形／流速</u> <u>（下心臓型の場合）</u> □<u>下行大動脈血流波形</u>

下線：計測項目

文献
1) 森 一博, 他：総肺静脈還流異常. 高尾篤良, 他（編）：臨床発達心臓病学 第3版. 中外医学社, 2001
2) 里見元義：心臓超音波診断アトラス（小児・胎児編）改訂版. ベクトル・コア, 2008

10 部分肺静脈還流異常
partial anomalous pulmonary venous connection

病型分類

- 頻度の高い還流様式は以下の通りである（図1）．
  ①右肺静脈→上大静脈
  ②左肺静脈→無名静脈
  ③右肺静脈→下大静脈（右肺低形成，気管支形成異常，心臓の右方偏位，右肺動脈の低形成，肺分画症を伴うものはScimitar症候群として知られる）
- 他にも右肺静脈→右房，左肺静脈→冠静脈洞・上大静脈や，両肺から一部の肺静脈が体静脈に還流することもあり，様々な還流様式が起こり得る．
- 一般剖検例の0.6％に認める．
- 本疾患の85〜90％は心房中隔欠損に合併する．逆に心房中隔欠損の9％に本疾患を合併する．
- Turner症候群やNoonan症候群で合併が多いことが知られている．

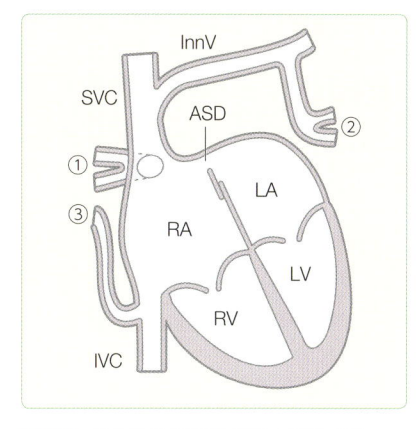

図1　部分肺静脈還流異常の還流部位
頻度の高い還流部位を示したが，図以外にも様々な還流様式が起こり得る．
ASD：心房中隔欠損，InnV：無名静脈，IVC：下大静脈，LA：左房，LV：左室，RA：右房，RV：右室，SVC：上大静脈

病態生理　図2

- 肺静脈血流が上下大静脈などの還流部位から右房へ流入するため，心房中隔欠損と同様の血行動態となり，右房・右室の容量負荷，肺循環血流の増大を示す．
- 異常還流する肺静脈の本数，還流部位，心房中隔欠損合併の有無・大きさによって容量負荷の程度は異なる．
- 単独例での短絡量は1本で肺血流量の20〜25％，2本で66％，3本で80％とされているが，肺動脈・肺血管床・還流部位のコンプライアンスなどの影響を受ける．
- 1本ではほとんど症状を呈さず，3本の場合は総肺静脈還流異常に類似した経過をとる．
- 短絡量の多い症例では肺血管病変をきたし，肺高血圧を生じることがある．

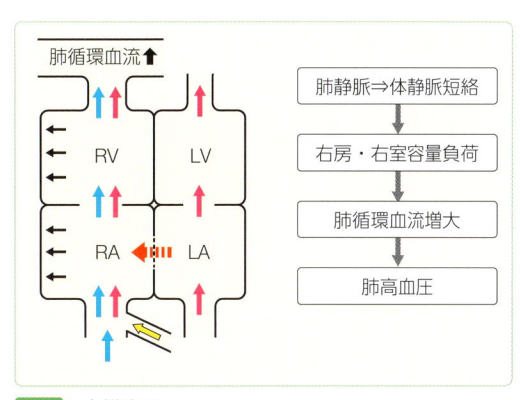

図2　病態生理
LA：左房，LV：左室，RA：右房，RV：右室

身体所見

聴診所見　図3

- 収縮期駆出性雑音（相対的肺動脈狭窄）.
- 拡張期ランブル（相対的三尖弁狭窄）.
- 心房中隔欠損を合併しない場合はⅡ音の固定性分裂は呈さない.

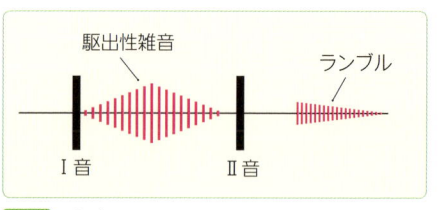

図3　心音図

心電図　図4

- 不完全右脚ブロックパターン：rsr', rsR'.
- 胸部誘導での孤立性陰性T波.
- 肺高血圧を合併した症例ではP波増高やRVHパターン.
- 心房粗細動などの心房性不整脈を呈することもある.

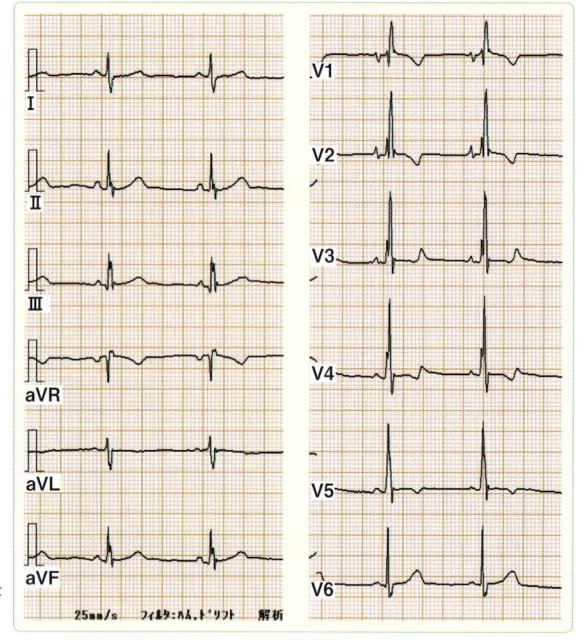

図4　心電図
不完全右脚ブロックパターンおよびV5誘導で孤立性陰性T波を認める.

胸部レントゲン　図5

- 心拡大.
- 肺血管陰影の増強.
- 還流部位により拡大した上大静脈や垂直静脈による異常陰影.
- Scimitar症候群では心陰影の右方偏位.

図5　胸部レントゲン
心拡大（心胸郭比55％），肺血管陰影の増強を認め，左上胸部に垂直静脈の淡い陰影を認める（矢印）.

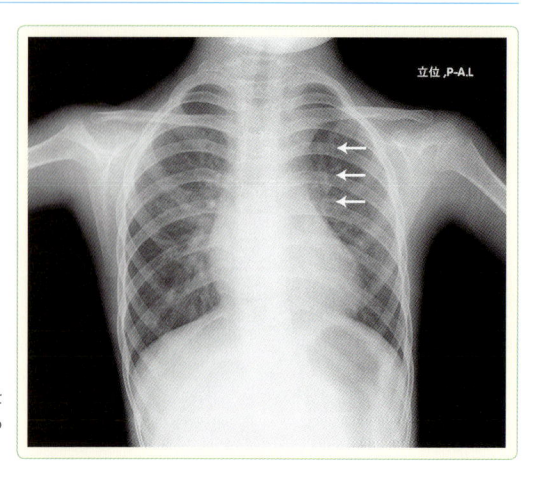

10　部分肺静脈還流異常

その他の画像検査

- MRI，CT，血管造影（図6）などでも異常還流する肺静脈を明瞭に描出できる．
- MRI，CT を用いた異常還流する肺静脈の三次元構築画像（図7）は，手術のアプローチ・術式の選択など，外科医の手術におけるイメージ構築のために非常に有用である．

図6 血管造影
a：左肺動脈造影の肺静脈相にて無名静脈に還流する垂直静脈（左肺静脈，黄矢印）と拡大した無名静脈・上大静脈（白矢印）が描出される（図5と同一症例）．
b：右肺動脈造影の肺静脈相にて上大静脈（白矢印）に還流する2本の右肺静脈（黄矢印）が描出される．

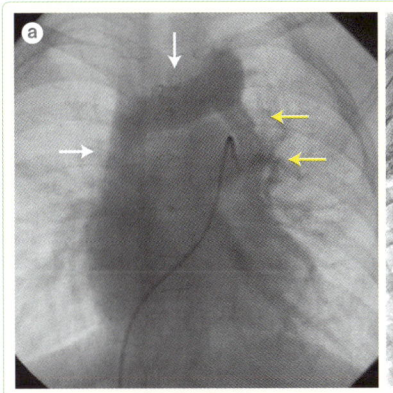

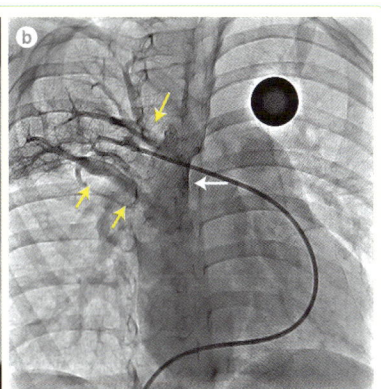

図7 ▶動画 造影CT
a：三次元構築画像にて無名静脈に還流する左肺静脈（黄矢印）と拡大した無名静脈・上大静脈（白矢印）が明瞭に描出される．
b：Scimitar 症候群で右下肺静脈（黒矢印）が下大静脈に還流している．

図7b：画像提供：瀧聞浄宏先生（長野県立こども病院）

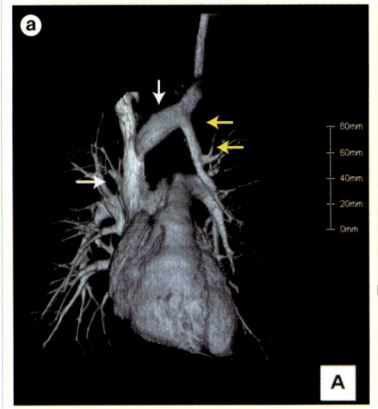

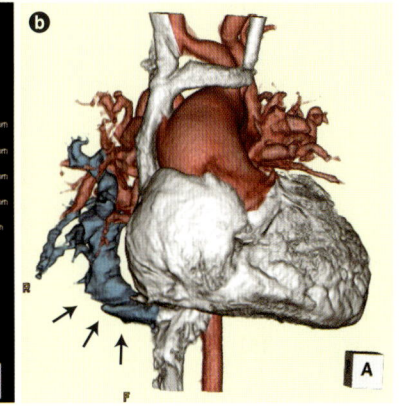

治療法・手術適応

- 外科治療：部分肺静脈還流異常修復術．
- 術式は還流部位，心房までの距離，体格などにより異なる（パッチによる心内トンネル作製，Williams 法（図8），左肺静脈－左心耳吻合など）．
- 肺体血流量比（Qp/Qs）1.5以上で外科治療の適応．

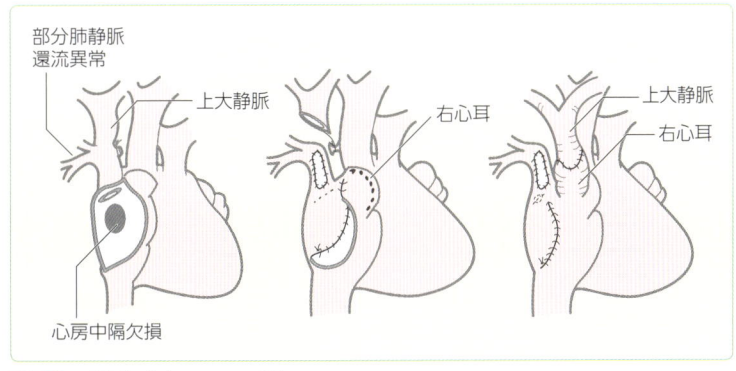

図8 手術術式（Williams 法）

10 部分肺静脈還流異常

105

心エコー所見

右心系拡大の評価
- 心房中隔欠損と同様の血行動態となり，右房・右室の拡大を認める（図9）．
- 胸骨左縁左室短軸断面では，右室の容量負荷により拡張期に心室中隔が左室側へ圧排され扁平化するが，肺高血圧を合併していない症例では収縮期には左室は正円をなす．このためMモードでは心室中隔は奇異性運動を示す（図10）．

図9 ▶動画　心房中隔欠損に合併した部分肺静脈還流異常の心尖部四腔断面
右心系拡大（右房，右室，三尖弁輪の拡大）を認める．

LA：左房
LV：左室
RA：右房
RV：右室

図10 ▶動画　拡張期の心室中隔の扁平化と心室中隔奇異性運動
右室容量負荷により，胸骨左縁左室短軸断面では拡張末期に心室中隔が扁平化するが（a），肺高血圧を合併していない症例では収縮期には左室は正円をなす（b）．容量負荷が顕著な場合，Mモードで心室中隔は奇異性運動を示す（c）．
LV：左室，RV：右室

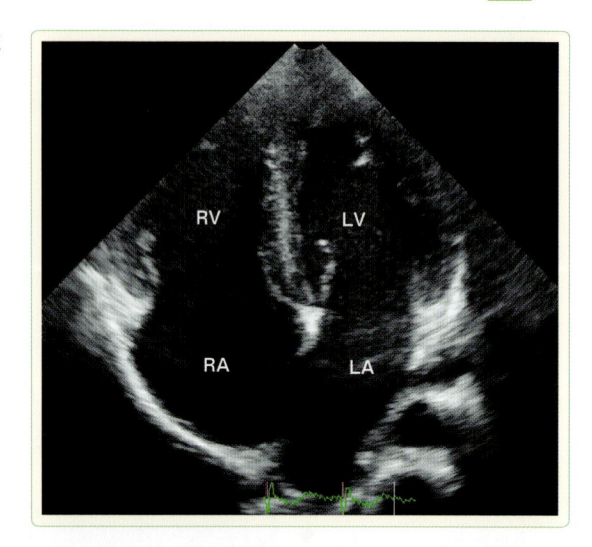

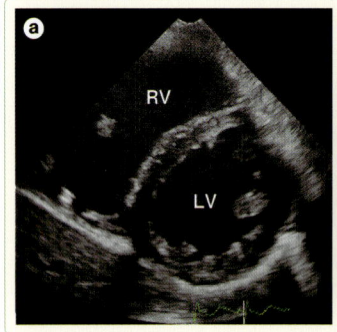

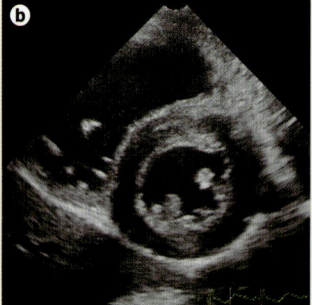

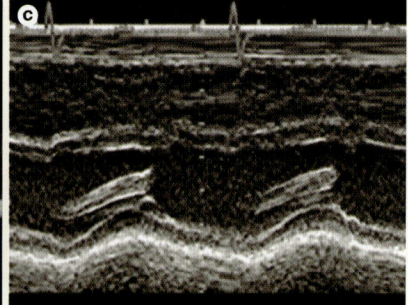

異常還流血管の検出
- カラードプラを用いて無名静脈（図11），上大静脈（図12），下大静脈，右房（図13）などへ還流する異常還流血管を検出する．このとき，カラースケールを30〜40 cm/s以下に落として見る必要がある．
- 無名静脈の観察には胸骨上窩アプローチ，上大静脈の観察には右胸壁アプローチが有用である．また小児においては心窩部アプローチも有用である．
- 心房中隔欠損，特に静脈洞欠損の症例では，4本の肺静脈が左房へ還流していることを確認するとともに無名静脈，上・下大静脈に異常血流の還流がないかを確認する．
- 無名静脈，上・下大静脈の拡大を認めれば還流異常のヒントとなる．
- 心房中隔欠損を認めないにもかかわらず右房・右室の拡大を認める場合も本症を念頭に異常還流血管がないかを検索する．

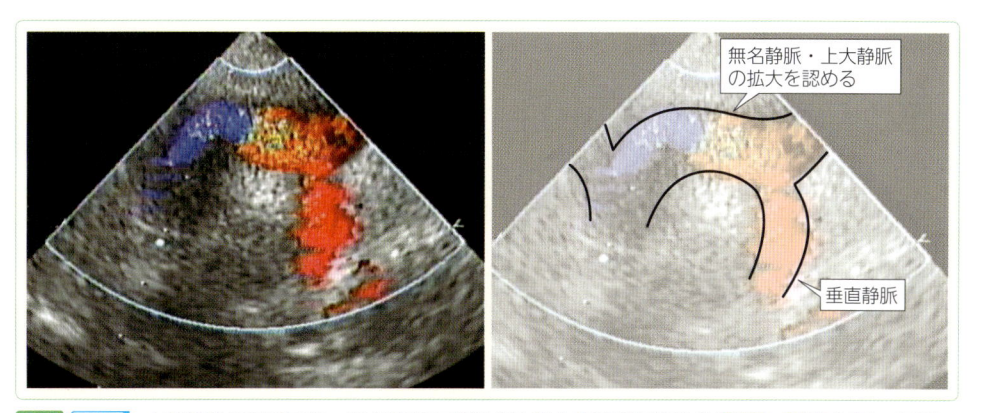

図11 ▶動画　左肺静脈（垂直静脈）→無名静脈に還流する部分肺静脈還流異常（図5，図6a と同一症例）
胸骨上窩部断面．胸骨上窩からのアプローチにより垂直静脈が拡大した無名静脈，上大静脈へ還流するのが観察できる．

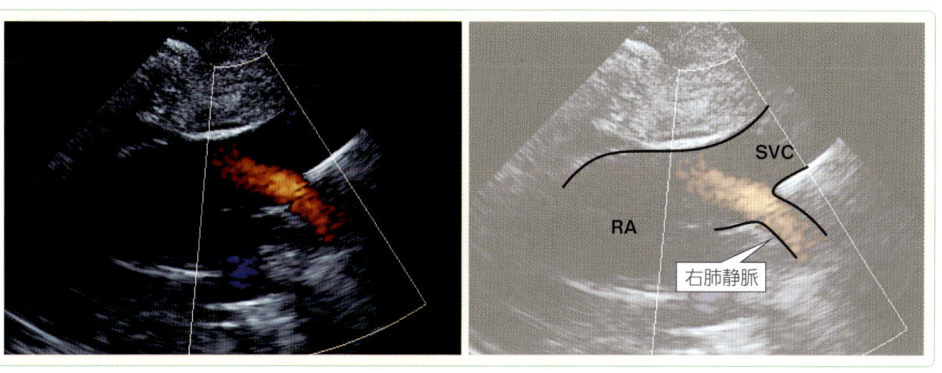

RA：右房
SVC：上大静脈

図12 ▶動画　右肺静脈→上大静脈に還流する部分肺静脈還流異常（図6b と同一症例）
右胸壁矢状断面．背側から上大静脈へ流入する右肺静脈が観察できる．血管造影ではさらに末梢側にもう一本肺静脈の還流を認めた．

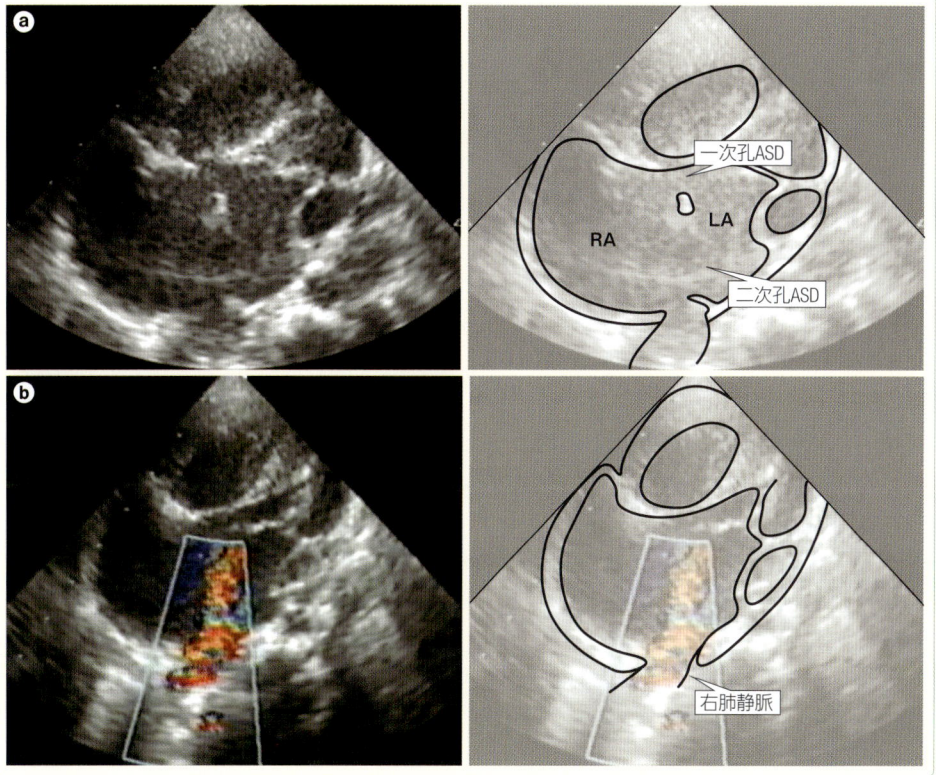

LA：左房
RA：右房

図13 ▶動画

完全型房室中隔欠損に合併した右肺静脈→右房に還流する部分肺静脈還流異常

左胸壁四腔断面にて右肺静脈が心房中隔の右側で心房に還流するのを観察できる．

10 部分肺静脈還流異常

- パルスドプラ法で記録した部分肺静脈還流異常の血流波形は，還流部位により正常の肺静脈血流波形とは異なるパターンを示すことがある（図14）．
- 成人例などで経胸壁心エコー検査で十分な診断ができない場合は，経食道心エコー検査による精査も考慮する（図15）．

図14 部分肺静脈還流異常の肺静脈血流波形

a：部分肺静脈還流異常（左肺静脈→無名静脈）の肺静脈血流波形．
b：同一症例の正常肺静脈血流波形．

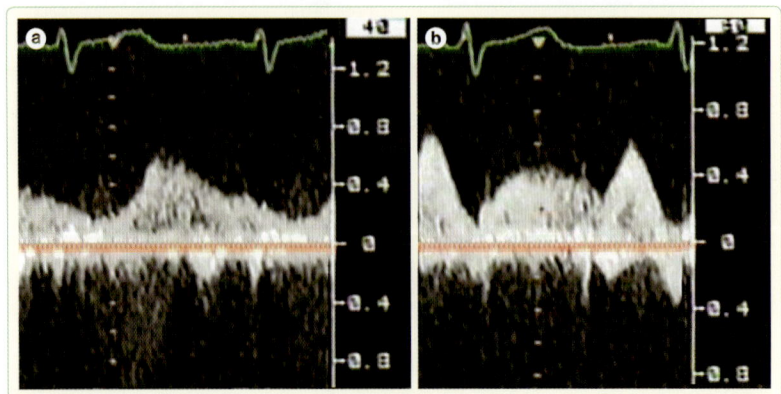

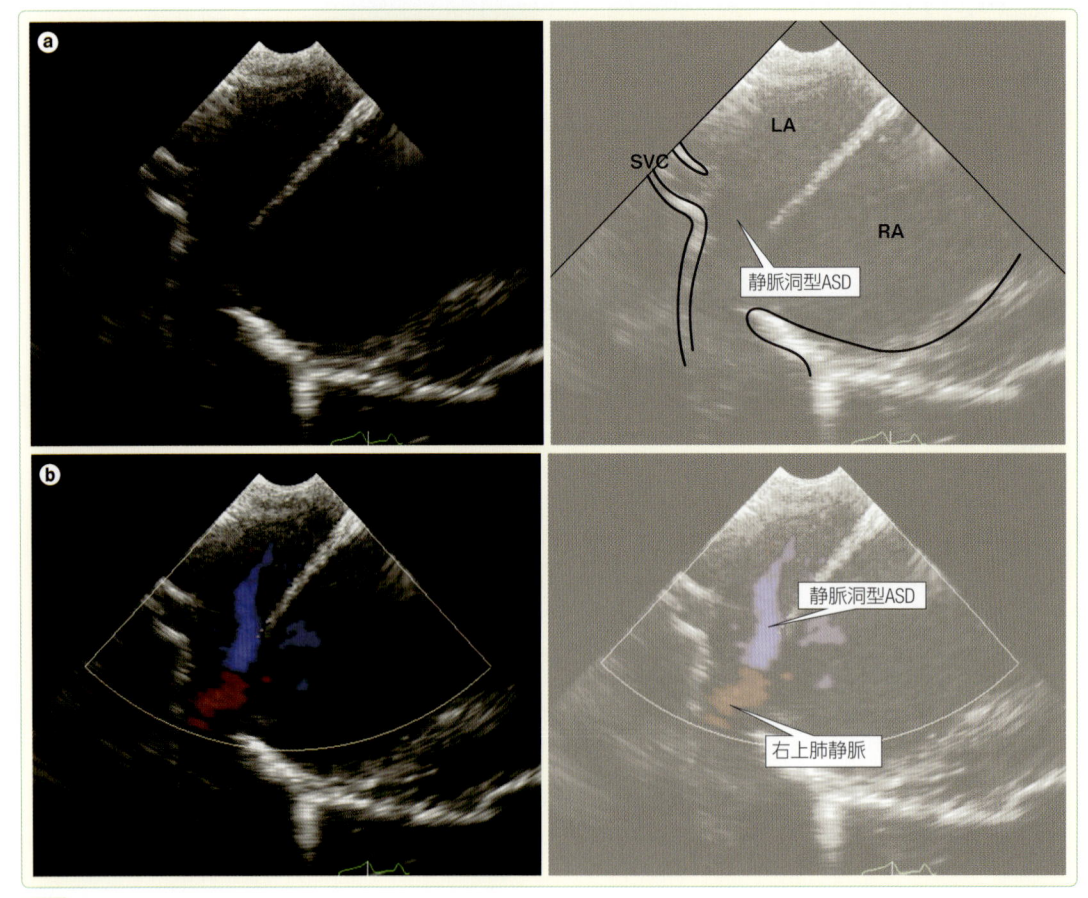

図15 ▶動画 経食道心エコー

画像提供：瀧聞浄宏先生（長野県立こども病院）

静脈洞型心房中隔欠損に合併した右上肺静脈→上大静脈に還流する部分肺静脈還流異常．経食道心エコーでは上大静脈の後方に心房中隔欠損があり，その近傍に肺静脈が還流している．

LA：左房，RA：右房，SVC：上大静脈

検査の進め方

	Bモード法	Mモード法	ドプラ法 カラー	ドプラ法 パルス	ドプラ法 連続波
胸骨左縁左室長軸断面	□右室拡大 □Qp/Qs： 　左室流出路径（拡大像）	□心室中隔奇異性運動 □左室径 □左房径 □大動脈径	□僧帽弁逆流		
胸骨左縁左室短軸断面	□右室拡大 □拡張期・収縮期心室中隔扁平化				
右室流入路長軸断面	□右心系拡大		□三尖弁逆流		□三尖弁逆流速度
右室流出路長軸断面	□肺動脈拡大 □Qp/Qs： 　右室流出路径（拡大像）		□肺動脈弁逆流	□Qp/Qs： 　右室流出路血流速度波形（TVI）	□肺動脈弁逆流速度
心尖部四腔断面	□右心系拡大 □modified Simpson法		□僧帽弁逆流 □三尖弁逆流 □肺静脈血流	□左室流入血流速度波形 □僧帽弁輪速度波形	□三尖弁逆流速度
心尖部二腔断面	□modified Simpson法				
心尖部左室長軸断面			□僧帽弁逆流	□Qp/Qs： 　左室流出路血流速度波形（TVI）	
心窩部下大静脈	□下大静脈拡大		□異常肺静脈還流		
右胸壁矢状断面	□上下大静脈拡大		□異常肺静脈還流		
胸骨上窩部断面	□無名静脈・ 　上大静脈拡大		□異常肺静脈還流		

下線：計測項目

10 部分肺静脈還流異常

文献
1) Brown DW: Anomalies of the pulmonary veins. Allen HD, et al(eds): Moss & Adams' Heart Disease in Infants, Children, and Adolescents, 8th ed. Lippincott Williams & Wilkins, pp809-822, 2012
2) 森　一博, 他：部分肺静脈還流異常症. 高尾篤良（編）：臨床発達心臓病学. 中外医学社, pp374-377, 2001

11 三心房心
cor triatriatum

病型・形態

- 三心房心とは，左房内に異常隔壁があり，あたかも左房が2つの部屋に区切られているように見える形態をいう．上流側の心房を副心房と呼ぶ．
- 肺静脈の還り方（副心房に還る，左房に還る，体静脈系に還る），副心房と左房あるいは右房との交通の様式により，図1 のように分類される（三心房心のLucas-Schmidtの分類）．IPCCC（The International Pediatric and Congenital Cardiac Code）による三心房心の分類を 表1 に示した．

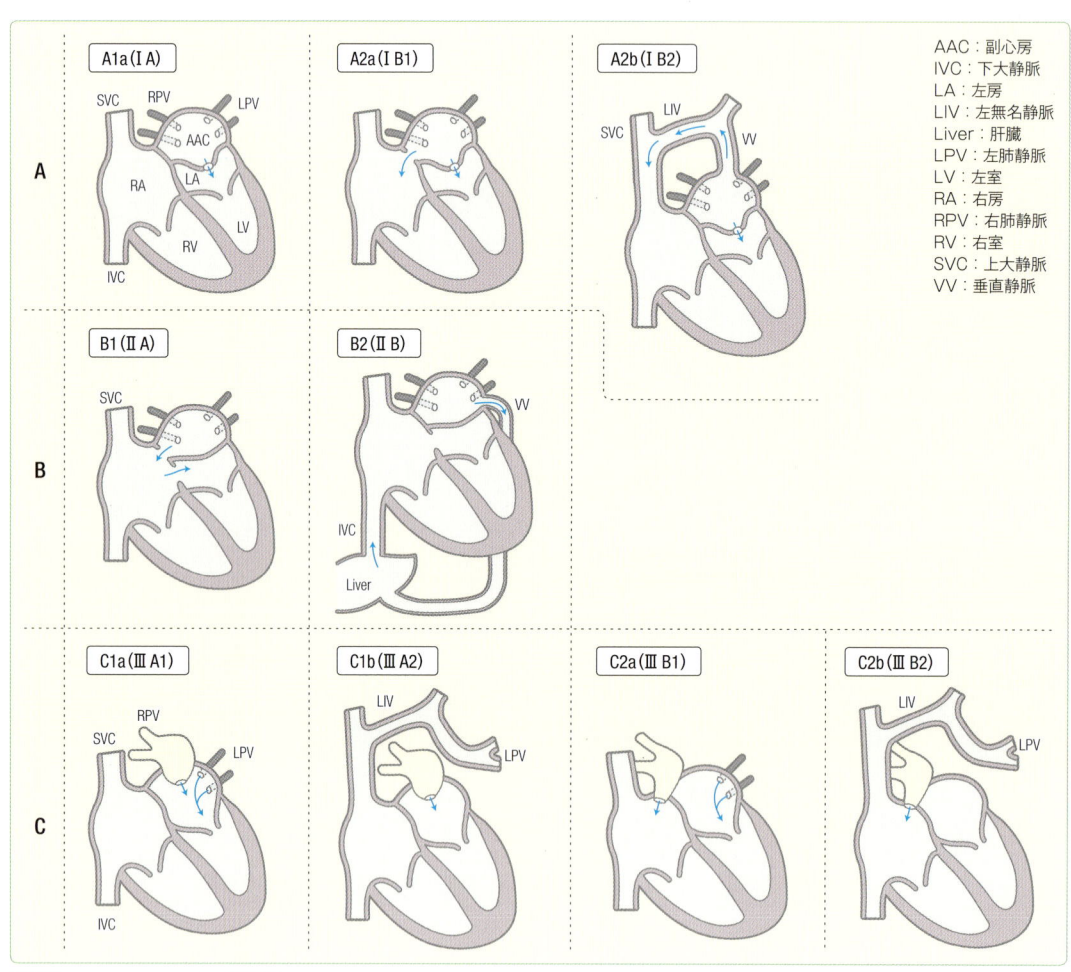

AAC：副心房
IVC：下大静脈
LA：左房
LIV：左無名静脈
Liver：肝臓
LPV：左肺静脈
LV：左室
RA：右房
RPV：右肺静脈
RV：右室
SVC：上大静脈
VV：垂直静脈

図1　三心房心の分類（表1 参照）

カッコ内はLucas-Schmidt分類．肺静脈還流異常との鑑別が必要な場合もあるが，あくまでも三心房心は左房内の異常隔壁があるとするのが前提となる．

表1 三心房心の分類（IPCCCの考え方による分類）（カッコ内はLucas-Schmidt分類）.

A	全ての肺静脈が副心房に還流し，副心房は左房と交通	1	副心房は左房とのみ交通（古典的三心房心）		（ⅠA）
		2	副心房は左房以外に他の部位とも交通	a 右房とも交通	（ⅠB1）
				b 総肺静脈還流異常を合併	（ⅠB2）
B	全ての肺静脈が副心房に還流．しかし，副心房は左房と交通しない	1	副心房が右房に直接交通（全ての肺静脈がまずひとつの静脈合流部に還流する心臓型総肺静脈還流異常）		（ⅡA）
		2	総肺静脈還流異常を伴う（上心臓型あるいは下心臓型総肺静脈還流異常）		（ⅡB）
C	全ての肺静脈が副心房に還流しない	1	肺静脈の一部が副心房に還流し，副心房は左房と交通	a 残りの肺静脈は正常に左房と交通	（ⅢA1）
				b 残りの肺静脈は部分肺静脈還流異常（部分肺静脈還流異常を伴った部分三心房心）	（ⅢA2）
		2	肺静脈の一部が副心房に還流し，副心房は右房と交通	a 残りの肺静脈は正常に左房と交通（残りの肺静脈がまず1つの静脈合流部に還流する心臓型部分肺静脈還流異常）	（ⅢB1）
				b 残りの肺静脈は部分肺静脈還流異常（混合型総肺静脈還流異常）	（ⅢB2）

病態生理

- 三心房心の場合には肺から心臓への血液の還流に異常がある．さらに，短絡を伴う場合と伴わない場合とで病態が異なる．

❶ 短絡を伴わない場合（図1のA1a, C1a）

- 副心房と左房との交通部位の大きさがポイントになる．
- 狭いと僧帽弁狭窄と同じ血行動態となり，肺静脈から左室への流入血流が障害される．狭窄が強いと，肺高血圧を伴い，症状としては多呼吸，努力呼吸や呼吸困難が見られる．
- 十分な広さがあると，肺から左室への流入血流障害がなく，症状もない．この状態の場合はたまたま行った心エコーで見つかることが多い．

❷ 短絡を伴う場合（図1のA1a, C1a以外の全て）

- 静脈レベルでの短絡（肺静脈が体静脈系に還流する場合，肺静脈還流異常）や心房レベルでの短絡（心房中隔欠損）がある．副心房と左房の交通孔の大きさ，副心房と右房との交通孔の大きさ，心房中隔欠損の大きさ，肺静脈の狭窄の有無や程度によって病態が異なる．例えば，副心房に相当する部位と右房との間に短絡があり，副心房と左房の連絡口が狭いと僧帽弁狭窄を伴った心房中隔欠損と同じ血行動態となる（図1のA2a, Lucas-Schmidt分類のⅠB1）．
- 副心房と左房の交通孔の狭窄が強い場合は，左室への血流は著しく障害され，心拍出量を確保できなくなる．図2に肺静脈からの還流異常がある（狭窄がある）場合の例を図示した．狭窄が強いと直列型では循環血液量を維持できなくなる．この場合，短絡があった方が，循環が維持される．

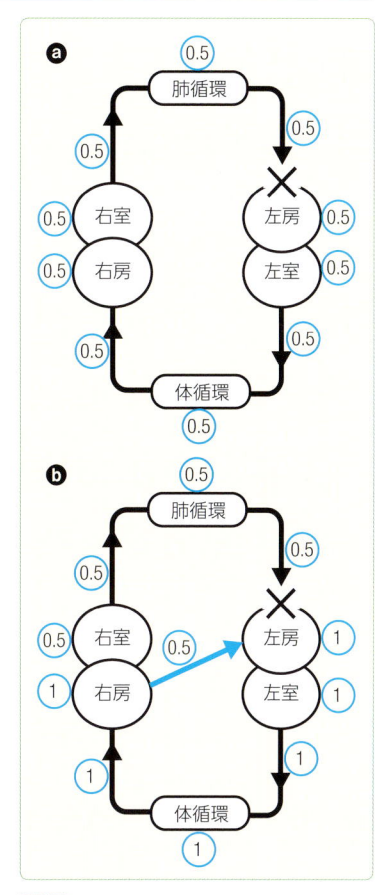

図2 肺静脈還流に障害があった場合の循環の変化

a：肺静脈還流の回路で閉塞が起こると直列回路であるため，体循環もすぐに影響を受ける．体循環の流量が低下した状態．
b：心房中隔欠損があると，右左短絡により，体循環が維持できる．
心拍出量係数に相当する血流量を①として示してある．

11 三心房心

身体所見

- 肺静脈から左室までの還流部分に狭窄（肺静脈うっ血）がある場合：労作時呼吸困難や多呼吸などの呼吸器症状．
- 左右短絡が優位な場合：心房中隔欠損と同じ．相対的肺動脈弁狭窄による収縮期雑音，Ⅱ音の固定性分裂．左右短絡量が多ければ相対的三尖弁狭窄による拡張期雑音を聴取する．
- 肺高血圧を伴った場合：肺動脈性Ⅱ音が亢進．右室の拡大を伴うと胸骨部の抬起を触れる．

心電図

① 肺高血圧を伴う場合：右胸部誘導でのR波の増高とV1の陽性T波．
② 左右短絡による右室の容量負荷（右室拡大）を伴う場合：不完全右脚ブロック（心房中隔欠損と同じ）．
③ ①，②以外は，正常な心電図のことが多い（図3）．

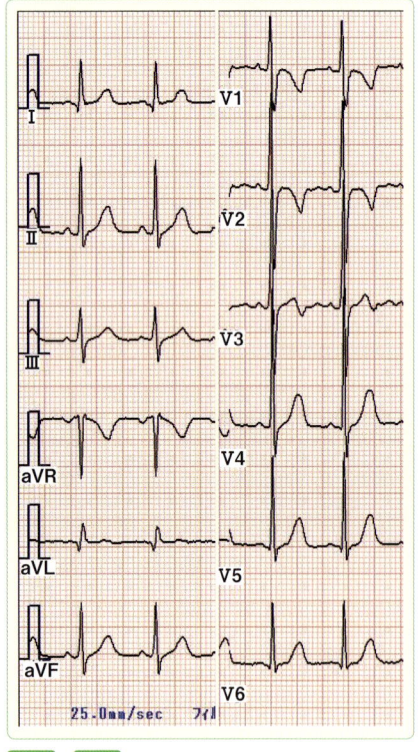

図3 図6の例の心電図．
正常範囲内である．

胸部レントゲン

① 肺静脈から左室までの還流部分に狭窄（肺静脈うっ血）がある場合：肺静脈のうっ血増（肺門部を中心としたうっ血）．短絡を伴わない場合，心拡大はない．
② 左右短絡により右室の容量負荷（右室拡大）を伴う場合：右室の容量負荷による時計方向への心臓の回転により，上大静脈の陰影の消失．肺動脈弓の拡大．肺血管陰影の増強．心拡大（心房中隔欠損に似る）．
③ 肺高血圧が主体の場合：肺動脈弓の拡大．肺門部の拡大した肺動脈と細くなった末梢肺動脈像．心拡大を伴う．
④ ①，②，③以外は，正常な胸部レントゲン．

合併奇形

- 肺静脈還流異常と心房中隔欠損を伴うことがある．
- 三心房心を見たときは，4本の肺静脈の還流の確認と心房間短絡の有無，および位置を確認することが大切．

治療法

- 狭窄の程度，短絡量により，治療が必要かを判断する．
- 外科的治療が基本的．内科的治療は，僧帽弁狭窄あるいは心房中隔欠損に準ずる．

心エコー所見

- 労作時呼吸困難，多呼吸などの症状のある小児の場合には，総肺静脈還流異常とともに考えなければいけない疾患の1つである．
- 大きなこどもたち，あるいは成人例では，たまたま，心エコー図検査で，左房内の異常隔壁として認められることがある．
- 長軸断面では，肺動脈や大動脈および肺静脈を異常隔壁として誤ることがある．稀に，左心耳を見ていることもある（図8 参照）．必ず四腔断面を加えた多断面で判断するようにする．また，同時に4本の肺静脈の還流部位および心房間短絡の有無を確認する（図4，図5）．
- 形態診断とともに，肺高血圧や右室の圧負荷，容量負荷の評価を行う（図4，図5，図6，図7）．

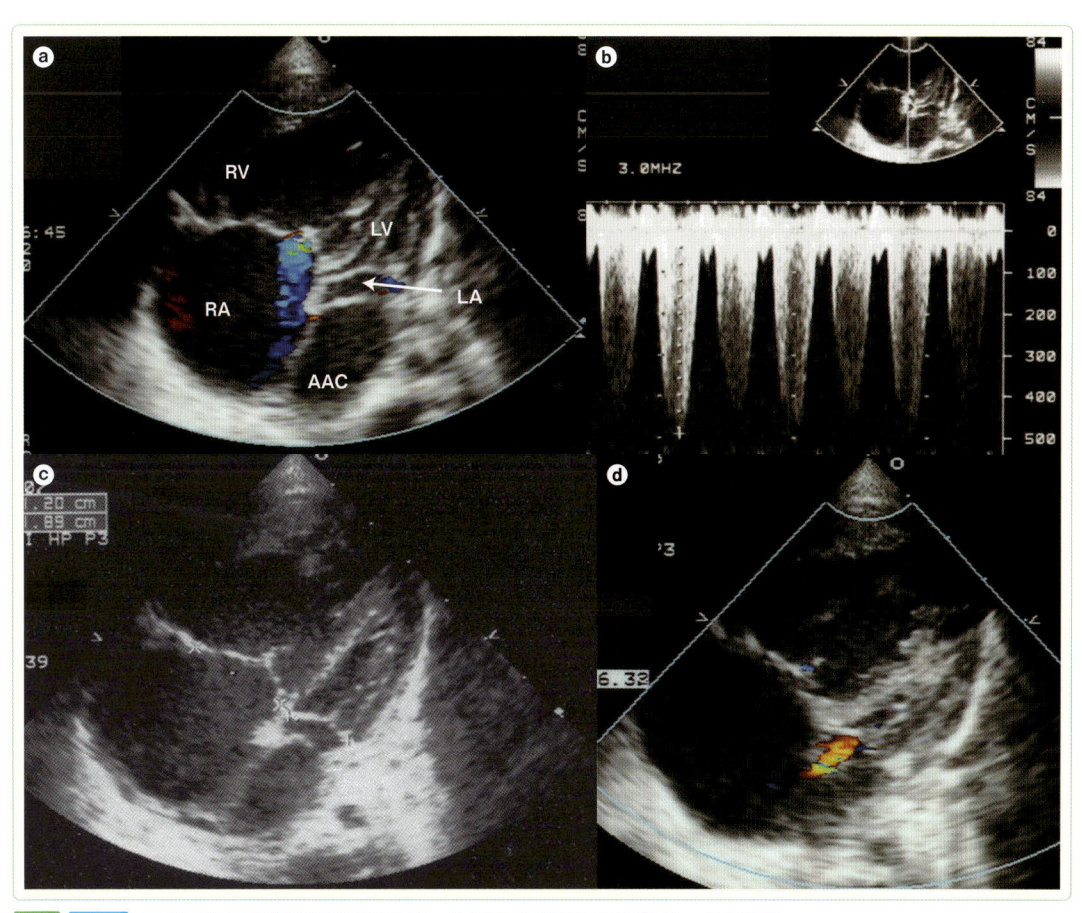

図4 ▶動画　三心房心と肺静脈還流異常を伴った（A2b（ⅠB2）に相当）6ヵ月男児例．
左胸壁四腔断面．左房内の異常隔壁，拡大した右房，右室が見られる．三尖弁逆流から推定される右室圧は 100 mmHg 近くになる．d では，左房内への右左短絡が認められている．
AAC：副心房（accessory atrial chamber），LA：左房，LV：左室，RA：右房，RV：右室

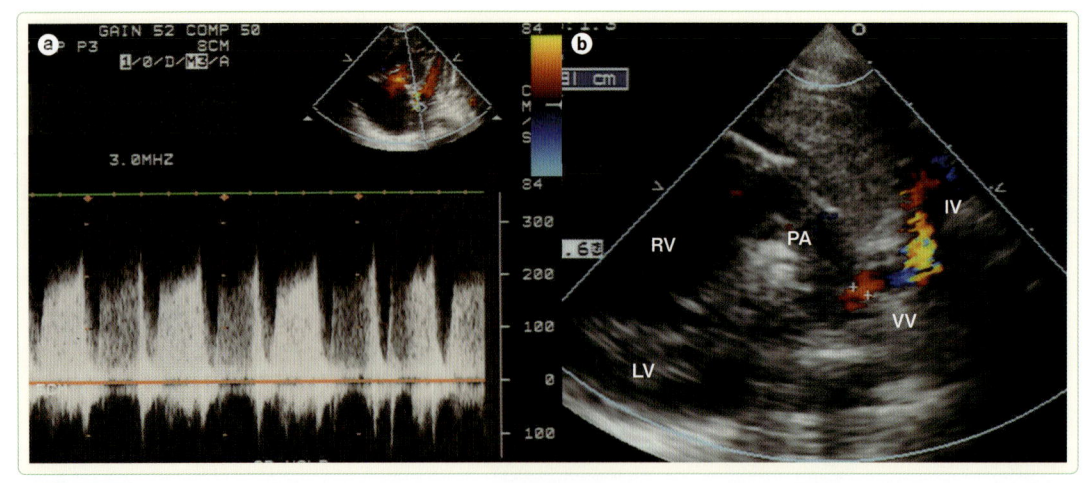

図5 ▶動画 三心房心と肺静脈還流異常を伴った（A2b（ⅠB2）に相当）6ヵ月男児例（図4と同じ例）．

a：左房内で捉えられた，連続波ドプラによる左房内への流入血流．2 m/s 近くであり，狭窄があると診断される．図4の右室圧上昇の原因と考えられる．

b：胸骨左縁第1〜2肋間から矢状断面をやや内側にむけた断面．上行し無名静脈（IV）に還流する垂直静脈（VV）が描出されている．

LV：左室
PA：肺動脈
RV：右室

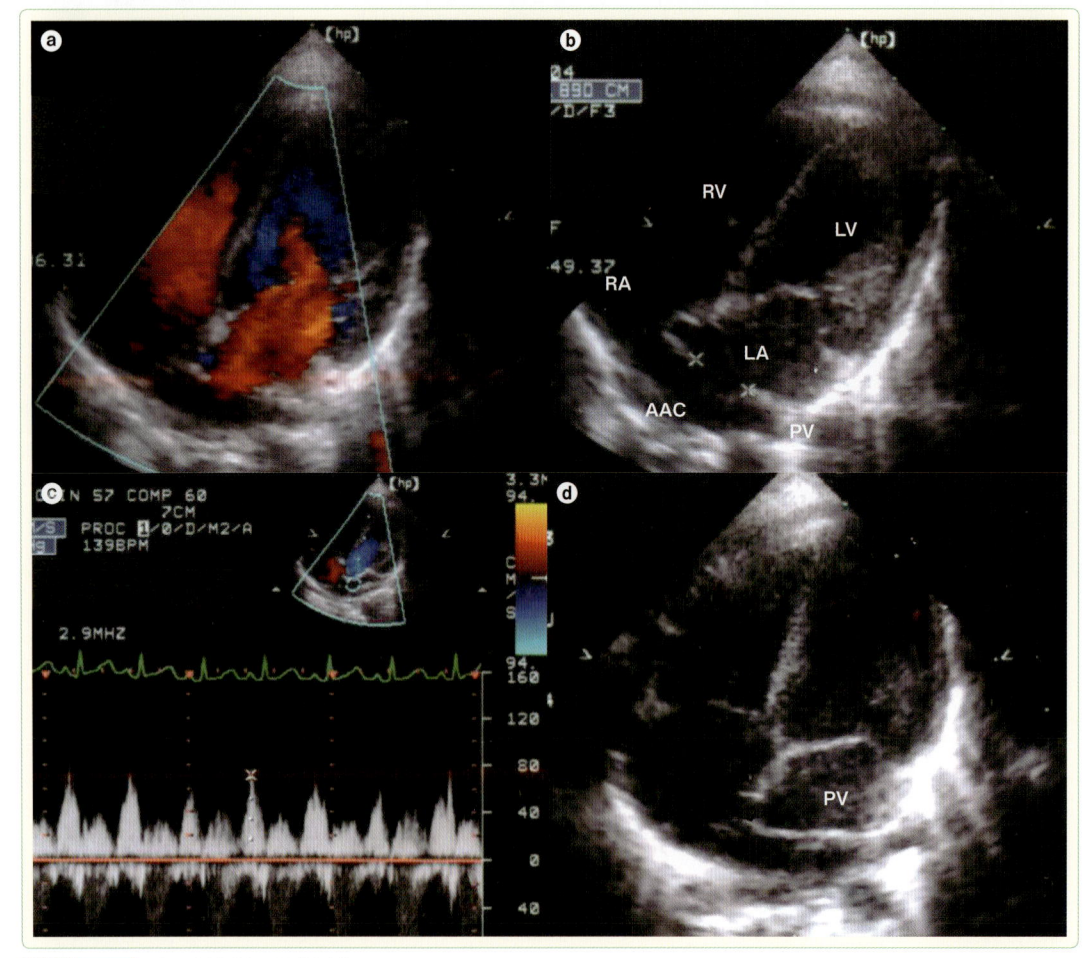

図6 ▶動画 6ヵ月男児，三心房心．

心尖部四腔断面．左房内に異常隔壁が認められる．しかし，副心房（AAC）部分の拡大がなく，c のように交通孔を通る血流速も速くなく，血流パターンからも狭窄は見られない．

AAC：副心房（accessory atrial chamber），LA：左房，LV：左室，PV：肺静脈，RA：右房，RV：右室

図7 ▶動画
図6の例と同じ．
a：胸骨左縁左室長軸断面．
b：大動脈弁レベル短軸断面．
いずれでも左房内の異常隔壁が認められる．
bでは，四腔断面と同じく，心房中隔側からの異常隔壁が認められる．

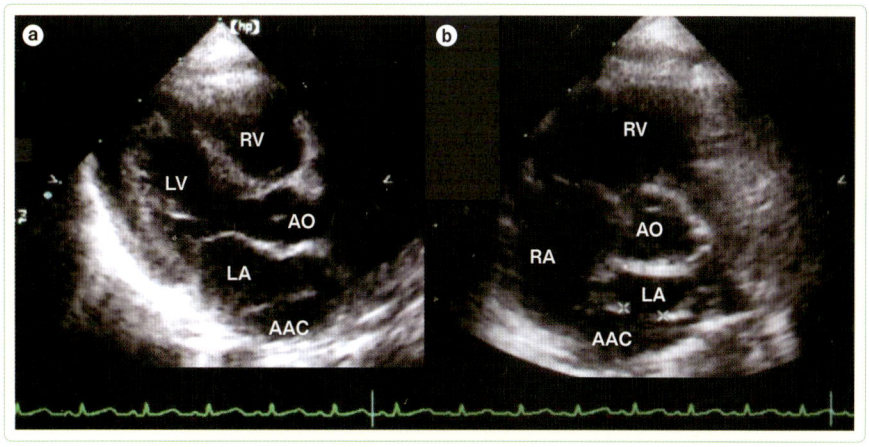

AAC：副心房（accessory atrial chamber），AO：大動脈，LA：左房，LV：左室，RA：右房，RV：右室

図8 4歳男児
左心耳が異常隔壁様に見える．スキャンをしていくことによって右下の図のように左心耳がきれいに描出された．横に寝たような大き目の左心耳と思われる．

LA Appendage：左心耳

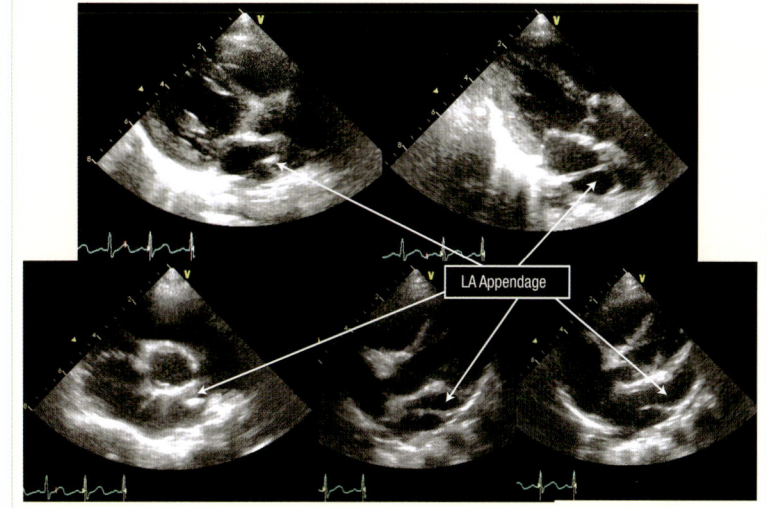

- 左房内に異常隔壁があった場合，どの程度から異常隔壁とするのか，ひいては三心房心とするのか迷う場合もある．
- 鑑別すべきものとして，僧帽弁上輪（supra mitral valve ring）がある．僧帽弁上輪は弁直上であり，左房内にある．左房と副心房の区別は，左房には左心耳がつくこと，卵円窩があることで区別する．
- 副心房に心耳があったなど，三心房心には色々なバリエーションが報告されている．異常隔壁があった場合は，心耳や卵円窩の他に，肺静脈の数，還流部位，静脈レベルあるいは心房レベルでの短絡の有無などに注意しながら検査を進めて欲しい．
- 肺静脈還流異常については，部分肺静脈還流異常 ➡ P103 や総肺静脈還流異常 ➡ P92 の項を参照のこと．

- 三心房心という場合，右房の三心房心も含めていうことがある．右房の三心房心の場合は静脈洞と心房の間にある静脈弁が大きく残ることにより発生する．ユースタキオ（ユースタキウス）弁（Eustachian valve）の名残がそう見させることもある．

11 三心房心

115

検査の進め方

	Bモード法	Mモード	ドプラ法 カラー	ドプラ法 パルス	ドプラ法 連続波
胸骨左縁左室長軸断面	□左房内あるいは左房後方のエコーフリースペース □左房内の異常隔壁 □右室が大きい 　□心房間短絡孔を探す 　□副心房と左房との短絡孔を探す 　□心室中隔の奇異性運動 　□肺静脈還流異常のチェック □右室が正常 　□異常隔壁の上流の腔（副心房）の大きさを見る 　　□副心房が大きい 　　　⇒副心房と左房の交通孔が狭い 　　□副心房が小さい 　　　⇒副心房と左房の交通孔が狭くない	<u>左室径，右室径の計測</u> □正常は右室：左室径比が1：2 □僧帽弁の拡張期 Fluttering □あれば上流に狭窄	□副心房からの流出血流を探す □心房間短絡血流を探す □右室容量負荷があるときは心房中隔欠損と同じポイントをチェックする（僧帽弁逆流）	□左房内あるいは後方の異常エコースペースの血流パターンを見る □動脈性血流パターンか静脈性血流パターンか □副心房から左房への流入血流速を測定 □速ければ狭窄を疑う □副心房から左房への流入血流速パターン □狭窄が強いほど心周期中の速度変化が少なくなる（連続流に近づく）	□副心房から左房への流入血流速を測定 □速ければ狭窄を疑う
胸骨左縁左室短軸断面	□右室の拡大の有無 　□心房間短絡，肺静脈還流異常 □**心室中隔扁平度（収縮末期）** □右室圧の程度を評価	<u>左室径，右室径の計測</u> □正常は右室：左室径比が1：2	□右室容量負荷の僧帽弁逆流は内側に起こる	□心房間短絡，副心房・心房間短絡血流速測定 □血流側が速い場合はそれぞれの腔の間の圧格差が大きいことになる	
右室流入路長軸断面	□右室拡大の有無 □三尖弁逆流 　□あれば右室圧推定へ				<u>三尖弁逆流速度</u>
右室流出路長軸断面	□流出路中隔の肥厚の有無 　□肥厚があれば右室圧が高い				
左胸壁四腔断面	□異常隔壁と心房中隔とのつながり方を見る □副心房の出口を探す 　□出口が見つからない場合は総肺静脈還流異常を考える		□副心房からの流出血流を探す 　□左房あるいは右房のことがある．両心房に開口することもある		<u>三尖弁逆流速度</u> □副心房から左房への流入血流速を測定 □速ければ狭窄を疑う
心尖部四腔断面	同上				
心尖部二腔断面	□左房内の異常隔壁の観察		□副心房からの左房への流出血流を観察する		□副心房から左房への流入血流速を測定 □速ければ狭窄を疑う
心尖部長軸断面					
心窩部四腔断面	□左房内の異常隔壁の観察		□副心房と心房間の交通血流を検出 □心房間短絡血流		
心窩部下大静脈					
右胸骨矢状断面	□心房中隔の観察		□心房間短絡血流		

下線：計測項目

文献
1) Allen HD, et al (eds): Moss and Adams' Heart Disease in Infants, Children, and Adolescents, 8th ed. Chapter 35. Lippincott Willams & Wilkins, pp809-839, 2012
2) Lucas RV Jr: Heart Disease in Infants, Children, and Adolescents, 3rd ed. Williams and Wilkins, p475, 1983
3) Kouchoukos NT, et al: Kirklin/Barratt-Boyes Cardiac Surgery: Morphology, Diagnostic Criteria, Natural History, Techniques, Results, and Indications, 4th ed. 32. Saunders, pp1208-1216, 2012

12 大動脈弁下狭窄・弁上狭窄—Williams症候群

subvalvular aortic stenosis/supravalvular aortic stenosis – Williams syndrome

病型・形態

❶ 大動脈弁下狭窄

- 大動脈弁より近位部の左室流出路の狭窄．
- 先天性大動脈狭窄の約10〜20%を占める．男児に多い（2〜3：1）．

  a Discrete membranous type（膜様狭窄） 図1a
  - 大動脈弁下に膜様の突出や隔壁を認めるタイプ．
  - 膠原繊維，弾性繊維が，左室流出路に取り巻くように張り出す．

  b Fibromuscular type（繊維筋性狭窄） 図1b
  - 膜様狭窄より長い狭窄．稀にその範囲が広くなるとトンネルタイプといわれる長く強い狭窄になることもある．

- その他，心室中隔欠損で円錐中隔が後方偏位するタイプで，偏位した円錐中隔が弁下部の狭窄となるもの，僧帽弁の腱索の異常付着によるものなどがある．

❷ 大動脈弁上狭窄

- 大動脈弁より遠位部の狭窄．
- 通常Valsalva洞より遠位部で，sinotubular-junction（STJ：Valsalva洞と上行大動脈の接合部）を含む狭窄．
- 先天性大動脈狭窄の約1〜2%．
- 家族性の症例が多く，殊にWilliams症候群を合併することが多い．
- Williams症候群以外の症例でもいくつかのエラスチン遺伝子の異常が報告されている．
  ①砂時計型：STJに限局性の狭窄．
  ②低形成型：上行大動脈（場合により大動脈弓部）にまで狭窄が及ぶタイプ．
  ③膜様狭窄：稀．

❸ Williams症候群

- 染色体7q11.23欠失を認める（図2）．エラスチン遺伝子の異常により，大動脈弁上狭窄をきたす．
- 大動脈弁上狭窄や末梢性肺動脈狭窄などの心血管病変のほか，特異顔貌（小妖精様顔貌；elfin face；図3），精神発育遅滞，新生児期の高カルシウム血症，歯牙形成不全，視空間認知障害，聴覚過敏，発達障害，鼠径ヘルニアなどを認める症候群．

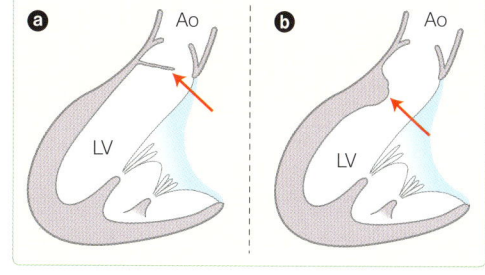

図1 大動脈弁下狭窄
a：Discrete membranous type．
b：Fibromuscular type．
Ao：大動脈
LV：左室

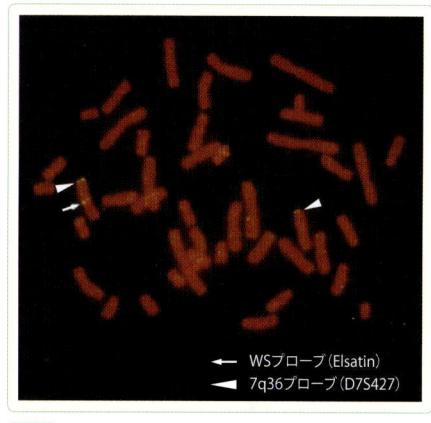

図2 染色体検査によるWilliams症候群の診断（Fish法）
2本の7番染色体のうち，1本はエラスチン遺伝子領域のシグナルを認めるが，もう一方の7番染色体ではシグナルを認めない（→）．一方，コントロールとしての7q36のプローブは2本ともシグナルが認められる（▶）．

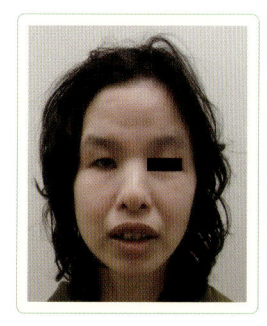

図3 小妖精様顔貌（elfin face）
広い前額，腫れぼったい眼瞼，内眼角贅皮，低い鼻根，長い人中，厚い唇，開いた口などの小妖精顔貌の特徴が認められる．

117

病態生理

- 大動脈弁狭窄と同様，左室に対する容圧負荷がかかる．狭窄の進行に伴い，左室肥大を呈する．

❶ 大動脈弁下狭窄　図4 [1-3)]

- 胎児期や新生児期に認めることは稀で，後天的な要因が強いとされている．
- 狭窄が軽度であれば，無症状．
- 弁下部における乱流の発生，shear stress の増大に伴い，狭窄病変自体が進行．
- 狭窄の進行の程度はさまざまで，急速な進行を認める症例もある一方，軽度の狭窄のままほとんど変化のない症例も認められる．
- 狭窄が高度になると，胸痛や失神などの症状が出現する．
- 大動脈弁にも変性をきたし，大動脈弁性狭窄，逆流も合併する．

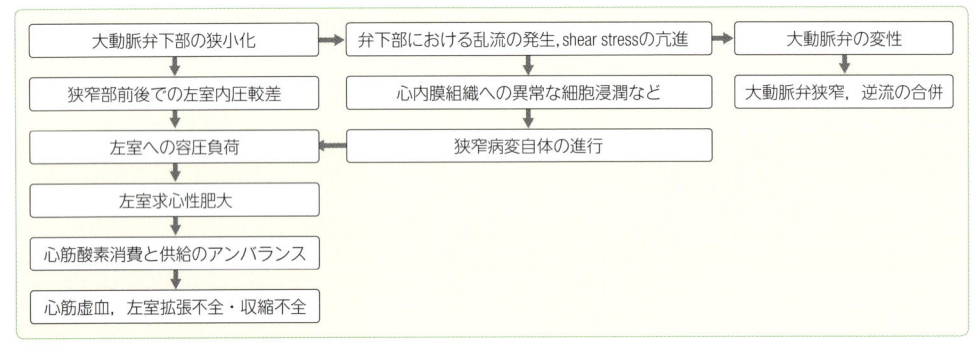

図4　大動脈弁下狭窄の病態生理

❷ 大動脈弁上狭窄　図5 [1-3)]

- エラスチン遺伝子の異常により，動脈の中膜のエラスチンが減少する．血管弾性が低下し，弁上狭窄を引き起こす．
- 狭窄が軽度であれば，無症状．
- 狭窄は徐々に進行する傾向．
- 狭窄が高度になると，胸痛や失神などの症状が出現する．
- また，冠動脈病変を合併する症例があり，殊に冠動脈狭窄を合併する場合には，労作時呼吸困難，狭心痛，失神などの症状が出現し，突然死する場合もあり，注意を要する．

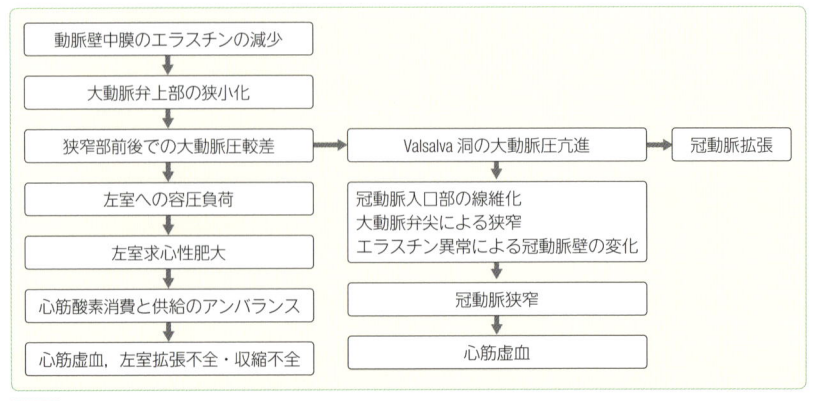

図5　大動脈弁上狭窄の病態生理

身体所見

❶ 大動脈弁下狭窄

a 聴診所見

- 胸骨左縁～胸骨右縁に収縮期駆出性雑音を聴取，胸骨上縁に放散（弁性狭窄と同様）．
- 収縮期駆出性クリック音は聴取しない（弁性狭窄との鑑別）．

b 視診・触診

- しばしば心尖拍動を認める．

❷ 大動脈弁上狭窄

a 聴診所見

- 胸骨右縁に収縮期駆出性雑音を聴取，胸骨上窩～頸部に放散（弁性狭窄と同様）．
- 収縮期駆出性クリック音は通常，聴取しない（弁性狭窄との鑑別）．

b 視診・触診

- 胸骨上窩にスリル（振戦）を触れる（弁性狭窄と同様）．
- 通常，右上肢の血圧は，左上肢より 10～20 mmHg 程度，高い（Coanda 効果）．

心電図

- 狭窄が軽度であれば，正常のことが多い．
- 狭窄が進行すると，左室肥大所見を呈する（図6）．

図6 心電図（大動脈弁上狭窄症例）

左房負荷（V1 の二相性 P，❶），V5，6 の軽度 ST 低下（❷）を認める．

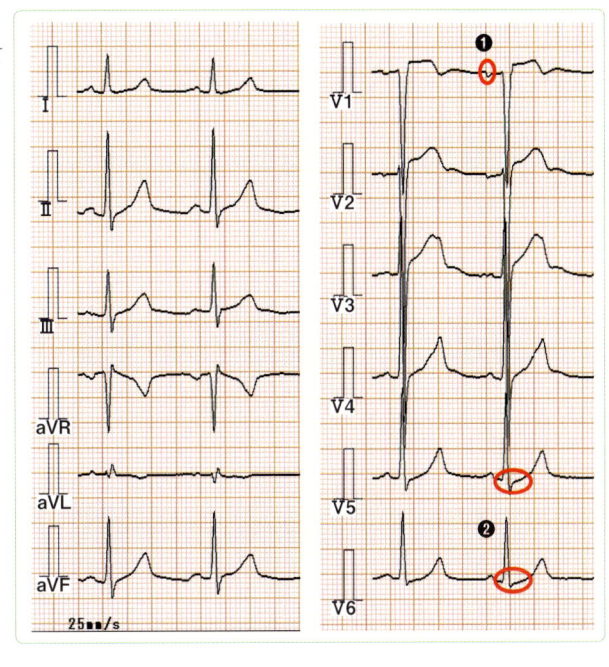

胸部レントゲン

- 正常のことが多い．
- 左室肥大が進行すれば，左第4弓の突出を認める．

心血管造影

- 大動脈弁下狭窄（図7）
- 大動脈弁上狭窄（図8）

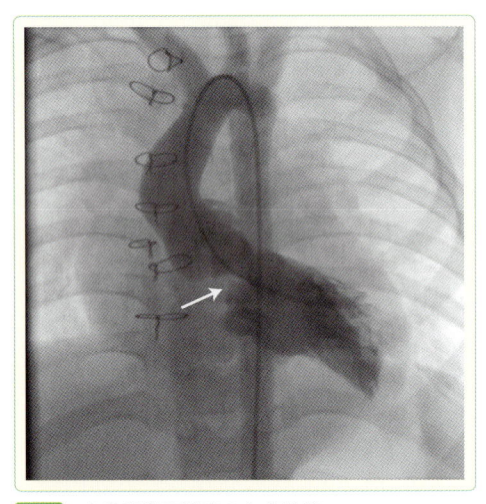

図7 大動脈弁下狭窄の左室造影
図10 図11 図12 図13 と同一症例．弁下部に膜様狭窄を認める（矢印）．房室中隔欠損術後の症例．

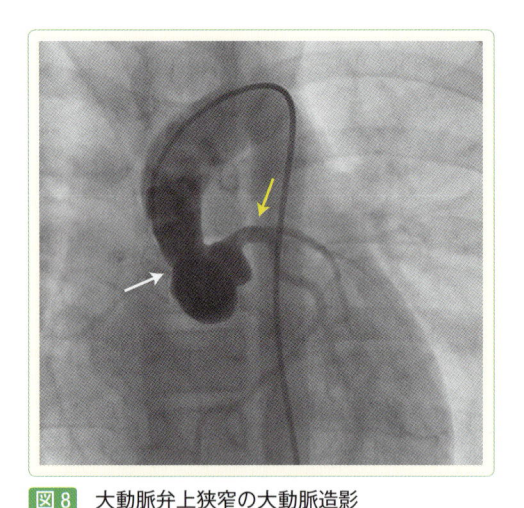

図8 大動脈弁上狭窄の大動脈造影
図16 図17 図20 図21 図22 と同一症例．大動脈弁上狭窄（砂時計型）（白矢印）．左冠動脈拡張を合併している（黄矢印）．

合併奇形

❶ 大動脈弁下狭窄

- 他の先天性心疾患を高頻度に合併する．
- 心室中隔欠損症，房室中隔欠損症，大動脈縮窄症，大動脈弁性狭窄，僧帽弁異常の合併頻度が高い．
- 弁下狭窄による左室流出路での乱流により，大動脈弁逆流も合併する．
- 僧帽弁組織（乳頭筋や腱索など）の心室中隔や大動脈弁への挿入，僧帽弁附属器，僧帽弁前尖の大動脈弁下部の筋性化などは，大動脈弁下狭窄に直接関与している．
- 大動脈弁下狭窄，僧帽弁上膜様狭窄，パラシュート僧帽弁，大動脈縮窄症を合併するものをShone複合という．

❷ 大動脈弁上狭窄

- 冠動脈異常（冠動脈拡張，狭窄）を認めることがある．
- 大動脈弁性狭窄も高頻度に合併するとの報告もある．
- Williams症候群では，末梢性肺動脈狭窄症，大動脈弓から分岐する動脈の狭窄，腎動脈狭窄，上腸間膜動脈狭窄，僧帽弁逸脱，僧帽弁逆流を合併する．
- 末梢性肺動脈狭窄は経年的に軽快する傾向がある．

治療法

❶ 治療選択

- 弁下狭窄，弁上狭窄ともカテーテルによるバルーン拡大術はほとんど無効[1]．
- 弁下狭窄，弁上狭窄とも，外科治療が第一選択となる[4]．

❷ 手術適応

①狭心痛，失神，心不全などの症状がある場合．
②最大圧較差 50mmHg 以上の狭窄．
③弁上狭窄で，冠動脈狭窄を合併している場合．

小児の大動脈狭窄・逆流の治療指針（図9）[4]

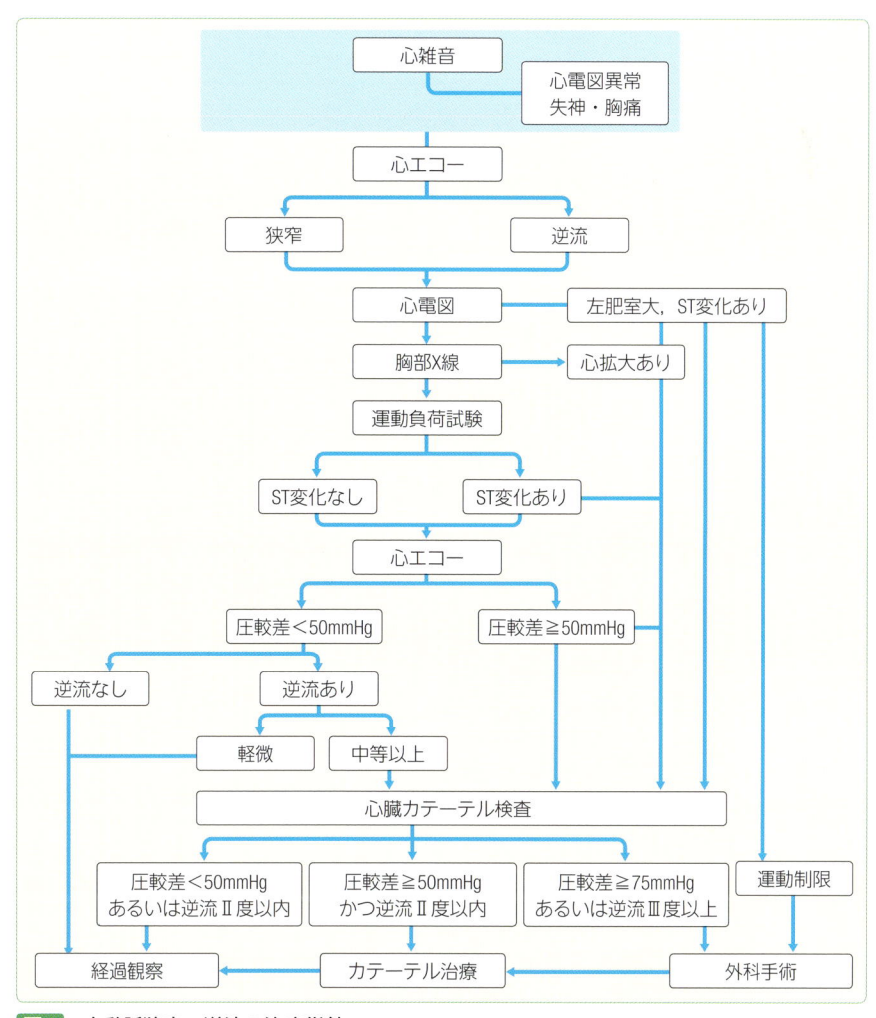

図9 大動脈狭窄・逆流の治療指針
弁上狭窄，弁下狭窄では，カテーテル治療は無効であることが多く，外科治療が第一選択である．
文献4より引用．

心エコー所見

狭窄病変部の描出

▶ 大動脈弁下狭窄

- 左室流出路の形態（膜様狭窄，繊維筋性狭窄）の評価.
  - 心尖部左室長軸断面（図10 図11 図14）.
  - 左室流出路レベル四腔断面（図12）.
  - 胸骨左縁左室短軸断面（図13）など．
- 狭窄病変に伴う血流異常を評価．
  - カラードプラ（狭窄部位の同定（図11 図12a），大動脈弁逆流（図12b），僧帽弁逆流（図11）など）．
  - Mモード（大動脈弁収縮早期半閉鎖，弁尖の振戦（fluttering））（図15）.
- 付随する大動脈弁，僧帽弁の形態異常の合併も，各断面で評価（図10 図11 図13）．

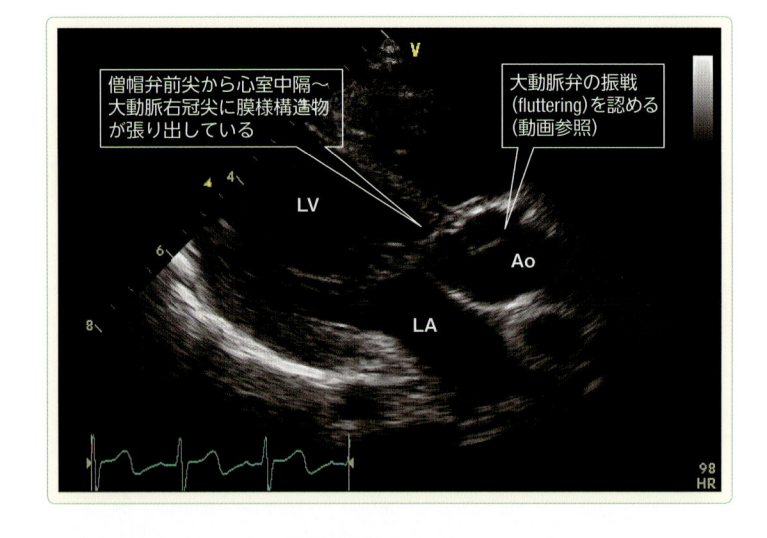

図10 ▶動画
大動脈弁下狭窄（膜様狭窄）
心尖部左室長軸断面．

Ao：大動脈
LA：左房
LV：左室

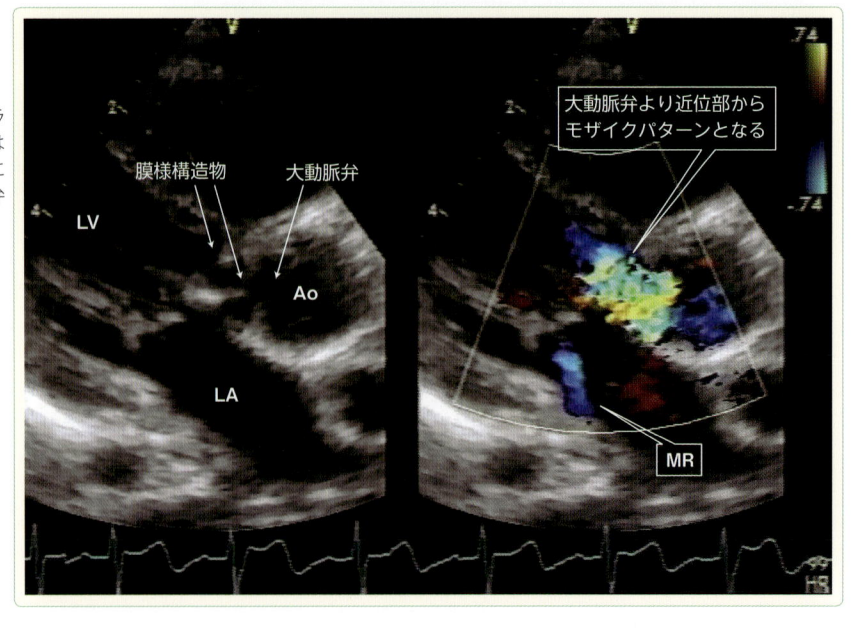

図11 ▶動画
大動脈弁下狭窄（膜様狭窄）
心尖部左室長軸断面（カラードプラ）．膜様構造物は大動脈弁直下の心室中隔に付着するとともに大動脈弁尖にも直接伸びている．

Ao：大動脈
LA：左房
LV：左室
MR：僧帽弁逆流

図12 ▶動画

大動脈弁下狭窄（膜様狭窄）

a：大動脈弁下狭窄（膜様狭窄）．左室流出路レベル四腔断面．収縮期．カラードプラ．
b：大動脈弁下狭窄（膜様狭窄）．左室流出路レベル四腔断面．拡張期．カラードプラ．

大動脈弁下に膜様構造物を認め，カラードプラで同部位よりモザイクパターンを認める．

AR：大動脈弁逆流
LV：左室

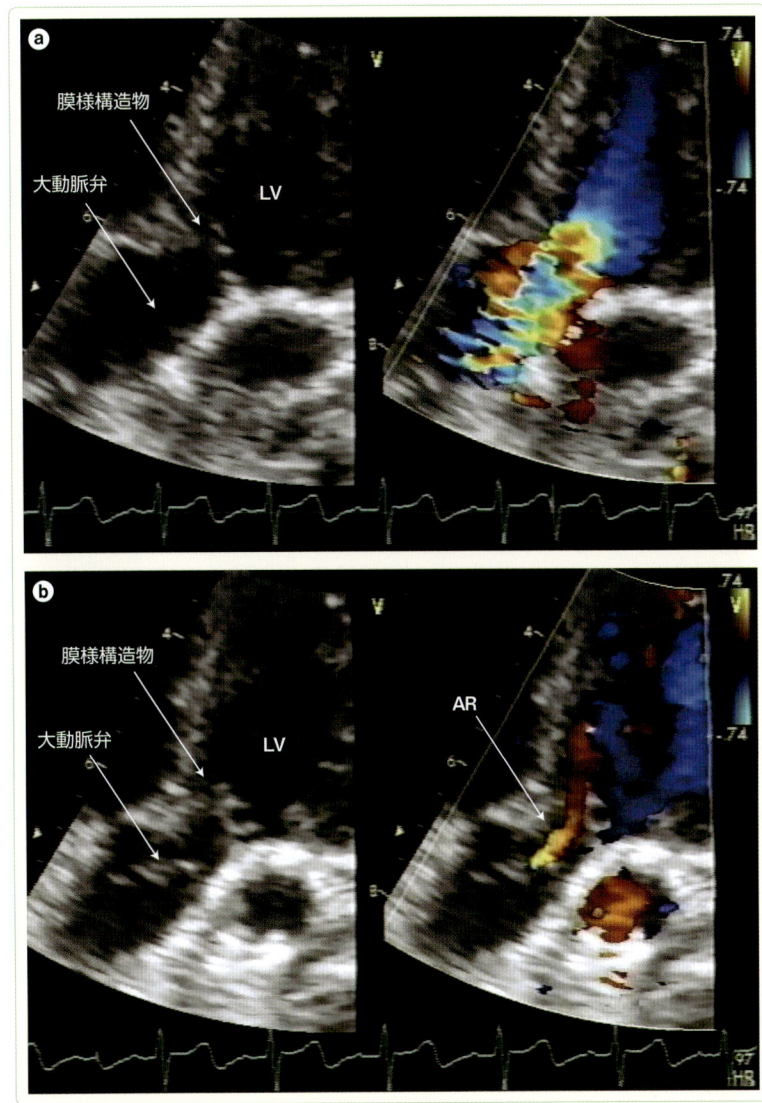

図13 ▶動画

大動脈弁下狭窄（膜様狭窄）

胸骨左縁僧帽弁レベル左室短軸断面．僧帽弁から左室流出路へ膜様構造物が伸びており，同部位から乱流が生じている．

LV：左室
RV：右室

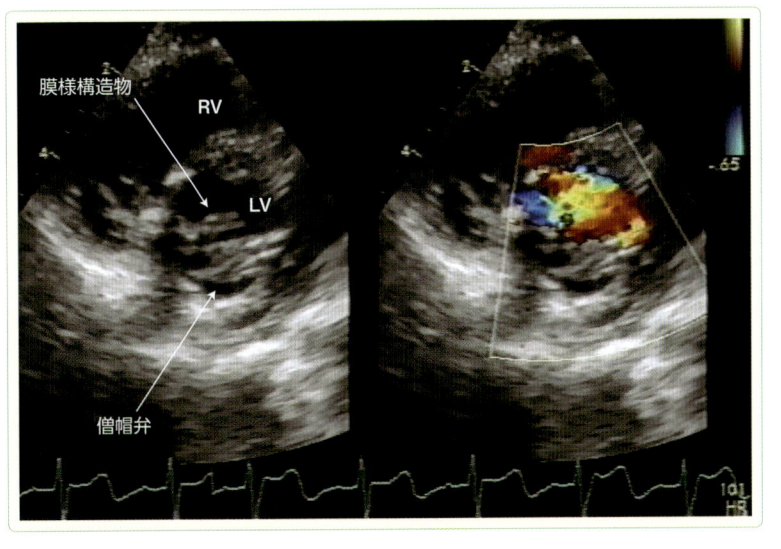

12 大動脈弁下狭窄・弁上狭窄—Williams 症候群

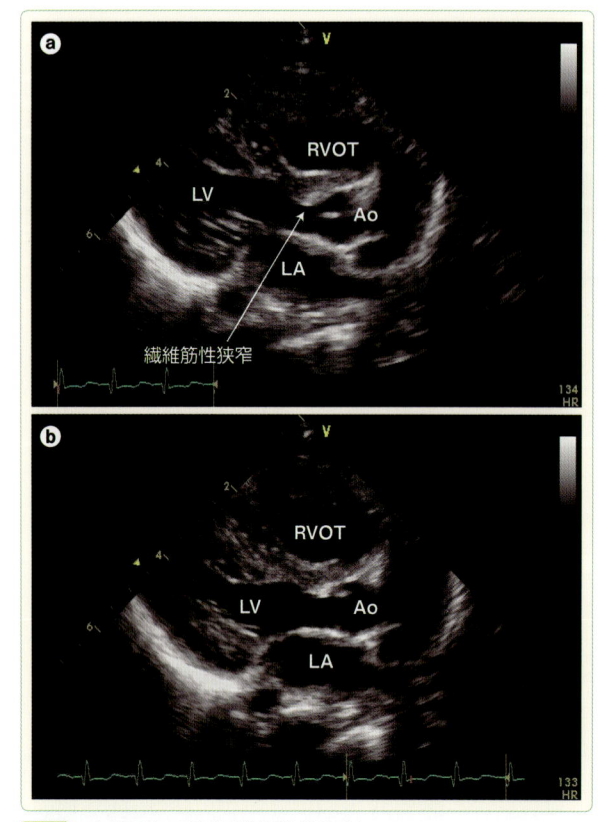

図14 大動脈弁下狭窄（繊維筋性狭窄）
a：大動脈弁下狭窄（繊維筋性狭窄）．胸骨左縁左室長軸断面．拡張期．
b：大動脈弁下狭窄（繊維筋性狭窄）．胸骨左縁左室長軸断面．収縮期．
左室流出路の心室中隔に軽度の繊維筋性狭窄を認める（矢印）．
Ao：大動脈，LA：左房，LV：左室，RVOT：右室流出路

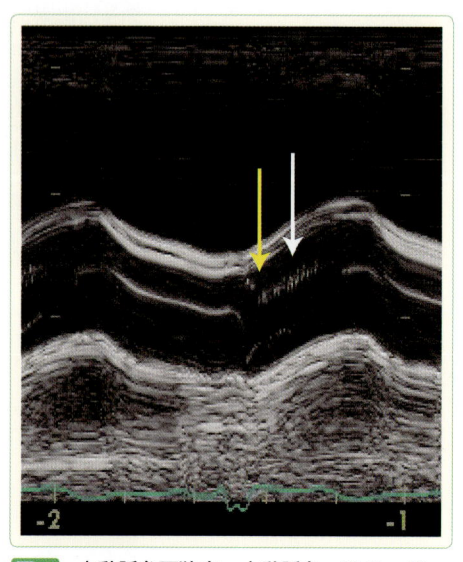

図15 大動脈弁下狭窄．大動脈弁．Mモード
大動脈弁の収縮早期半閉鎖（白矢印）とfluttering（黄矢印）を認める．

> **Point** 大動脈弁収縮早期半閉鎖，弁尖の振戦（fluttering）は，弁より近位部での乱流の存在を示唆する所見である．

▶ 大動脈弁上狭窄

- 大動脈弁，Valsalva洞，上行大動脈の形態（砂時計型，低形成型）の評価と血流異常の評価．
  - Bモード
    - 胸骨左縁左室長軸断面（図16a 図17 図19a）．
    - 胸骨上窩～上部胸骨右縁から大動脈弓長軸断面（図18）．
  - カラードプラ
    - 狭窄部位の同定（図16b 図19b）．

大動脈弁輪径・Valsalva洞径・STJ径の位置
➡ 心臓弁膜症 P22 図25

- 計測項目：大動脈弁輪径，Valsalva洞径，sinotubular-junction（STJ）径

12 大動脈弁下狭窄・弁上狭窄―Williams症候群

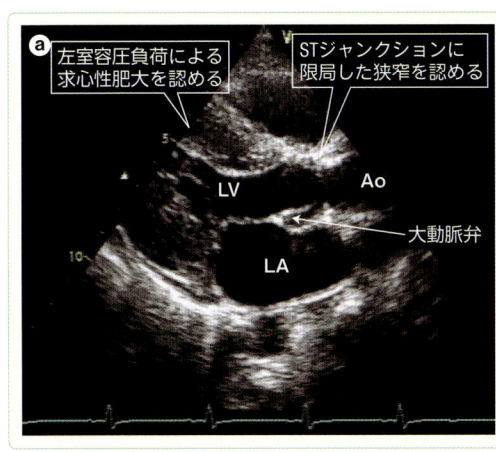

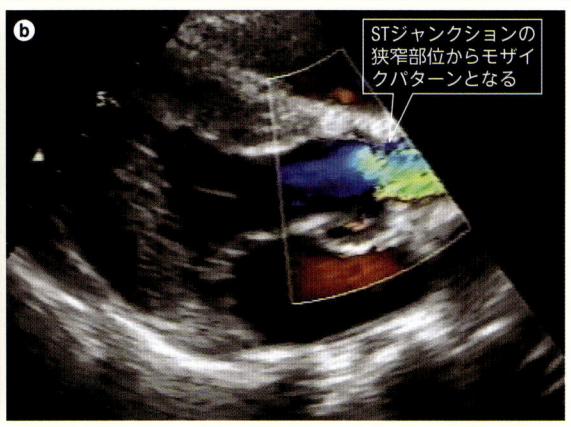

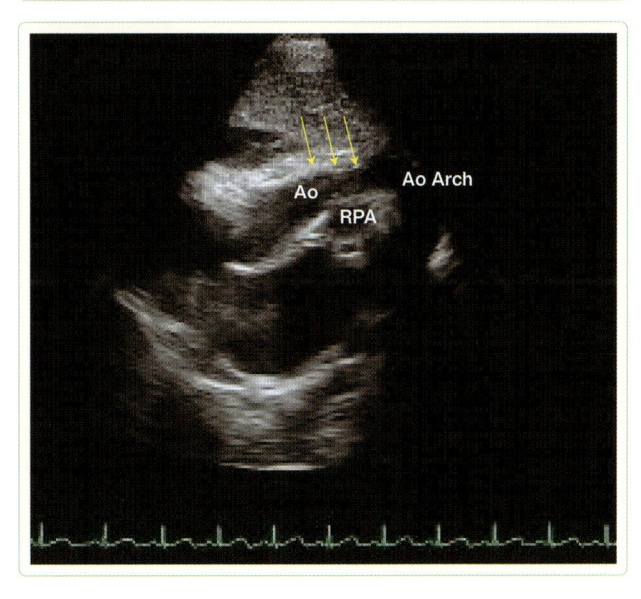

図16 ▶動画 大動脈弁上狭窄(砂時計型)
a:大動脈弁上狭窄(砂時計型).胸骨左縁左室長軸断面.
b:大動脈弁上狭窄(砂時計型).胸骨左縁左室長軸断面.カラードプラ.

Ao:上行大動脈
LA:左房
LV:左室

(画像内ラベル)
a:左室容圧負荷による求心性肥大を認める / STジャンクションに限局した狭窄を認める / LV / Ao / LA / 大動脈弁
b:STジャンクションの狭窄部位からモザイクパターンとなる

図17 大動脈弁上狭窄(砂時計型)
胸骨左縁左室長軸断面～上行大動脈.大動脈弁上狭窄はSTJに限局している.

Ao:上行大動脈
LA:左房
LV:左室
RVOT:右室流出路

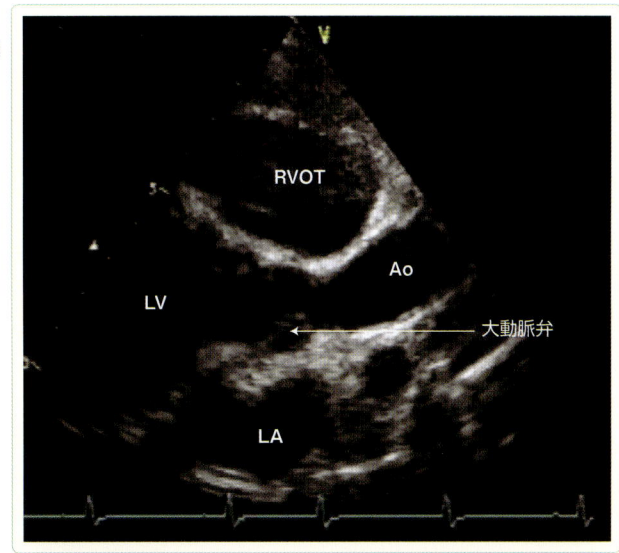

図18 大動脈弁上狭窄(低形成型)
上部胸骨右縁からのアプローチ.
上行大動脈全体の狭窄を認める(矢印).

Ao:上行大動脈
Ao Arch:大動脈弓
RPA:右肺動脈

12 大動脈弁下狭窄・弁上狭窄—Williams症候群

125

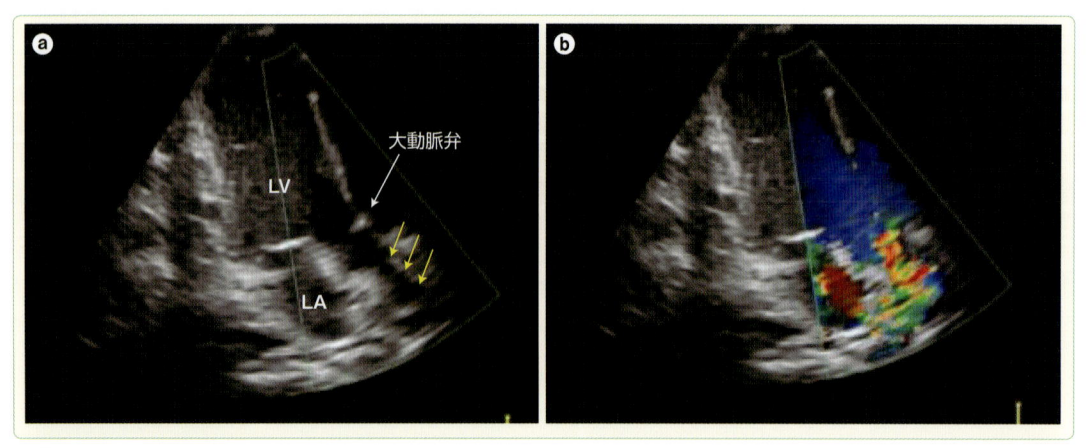

図19 ▶動画　大動脈弁上狭窄（低形成型）
a：大動脈弁上狭窄（低形成型）．心尖部左室長軸断面（心尖部からのアプローチ）．上行大動脈全体が低形成である（黄矢印）．
b：大動脈弁上狭窄（低形成型）．心尖部左室長軸断面（心尖部からのアプローチ）．カラードプラ．上行大動脈に乱流を認める．大動脈弁レベルでは層流パターンを示す．
LV：左室，LA：左房

合併病変の評価

> **Point** 大動脈弁下狭窄では心室中隔欠損，房室中隔欠損，大動脈縮窄症などを合併する症例も多く，これらの合併心奇形の評価も重要．

> **Point** 大動脈弁上狭窄では冠動脈の形態異常の合併が稀にあり，その評価も重要．
> またWilliams症候群では，末梢肺動脈，neck vessel，腎動脈，上腸間膜動脈の狭窄の有無もチェック．

● 大動脈弁上狭窄に伴う冠動脈拡張（図20）．

図20 大動脈弁上狭窄（砂時計型）に伴う冠動脈拡張
胸骨左縁左室大動脈弁レベル短軸断面．左冠動脈は4 mmと拡張している．

Ao：大動脈
LA：左房
LCA：左冠動脈
RA：右房
RVOT：右室流出路

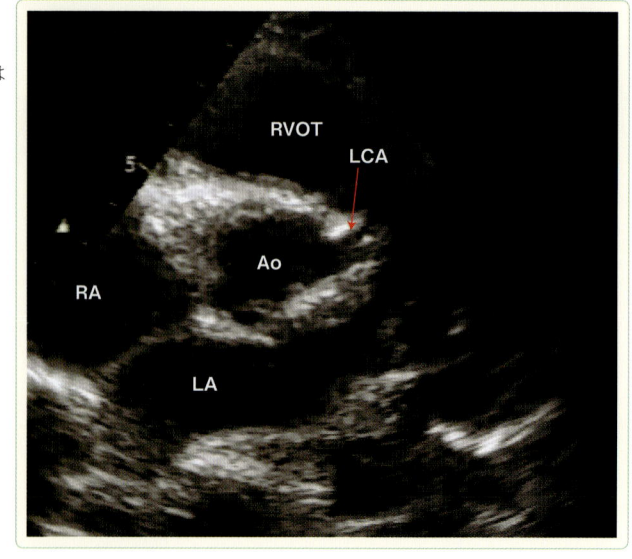

重症度評価

▶ 狭窄部位通過血流速度（簡易ベルヌーイの式）図21

- 狭窄部位の推定最大圧較差

$$PG = 4 \times V^2$$

PG：狭窄部位における推定圧較差（mmHg），V：狭窄部位通過血流最大流速（m/s）

図21 大動脈弁上狭窄（連続波ドプラ）
4.2 m/sの加速する血流を認める．

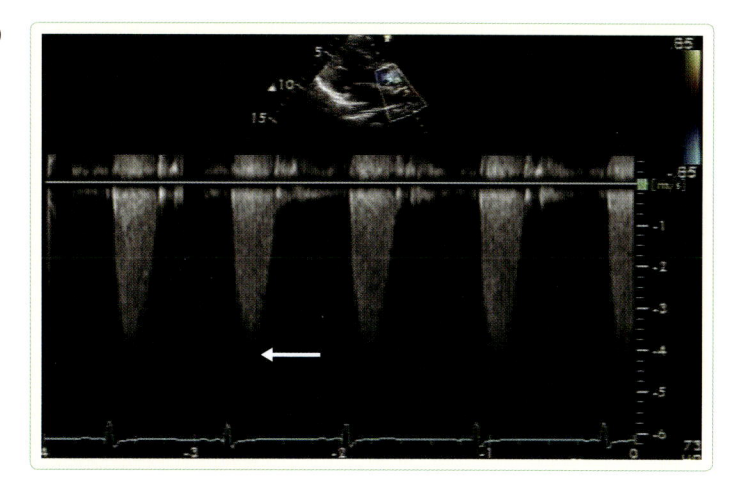

- 狭窄部 TVI（time velocity integral）
- 狭窄部位の推定平均圧較差

- 僧帽弁逆流合併例では，最大血流速度から同様に左室収縮期圧の推定が可能．

- 米国心臓協会／米国心臓病学会ガイドライン[5] では，
    - 軽症大動脈弁狭窄は収縮期平均圧較差：25 mmHg 未満
    - 最高血流速度：3.0 m/s 未満

とし，全ての運動は可能としており，日本循環器学会ガイドラインもその基準に準じているが，2012年改訂の先天性心疾患の学校生活管理指導指針ガイドライン[6] では，小児の運動量が多く，運動強度も大きくなることも想定し，
    - 軽症大動脈弁狭窄を収縮期平均圧較差：20 mmHg 未満
    - 最高血流速度：2.5 m/s 未満

としている（表1）．

表1 大動脈弁狭窄の重症度評価

	軽度	中等度	高度
狭窄部最大血流速度	< 2.5 m/s	2.5〜4.0 m/s	≧ 4.0 m/s
収縮期平均圧較差	< 20 mmHg	20〜40 mmHg	≧ 40 mmHg

> **Pitfall　簡易ベルヌーイ式による圧較差の推定**
> 簡易ベルヌーイ式による圧較差の推定は，管状狭窄の場合は過大評価するために，弁上狭窄，弁下狭窄では注意を要する．

▶ 左室肥大 図22

● Glanz らの式（M モード）

$$\text{推定収縮期圧 (mmHg)} = 225 \times \frac{\text{LVPWTs}}{\text{LVIDs}}$$

LVPWTs：左室収縮末期壁厚，LVIDs：収縮末期左室内径

- 病的な心筋肥大や心機能低下がなければ，増大する張力に対し心筋の代償性肥大が起こり，左室壁応力は一定に保たれる．したがって，左室収縮末期壁厚，収縮末期左室内径から，収縮期圧，大動脈弁狭窄の程度が推定できる．

● 左室心筋重量の推定（M モード）

① $\text{LVmass (g)} = 1.04 \times \{(\text{LVED} + \text{Hd} + \text{Sd})^3 - \text{LVED}^3\} - 14$　（R 波の頂点で測定）

あるいは

② $\text{LVmass (g)} = 0.8 \times 1.04 \times \{(\text{LVED} + \text{Hd} + \text{Sd})^3 - \text{LVED}^3\} - 6$　（QRS 波の始まりで測定）

LVED：左室内径，Hd：左室後壁厚，Sd：中隔壁厚

図22 ▶動画
大動脈弁上狭窄（砂時計型）
胸骨左縁左室短軸断面．
左室の求心性肥大を認める．

LV：左室
RV：右室

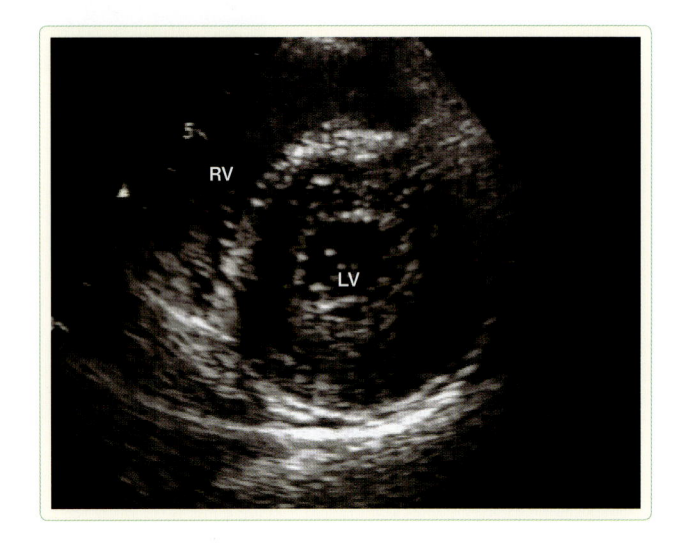

文献

1) Schneider DJ, et al: Aortic stenosis. Allen HD, et al(eds): Moss & Adams' Heart Disease in Infants, Children, and Adolescents: Including the Fetus and Young Adult, 7th ed. Lippincott Williams & Wilkins, pp968-987, 2008
2) Smallhorn JF, et al: Congenital anomalies of the aortic valve and left ventricular tract. Anderson RH(ed): Pediatric Cardiology, 3rd ed. Churchill Livingstone, pp 917-933, 2009
3) 中西敏雄：大動脈弁狭窄症．高尾篤良（編）：臨床発達心臓病学 改訂3版．中外医学社，pp552-567, 2001
4) 日本循環器学会：循環器病の診断と治療に関するガイドライン（2007-2008年度合同研究班報告）．先天性心疾患の診断，病態把握，治療選択のための検査法の選択ガイドライン．
http://www.j-circ.or.jp/pdf/JCS2010_hamaoka_h.pdf（2013年2月閲覧）
5) Bonow RO, et al: 2008 Focused update incorporated into the ACC/AHA 2006 guidelines for the management of patients with valvular heart disease. Aortic stenosis. J Am Coll Cardiol 52: e18-26, 2008
6) 日本小児循環器学会学校心臓検診委員会：先天性心疾患の学校生活管理指導ガイドライン（2012年改訂版）．日小児循環器会誌 28: 2-5, 2012
7) Kimball TR, et al: Echocardiography. Allen HD, et al(eds): Moss and Adams' Heart Disease in Infants, Children, and Adolescents: Including the Fetus and Young Adults, 7th ed. Lippincott Williams & Wilkins, pp149-157, 2008

検査の進め方

	Bモード	Mモード	ドプラ カラー	ドプラ パルス	ドプラ 連続波	ドプラ 組織パルス
長軸断面 (傍胸骨・心尖部)	□左室流出路の形態 □大動脈弁形態 □僧帽弁形態 □Valsalva・sinotubular-junction(STJ)の形態 □上行大動脈の形態 □左室肥大 □<u>大動脈弁輪径</u> □<u>Valsalva洞径</u> □<u>STJ径</u>	□大動脈弁収縮早期半閉鎖 □大動脈弁尖のfluttering □<u>左房径</u>	□狭窄部位の同定 □大動脈弁逆流 □僧帽弁逆流	□<u>左室流出路血流</u>	□<u>狭窄部最大血流速度(推定最大圧較差)</u> □<u>狭窄部TVI (推定平均圧較差)</u>	
短軸断面 (乳頭筋レベル)	□左室肥大	□<u>左室後壁厚・中隔壁厚</u> □<u>左室内径</u>				
(僧帽弁レベル)	□僧帽弁形態・弁下部の形態		□僧帽弁逆流			
(大動脈弁レベル)	□大動脈弁形態		□大動脈弁逆流			
(肺動脈弁レベル)	□末梢性肺動脈狭窄の有無					
四腔断面 (房室弁レベル)	□心室中隔の異常(合併奇形) □VSD, AVSDなど □<u>modified Sympson法</u>		□僧帽弁逆流 □心室間短絡血流	□<u>左室流入血流</u>	□<u>僧帽弁逆流</u>	□<u>僧帽弁輪運動速度</u>
(左室流出路レベル)	□大動脈弁形態 □弁下部の形態		□狭窄部位の同定 □大動脈弁逆流 □僧帽弁逆流			
胸骨上窩長軸断面	□大動脈弓の異常 □大動脈縮窄症の合併		□大動脈弓の異常 □CoAなど			
腹部大動脈	□腎動脈狭窄の有無 □上腸間膜動脈の狭窄の有無			□拡張期引き込み血流 　□ARなどのチェック □収縮期血流パターン 　□CoAのチェック		

VSD：心室中隔欠損　AVSD：房室中隔欠損　CoA：大動脈縮窄症　AR：大動脈弁逆流
小児の計測値は体表面積や体重による補正，年齢別の正常値などを参考にする必要がある．それぞれの正常値は成書を参照．[7]
下線：計測項目

12　大動脈弁下狭窄・弁上狭窄―Williams症候群

13 大動脈縮窄
coarctation of aorta

病型・形態　図1

❶ 単純型
- 他の心奇形を合併しない場合，多くは無症状で経過する．幼児期以降に心雑音や高血圧などで発見されることが多い．
- 新生児・乳児期早期では，afterload mismatch により左室収縮能低下・心不全症状を呈する場合がある．

❷ 複合型
- 心奇形を合併する．多くは心室中隔欠損で，流出路中隔（矢印）の後方偏位を伴っている．
- 新生児・乳児期に発症する．

図1　病型分類
他の心奇形を合併しない単純型（a），合併する複合型（b）に分けられる．　Ao：大動脈，PA：肺動脈，PDA：動脈管

病態生理　図2

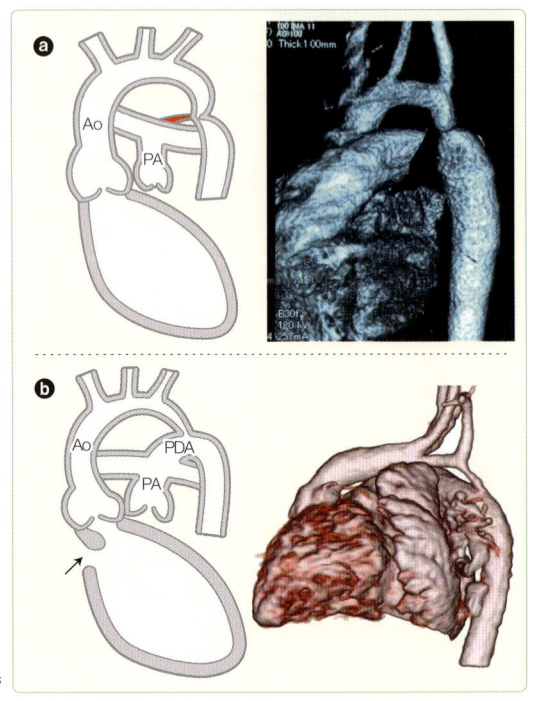

- 大動脈縮窄は左室流出路に対するインピーダンスを増加させ，左室や上行大動脈およびその枝の収縮期血圧の上昇をもたらす．
- 上行大動脈と下行大動脈の間で，収縮期と拡張期ともに圧較差を生じる．これらは縮窄の程度，心拍出量や側副血管発達の程度によって異なる．
- 多くの場合，左室心筋が肥厚するなど代償機構が働き収縮能は保たれる．
- 新生児や乳児期早期では，心筋の未熟性のため代償機構が不十分であり，収縮能低下，心不全症状が出現する．
- 出生後に卵円孔と動脈管が閉鎖することで狭窄部を通過する血流量が増加するため，血行動態に有意な影響が出現する．
- 縮窄の程度と合併心病変により，軽度の高血圧症を示すのみのものから重症心不全やショックをきたすものまで存在する．

図2　病態生理

- 左室心筋の肥大や線維化により左室コンプライアンスの低下をきたし，拡張能低下をきたす可能性がある．
- 他の心内奇形を合併（約70％が心室中隔欠損）している場合は肺高血圧を呈し，肺動脈から動脈管を介する血流により下半身の血流が保たれる．

身体所見

❶ 聴診所見

- 収縮期駆出性心雑音を胸骨左縁上部（縮窄による）．
- 背部に連続性または transsystolic の雑音が聴取されることがある．
- 連続性雑音（側副血管の発達した症例）．
- 駆出性クリック（大動脈二尖弁を合併した症例）．

❷ 視診・触診

- 左室圧・容量負荷により心尖拍動を触知することがある．

心電図　図3

- 左室肥大に伴うストレインパターン．
- 合併する心内奇形により，それぞれ特有の所見を示す．
- 肺高血圧を伴うと右室肥大所見を示す．

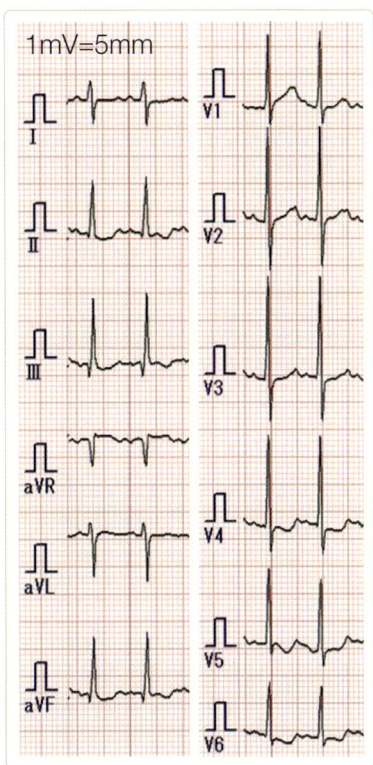

図3　心電図
Ⅱ，Ⅲ，aVF，V4，V5，V6でストレインパターンを認める．（1 mV＝5 mm）

胸部レントゲン

❶ 単純型

- "3の字"サイン：縮窄部前後の大動脈が拡大することによる（図4）．
- "Rib notching"：側副血管の発達で肋間動脈が拡大，蛇行することによる．

❷ 複合型

- 左右短絡により肺血管陰影の増強，心拡大．

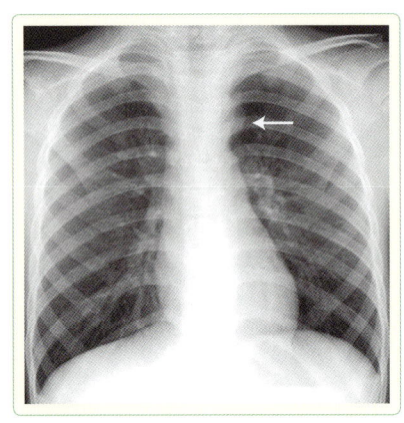

図4 胸部レントゲン
単純型大動脈縮窄の10歳．大動脈弓の左方への突出（矢印）を認める．Rib notchingは認められない．

合併奇形　表1

- 心内奇形として
  - 心室中隔欠損
  - 大動脈二尖弁
  - 僧帽弁狭窄
  - 房室中隔欠損
  - 大血管転位
  - 両大血管右室起始
  - 修正大血管転位
  - 左心低形成症候群

などがある．

表1 重篤な心内奇形を合併する大動脈縮窄100例の合併心奇形

大きい心室間交通	95
心室中隔欠損	73
各種大血管転位	17
完全大血管転位	6
Taussig-Bing奇形	8
単心室・肺高血圧合併	3
共通房室中隔欠損	5
その他の短絡性心疾患	2
全肺静脈還流異常（心下型）	1
大動脈肺動脈中隔欠損	1
狭窄性心疾患	3
重症大動脈（弁・弁下部）狭窄	2
重症僧帽弁狭窄＋PDA＋PH	1
付随小心奇形	
動脈管開管	76
大動脈二尖弁・軽い狭窄	3
下大静脈奇形結合	3
僧帽弁逆流	2
心房中隔欠損	2
大動脈弓縮窄	1
右大動脈弓	1
dextroversion	1

治療法

❶ 単純型

- 外科的修復術
- 経皮的バルーン拡大術（controversialである）
  - 有効で，外科的修復術が回避できるとの報告がある．
  - 一方，乳児期では再狭窄率が高いとの報告もある．
  - 年長児になると，特に大動脈峡部の低形成を伴う場合，外科的修復が極めて困難になる可能性がある．
- 成人ではステント留置術

❷ 複合型

- 一期的心内修復術
- まず大動脈縮窄修復および肺動脈絞扼術を施行し，その後二期的に修復
- 術後再狭窄は
  - 経皮的バルーン拡大術が第一選択
  - 無効な場合，再修復術

心エコー所見

| 大動脈弓の描出 図5 | ● 第二肋間胸骨右縁または胸骨上窩アプローチの長軸断面により大動脈弓全体が描出される．術前評価としては，縮窄部のみでなく近位部，遠位部大動脈弓径，狭部径を評価する必要がある． |

図5 ▶動画 大動脈弓の描出
生後3ヵ月女児．第二肋間胸骨右縁アプローチでの大動脈弓の描出．大動脈峡部の低形成と，その遠位に限局性の縮窄（矢印）を認める．カラードプラで縮窄部付近にaliasingを認める．

Ao：上行大動脈
PA：右肺動脈
T：胸腺

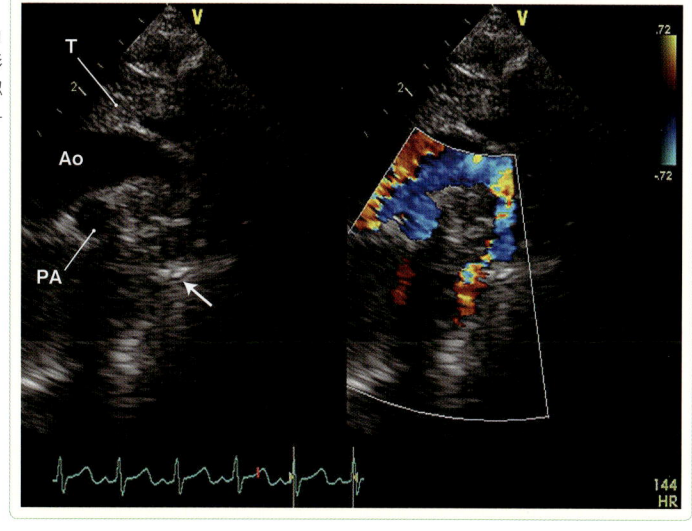

Point 狭窄部の形態として，限局性狭窄を示すものや，大動脈峡部全体が細く長いもの，大動脈弓全体が低形成なものなどがある．

Pitfall 単純型の場合，縮窄部がやや遠位であることが多く，見落とす可能性がある．

連続波ドプラ	
▶縮窄部の血流 図6	● 胸骨上窩アプローチで，サンプルボリュームを縮窄の近位部でできるだけ平行になるようにして流速波形を描出する．"のこぎり刃（sawtooth）様"を呈する．2種類の波形が重なる形で記録され，高流速（V2）は縮窄部での流速を反映し，低流速（V1）は縮窄部より近位の流速を反映している．

図6 大動脈縮窄の連続波ドプラによる評価
二重の血流波形が記録される．縮窄部より近位の血流波形（V1）と縮窄部を通過する血流波形（V2）．

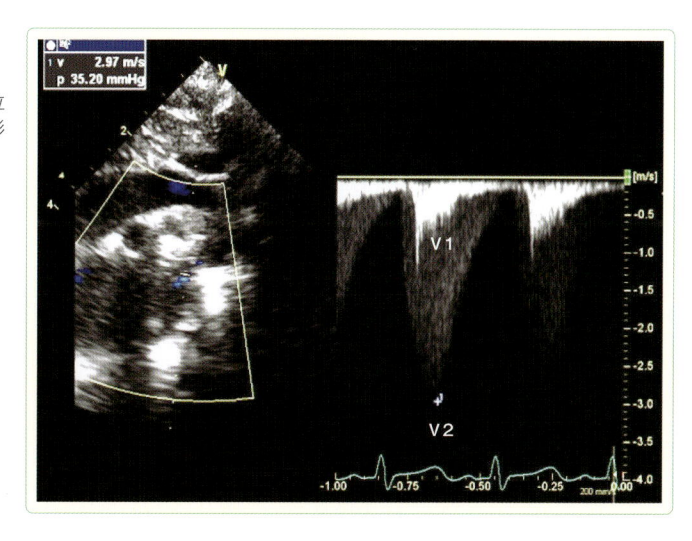

13 大動脈縮窄・大動脈弓離断

▶ **重症度評価**
図7

● 狭窄の重症度の増大とともに最大流速はより高値となり，また流速曲線の持続の延長がより著明となる．重症狭窄例で拡張期に流速が記録されるのは，縮窄部前後の圧較差が拡張期にも持続していることを示している．

図7 重症度の評価
狭窄の重症度の軽い症例（a）で最大流速は2.97 m/secであるのに対し，より重症度の高い症例（b）では最大流速が5.04 m/secと高値を示し，増大した流速が拡張期の大部分を通じて持続している．

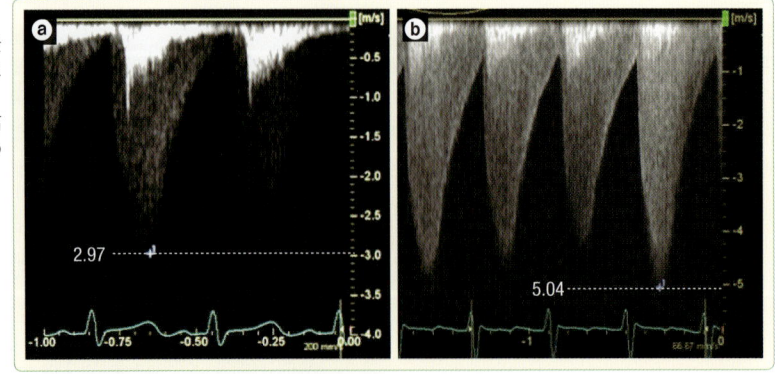

Pitfall
- 管状狭窄では，簡易ベルヌーイ式では圧較差を過大評価しやすい．
- 縮窄部近位の流速（V1）が1 m/sを超える場合，推定圧較差（ΔP）は
  $$\Delta P = 4 \times (V_2^2 - V_1^2)$$
  を用いる．
- 心室の収縮能低下が見られるときは圧較差を過小評価しやすい．
- ドプラのビームが血流に対して平行になっていない場合も圧較差の過小評価となる．

パルスドプラ
図8

● 最大血流速度の低下，最大流速までのスロープ低下，拡張期にも順行性血流が認められる．
● 動脈管からの十分な血流がある場合には，これらの所見は認められない．

Pitfall 大腿動脈拍動の触知が可能であることは，縮窄を否定するものではない．

図8 腹部大動脈の血流パターン
横隔膜レベルでの腹部大動脈のパルスドプラによる血流評価で，最大血流速度は0.72 m/secと低下し，最大流速までの立ち上がり低下，拡張期順行性血流を認める．

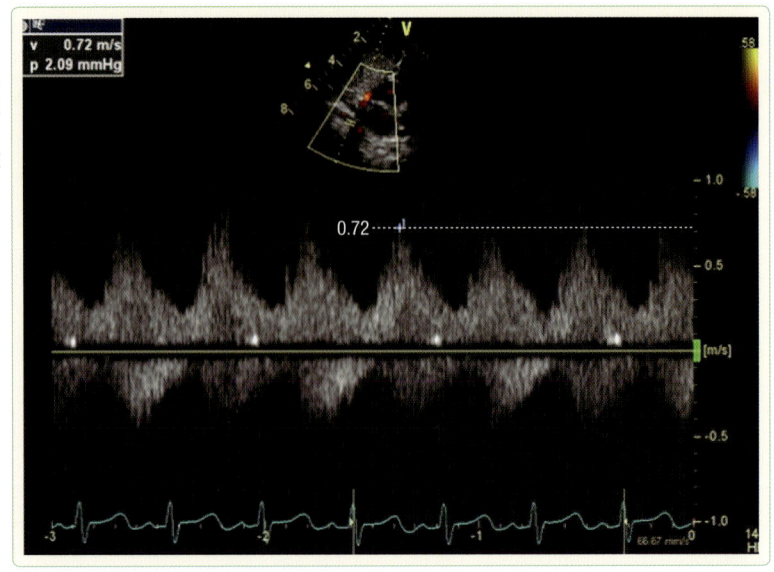

13 大動脈縮窄・大動脈弓離断

▶ **複合型** 図9 　● 心室中隔欠損を認める．流出路中隔（outlet septum）は後方に偏位し，大動脈弁輪径も小さい．

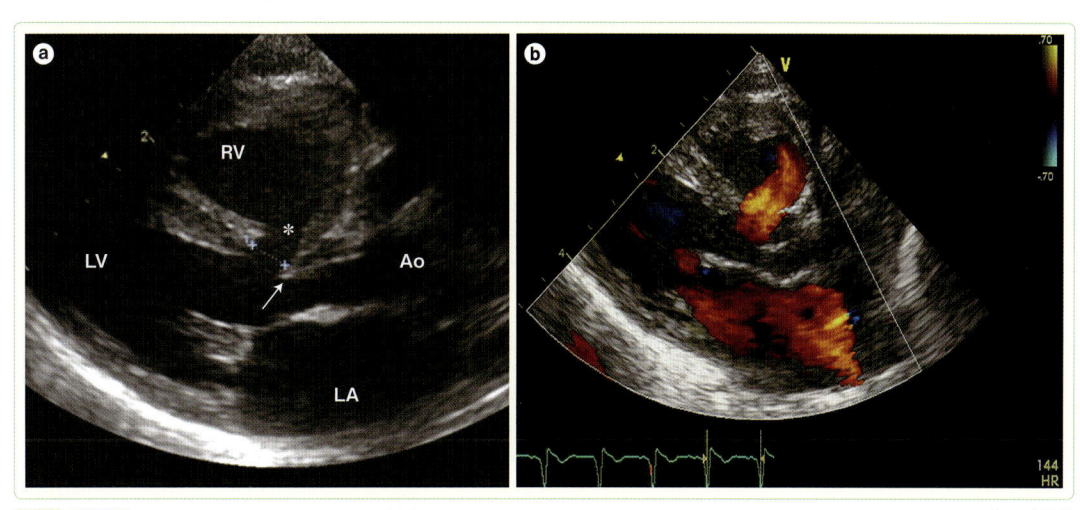

図9　心室中隔欠損を伴う大動脈縮窄
胸骨左縁左室長軸断面．流出路中隔（矢印）は後方へ偏位し，心室中隔欠損（＊）は malalignment 型である．

Ao：大動脈
LA：左房
LV：左室
RV：右室

Point
- 流出路中隔の後方偏位や，小さい大動脈弁輪・大動脈二尖弁を認めたら大動脈縮窄の存在を疑い検査を進める．
- 大動脈弁輪径，形態（三尖弁か二尖弁か）評価が重要で，これにより二心室手術可能かどうか決まる．
- 新生児・乳児では前縦隔に胸腺が存在していることで，より明瞭な画像が得られる．逆に，胸腺欠損の症例ではエコービームが入りにくいことが多い（図10　図11　図12）．

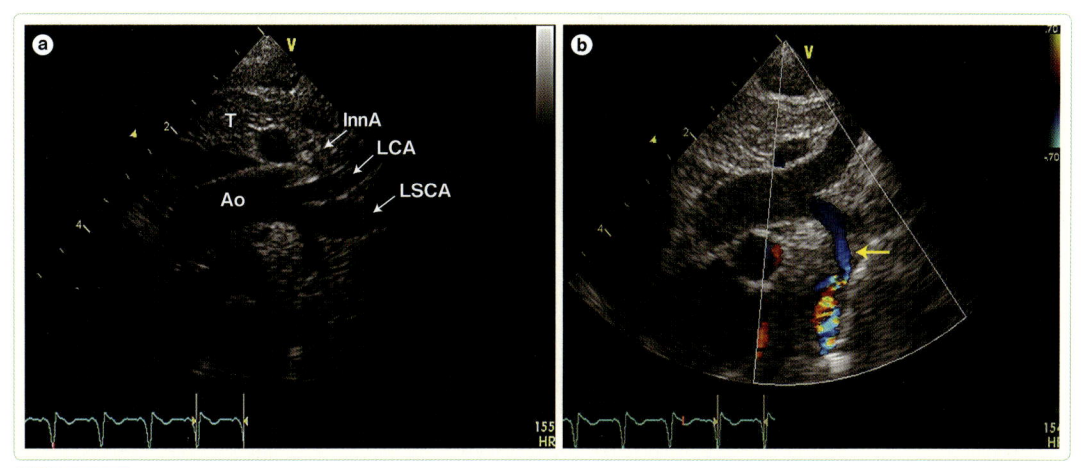

図10　大動脈弓の描出
胸骨上窩大動脈弓断面．左鎖骨下動脈の遠位部より峡部（黄矢印）が全体に低形成となっている．

Ao：上行大動脈
InnA：無名動脈
LCA：左総頸動脈
LSCA：左鎖骨下動脈
T：胸腺

13　大動脈縮窄・大動脈弓離断

135

図11 ▶動画 動脈管の描出

右室流出路長軸断面.
主肺動脈（mPA）から右肺動脈（RPA），左肺動脈（LPA），動脈管（PDA）が並んで描出される．PDAはさらに下行大動脈（DAo）へと連続して描出される．

LA：左房

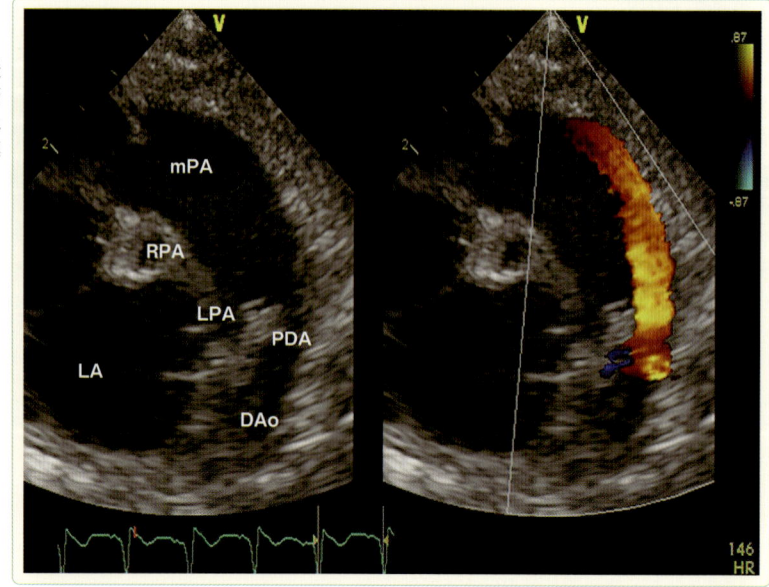

図12 動脈管での血流波形

収縮期に高速の右左短絡血流，拡張期に低速の左右短絡を示している．

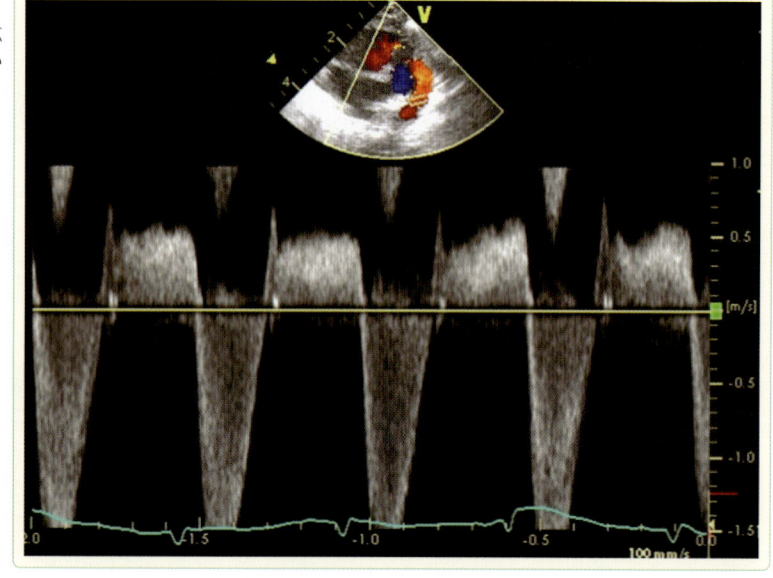

13-② 大動脈弓離断
interruption of aortic arch

病型・形態　図13

- 大動脈縮窄の最重症型.
- 先天性心疾患の1.5%.
- 病型分類（Celoria Patton 分類）
    - A型：左鎖骨下動脈の遠位部と下行大動脈の間（約70%）.
    - B型：左総頸動脈の遠位部と左鎖骨下動脈の間（約30%）．染色体22q11.2欠失症候群に合併することが多い．
    - C型：腕頭動脈の遠位部と左総頸動脈の間．
- 99%以上で心内奇形を合併（心室中隔欠損が最多）．

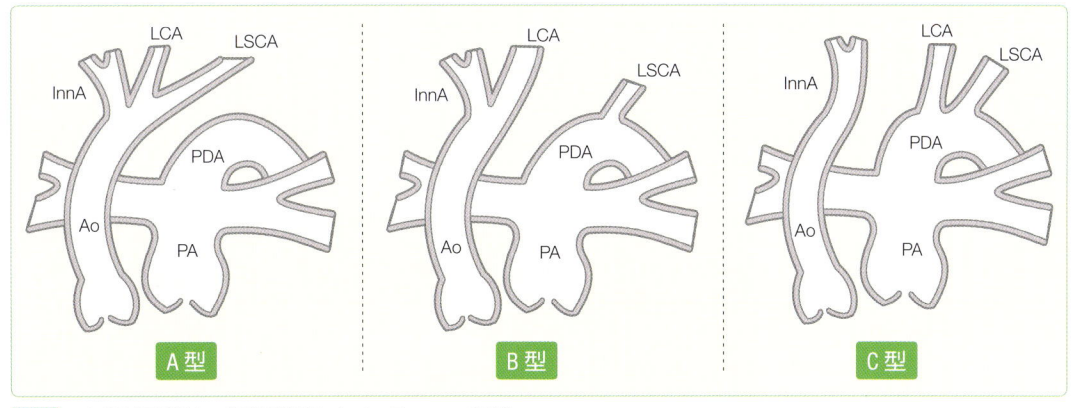

図13 大動脈弓離断の病型分類（Celoria Patton 分類）
Ao：上行大動脈，LCA：左総頸動脈，LSCA：左鎖骨下動脈，InnA：腕頭動脈，PA：主動脈，PDA：動脈管

心エコー所見

離断部位の描出
図14 図15
- 第二肋間胸骨右縁または胸骨上窩からのアプローチにより描出される．近位および遠位大動脈弓の血管径や距離の評価，および離断されている部位を把握する必要がある．

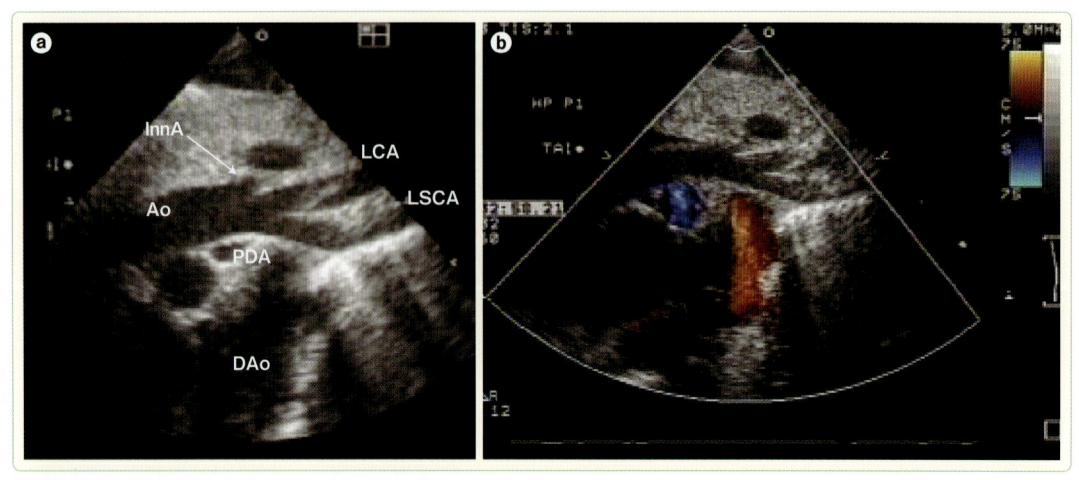

図14 ▶動画 大動脈弓の描出．大動脈弓離断（A型）
胸骨上窩大動脈弓断面．上行大動脈（Ao）から腕頭動脈（InnA），左総頸動脈（LCA），さらに左鎖骨下動脈（LSCA）が連続して描出されるが，その遠位部で連続性が失われている（A型）．下行大動脈（DAo）は動脈管（PDA）からつながっている．

図15 ▶動画 大動脈弓の描出．大動脈弓離断（B型）

胸骨上窩大動脈弓断面．上行大動脈（Ao）から腕頭動脈（InnA），左総頸動脈（LCA）が連続して描出されるが，その遠位部で連続性が失われている（B型）．左鎖骨下動脈（LSCA）は下行大動脈（DAo）から起始している．

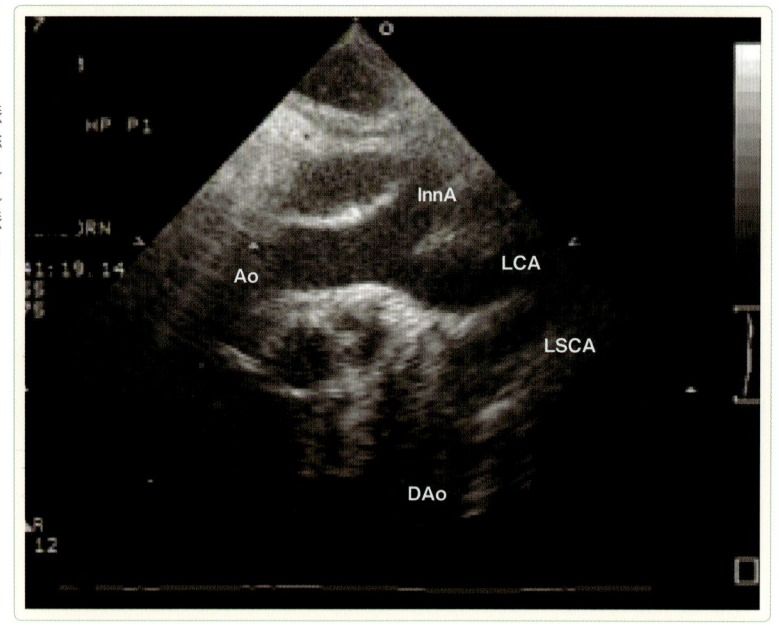

138　13　大動脈縮窄・大動脈弓離断

動脈管の描出	● 肺動脈から動脈管を介し下行大動脈まで連続して描出される．左右肺動脈と動脈管が並んで描出されることが多い．
図16	

図16 ▶動画 動脈管の描出
右室流出路長軸断面．
主肺動脈（mPA）から右肺動脈（RPA），左肺動脈（LPA），動脈管（PDA）が並んで描出される．PDAはさらに下行大動脈（DAo）へと連続して描出される．

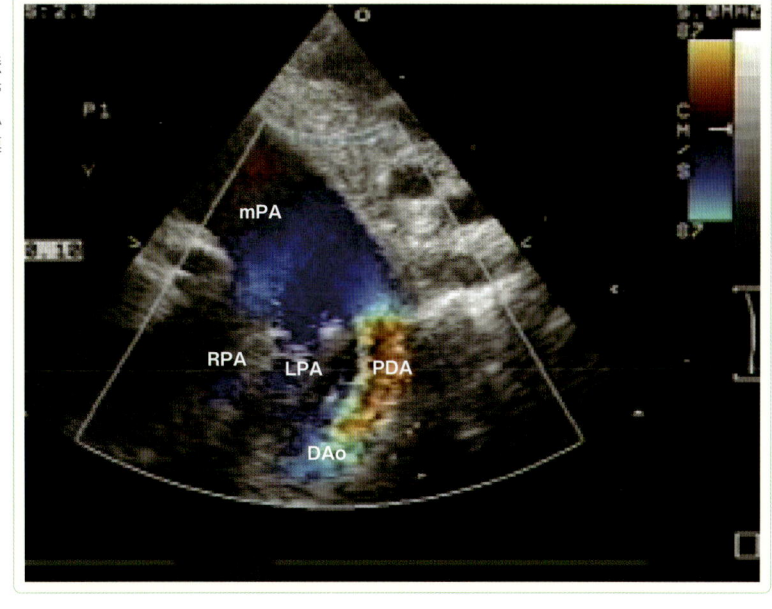

合併心奇形の評価	● 大動脈弓離断と診断したら心内奇形の有無を念入りに検索する．大動脈弁輪径，大動脈弁狭窄や弁下狭窄の有無が手術術式決定に重要となる．
図17 図18	

⚠ **Pitfall** 連続波ドプラによる大動脈弁血流速度測定では大動脈弁狭窄の重症度評価は，心室中隔欠損の存在下では困難であることに留意する．

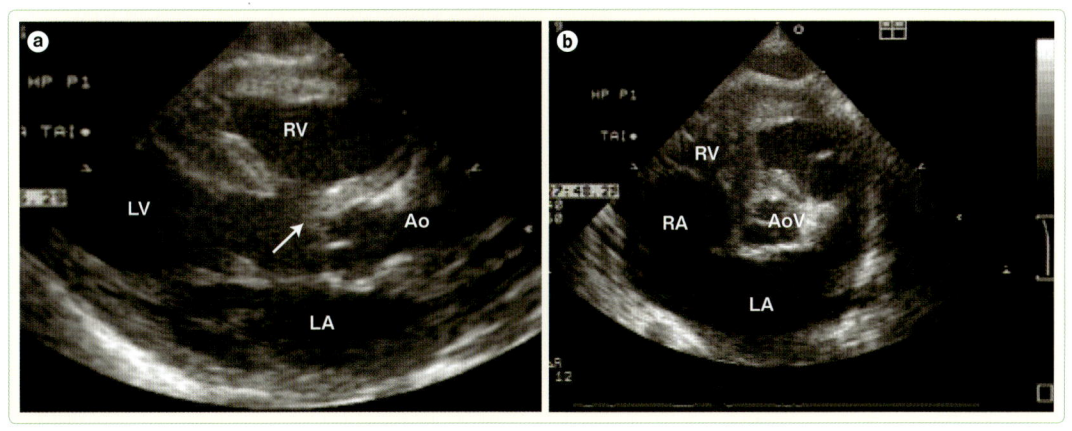

図17 ▶動画 心室中隔欠損を伴う大動脈弓離断（日齢 7）
a：胸骨左縁左室長軸断面．大動脈弁下に心室中隔欠損を認める．流出路中隔（矢印）はやや後方へ偏位している．
b：胸骨左縁左室大動脈弁レベル短軸断面．大動脈弁輪径は 5.4 mm と小さめだが，三尖であり形態的には正常と考えられる．
Ao：大動脈，AoV：大動脈弁，LA：左房，LV：左室，RV：右室

13 大動脈弓離断・大動脈弓離断

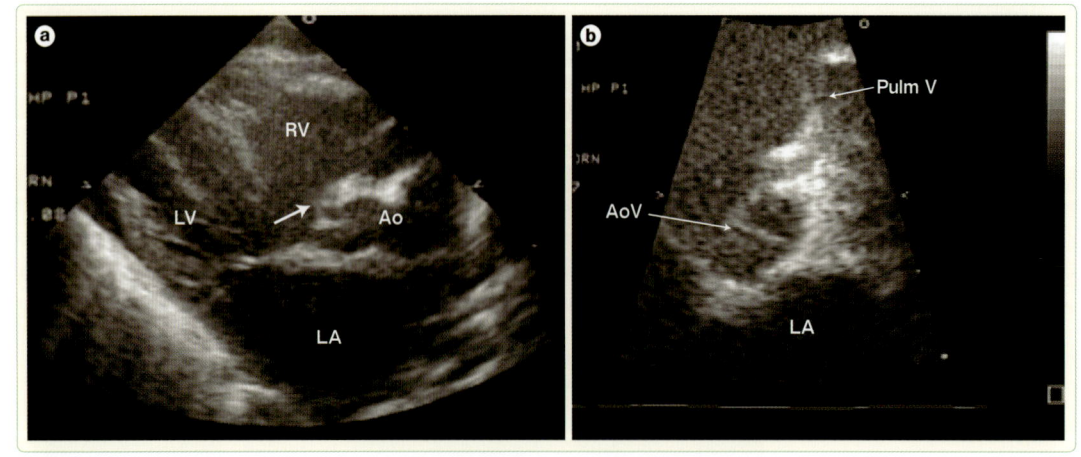

図18 ▶動画 心室中隔欠損を伴う大動脈弓離断（日齢 3）
a：胸骨左縁左室長軸断面．大動脈弁下に心室中隔欠損を認める．流出路中隔（矢印）はやや後方へ偏位している．
b：胸骨左縁左室大動脈弁レベル短軸断面．大動脈弁輪径は 5.8 mm と小さく doming を認め，形態的に二尖弁を示している．
Ao：大動脈，AoV：大動脈弁，LA：左房，LV：左室，Pulm V：肺動脈弁，RV：右室

| パルスドプラ | ● 動脈管での血流は，収縮期の高速右左短絡と拡張期の低速左右短絡が記録される．術前に安定した血行動態を得るためにはくびれのない十分な径の動脈管開存が必要である．
● 下行大動脈の血流は，動脈管の開存が十分であれば，大動脈縮窄のような最大血流速度の低下，最大流速までのスロープ低下は見られず，収縮期の順行性血流と拡張期の逆行性血流を認める（図19）． |

図19 腹部大動脈の血流波形．大動脈弓離断
動脈管の開存が十分であれば腹部大動脈の血流波形は pulsatile pattern を示す．拡張期には肺動脈への引き込みがあるため逆行性血流（矢印）が認められる．

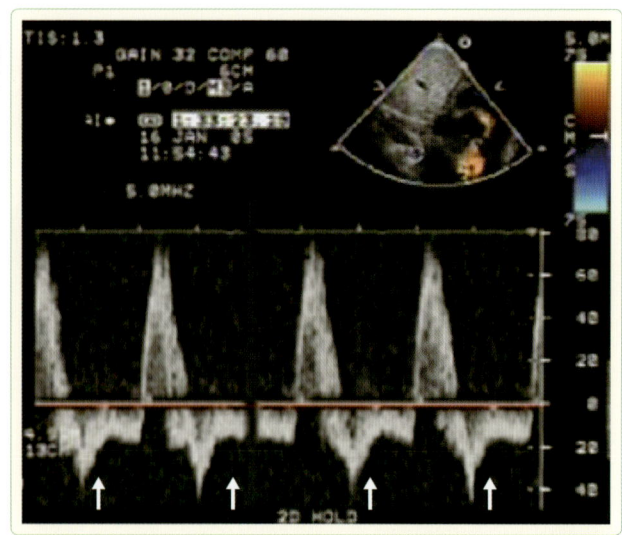

140　13　大動脈縮窄・大動脈弓離断

検査の進め方

	Bモード法	Mモード法	ドプラ法 カラー	ドプラ法 パルス	ドプラ法 連続波
胸骨上窩 長軸断面	□大動脈弓 □<u>上行大動脈径</u> □<u>近位大動脈弓径</u> □<u>遠位大動脈弓径</u> □<u>大動脈峡部径</u>		□狭窄部近位より乱流		□<u>縮窄部流速度</u>
胸骨左縁左室 長軸断面	□心室中隔欠損 □左室拡大 □左室壁肥厚 □流出路中隔後方偏位 □大動脈弁形態	□<u>左室拡張末期径</u> □<u>左室収縮末期径</u> □<u>左室壁厚</u> □<u>左室心筋重量</u> □<u>左室流出路径</u> □<u>大動脈弁輪径</u>	□短絡血流		□<u>心室中隔欠損短絡血流速度</u>
胸骨左縁左室 短軸断面	□大動脈弁三尖弁 □大動脈弁二尖弁 □左室拡大 □左室壁肥厚 □心室中隔扁平化 □動脈管		□動脈管血流	□<u>動脈管血流速度波形</u>	
心尖部 四腔断面	□左房拡大 □左室拡大 □左室流出路狭窄 □心室中隔欠損		□三尖弁逆流 □心室中隔欠損		□<u>三尖弁逆流速度</u>
心窩部 下行大動脈				□<u>大動脈血流速度波形</u>	

下線：計測項目

文献

1) Weinberg PM, et al: Aortic arch and vascular anomalies. Allen HD, et al(eds): Moss and Adams' Heart Disease in Infants, Children, and Adolescents Including the Fetus and Young Adult, 8th ed. Lippincott Williams & Wilkins, pp758-798, 2013
2) Patel A, et al: Abnormalities of the aortic arch. Eidem BW, et al(eds): Echocardiography in Pediatric and Adult Congenital Heart Disese. Lippincott Williams & Wilkins, pp289-297, 2009
3) Epelman M: Obstructive Lesions of the aortic arch. Yoo SJ, et al(eds): Chest Radiographic Interpretation in Pediatric Cardiac Patients. Thieme Medical Publishers, pp229-233, 2010
4) 門間和夫：大動脈縮窄．大動脈弓離断．高尾篤良，他（編）：臨床発達心臓病学．中外医学社，pp582-595, 2005
5) 岩堀　晃，他：先天性心疾患 狭窄群．加藤裕久（編）：小児の心エコー図．金原出版，pp108-123, 1993
6) Halte L, et al: 大動脈縮窄症．坂本二哉（監訳）：ドプラー心臓超音波学―原理と臨床応用第2版．西村書店，pp211-215, 1995

▶ topics

区分診断法

区分診断法とは

- 1964年にVan Praaghが提唱した方法．心臓を，心房・心室・大血管の3つの構成要素に分けそれぞれの位置関係とつながりを診断する．次の5段階に分けて診断を進める．
  ①ステップ1：心房位
  ②ステップ2：心室位
  ③ステップ3：大血管位
  ④ステップ4：心房－心室関係
  ⑤ステップ5：心室－大血管関係
- エコーによる診断だけではなく，全ての検査方法に通じる考え方である．

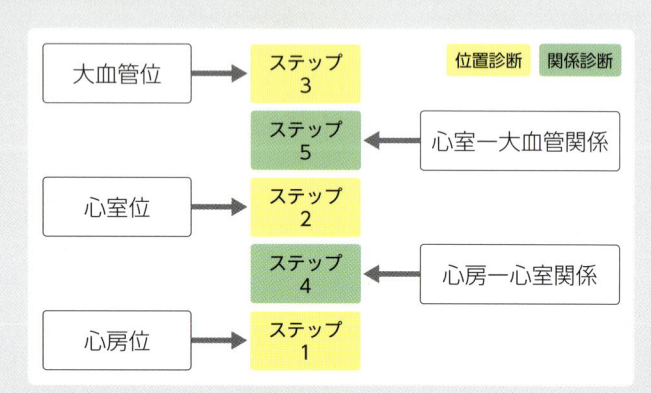

図1 区分診断法の模式図

区分診断法は，心臓を構成する各要素それぞれの位置を決める「位置診断」を行い，次いで要素と要素のつながりの関係を見る「関係診断」を順に行う．

どのように表記するか

- ｛心房位，心室位，大血管位｝のように示すことで，心臓の基本構築を簡単に表すことができる．
  ①心房位：
   正位（solitus）の場合にはS，逆位（inversus）ではI，不定位（ambiguus）ではAと示す．
  ②心室位：
   右室が右側にあればDループでありD，逆の場合はLループでありLと記す．
  ③大血管位：
   大動脈が右側にあればD，逆であればLと記す．正常心では2つの大血管は交差するため正確にはD spiralとなるが，これが正常（normal）であることからNとする．単にDと記した場合にはDの関係でありかつspiralでなく平行（parallel）であることを意味する．
- これにより，｛S, D, N｝とすると基本構築は正常心と同じであることを示す．単純な心室中隔欠損症や心房中隔欠損症など多くの先天性心疾患では基本構築は正常心と同じである（図2）[1]．
- 区分診断法が有用なのは，心室や大血管などが入

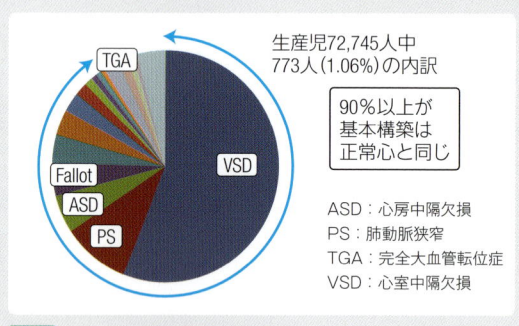

図2 先天性心疾患の発生頻度
生産児773人の内訳を図に示す．新生児期に発見される心疾患の90％以上は正常心と基本構築は同じである．
文献1をもとに作成．

生産児72,745人中773人（1.06％）の内訳
90％以上が基本構築は正常心と同じ

ASD：心房中隔欠損
PS：肺動脈狭窄
TGA：完全大血管転位症
VSD：心室中隔欠損

れ替わっているような，いわゆる"複雑心奇形"といわれるものである．"複雑心奇形"であっても，区分診断法を用いて順を追って診断すれば"複雑"ではなくなる．

- 基本構築を診断するだけで，欠損孔，狭窄，逆流など全てを診断するわけではない．

> **Pitfall**
>
> 大血管関係を示すときに用いる"大血管転位"と心室大血管関係を示すときに用いる"完全大血管転位"，さらに疾患名として用いる"完全大血管転位症"の3つの場合で"大血管転位"という語が用いられるため，混乱しないようにすることが重要である．したがって大血管関係は大血管転位（前後関係）であり，心室大血管関係は両大血管右室起始している場合には，両大血管右室起始症となるが，より詳しく述べる場合には"TGAタイプの両大血管右室起始"ということがある．以上の理由から本書では大血管転位症のみ「症」を付けている．

心臓構成要素の解剖学的特徴と心エコーによる同定方法

- 心臓の各部分はそれぞれ解剖学的に特徴をもっている（表1）[2,3]．その特徴を心エコーで確認し同定する．三次元的な特徴を二次元画像である断層図で示すには限界があるが，それぞれの特徴を把握することにより同定は可能である（表2）[4]．

表1 心臓の構成要素の解剖学的特徴
心臓の各要素の形態的特徴．

心房	右心房	左心房
心耳形態	キャッチャーミット型（広い基部）	人差し指型
静脈弁	下大静脈弁（Eustachian valve） 冠静脈洞弁（Thebesian valve）	なし

心室	右室	左室
形態	おむすび型，三角形	砲弾型，狐の尻尾型，椎の実型
肉柱	粗大	微細
乳頭筋	主要乳頭筋：1個 小乳頭筋：数個	主要乳頭筋：2個
乳頭筋起始	中隔起始	自由壁からの起始
漏斗部	あり	なし

大血管	肺動脈	大動脈
形態	すぐに分岐	弓を形成 頸部動脈を分岐
冠動脈	なし	あり

文献2，3より引用改変．

表2 エコーでの同定方法
心臓の各要素を心エコーで同定するときに有用な所見．

心房	右心房	左心房
	下大静脈が流入する	下大静脈が流入しないこと
	上大静脈が流入する	肺静脈が流入すること
	心房中隔より前方	心房中隔より後方

心室	右室	左室
	粗い肉柱形態	粗い肉柱形態が認められないこと
	心室中隔面が粗いこと	心室中隔面が滑らかなこと
	房室弁の低位付着	2個の大きな乳頭筋が自由壁から直接起始すること
	漏斗部を有すること	漏斗部を有しないこと

大血管	肺動脈	大動脈
	心室から起始後すぐに分岐	弓を形成
	弓を形成しないこと	頸部動脈を分岐

文献4より引用改変．

区分診断法

143

▶ topics

心房の同定

▶ **右房** 図3

- 解剖学的には，①右心耳および右房前壁，②静脈洞，③心房中隔の3つの成分でできている．

  ①右心耳および右房前壁
  　胎生期の心房の構造をもち，壁は薄く内膜面には肉柱が豊富である．右心耳の入口は広く，静脈洞とは分界稜（crista terminalis）という隆起により隔てられている．

  ②静脈洞
  　胎生期の静脈が原始心房に接合吸収され形成される．内膜面は平滑で，壁は比較的固い．下大静脈が接合する部分にはEustachian valveという静脈弁があり，冠静脈洞開口部にはThebesian valveという静脈弁がある．

  ③心房中隔
  　二次中隔から形成される部分と卵円窩（fossa ovalis）と呼ばれる一次中隔成分の部分がある．加齢とともに二次中隔部分は脂肪沈着により厚くなるが，卵円窩は薄いままである．

▶ **左房** 図4

- 解剖学的には，①左心耳と左房自由壁，②左房後壁，③心房中隔の3つの成分からできている．

  ①左心耳と左房自由壁
  　左房の前方にあり，原始心房の特徴をもつ．左心耳は肉柱が豊富でいくつかに分葉しているように見えることもある．その入口部は狭くいわゆる"人差し指状"といわれる．

  ②左房後壁
  　胎生期の共通肺静脈が分岐し左右上下4本の肺静脈までが原始左房に接合し左房後壁を形成する．

▶ **心房内臓錯位症候群（heterotaxy syndrome）**
  図5 [2,3)]

- 胎生期における臓器の形成過程で左右非対称が現れるが，この左右非対称が正常に発現しなければ，内臓錯位や単心室など重篤な心疾患が現れる．胸腹部臓器が正常な左右非対称にならない場合に心房内臓錯位症候群（heterotaxy syndrome）と呼ぶ．その場合，心房内臓位（viscroatrial situs）は不定位（ambiguus）という．いわゆる，①多脾症候群，②無脾症候群が含まれる．

  ①多脾症候群
  　脾臓が単一でなく，いくつかに分葉していたり，副脾が複数存在することなどから命名されている．また，本症候群は左側相同（left isomerism）とも呼ばれ，両側二分葉肺などの特徴があり，多くは下大静脈が欠損し，奇静脈結合や半奇静脈結合などとなり，左右心耳はともに左心耳形

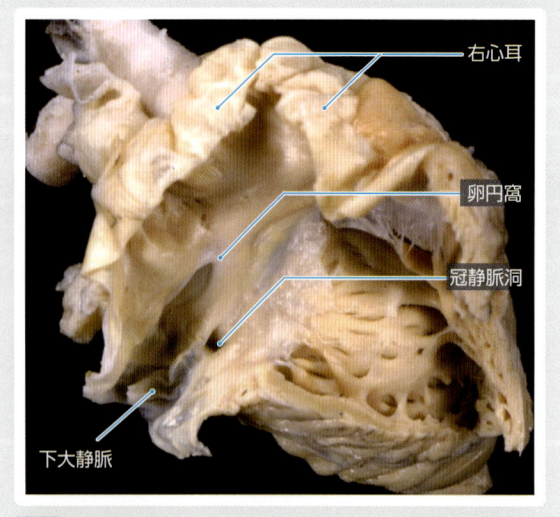

図3　右房形態
右房の解剖図．説明は本文参照．

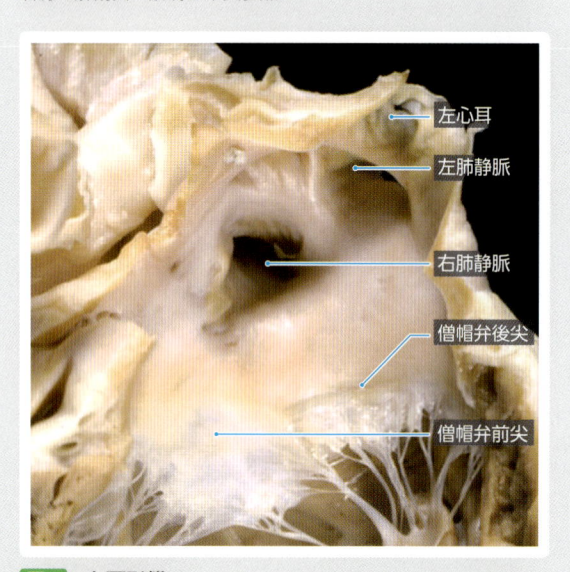

図4　左房形態
左房の解剖図．説明は本文参照．

図5 心房内臓錯位症候群の特徴

右側相同（無脾症候群）では肺の分葉は左右とも3葉であり，胸部レントゲン写真で両側に"hair line"が認められることがある．肝は左右対称で胃胞の位置は一定ではない．末梢血で赤血球の中に"Howell Jolly 小体"を認める．左側相同（多脾症候群）では肺の分葉は左右とも2葉である．肝と胃の位置は一定ではない．
文献2，3より引用改変．

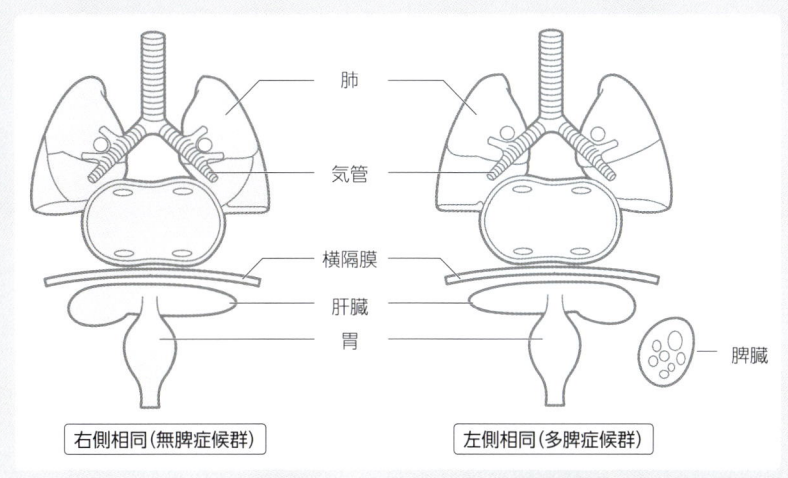

右側相同（無脾症候群）　　左側相同（多脾症候群）

態を示すことが多い．

②無脾症候群

脾臓が存在しないことから命名されている．右側相同（right isomerism）とも呼ばれ，下大静脈は存在するが心房中隔はほとんど形成されず，単心房となるため左右の同定が不能となる．左右心耳は右心耳形態を示す．

▶ **エコーでの同定**

- 解剖学的特徴を二次元の心エコーで同定することは困難であることが多く，下大静脈が流入する心房を右房とすることが有用である．右房が右側にあれば心房位（atrial situs）正位（solitus），左側にあれば逆位（inversus）とする．右房でない心房を左房とする．ただ，上記のように心房内臓錯位症候群では心房位は不定位（ambiguous）とする．

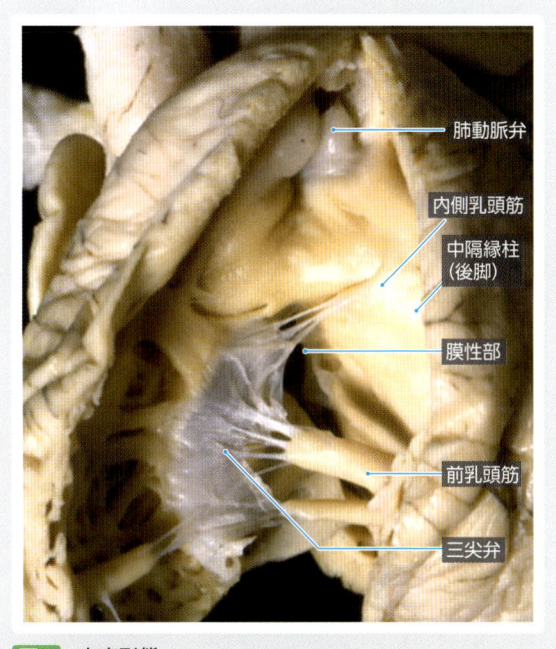

図6 右室形態
自由壁を取り除いている図．右室の解剖．説明は本文参照．

心室の同定

▶ **右室** 図6

- 流入部，洞部，流出部の3つの部分に分けられる．この3つの部分の合わさる部分に膜性部がある．流出部は漏斗部とも呼ばれる．流入部と流出部が形成する角度は大きく外観は三角形を呈する．
- 内腔は肉柱が粗く大小不同であり，特に洞部の中隔面には中隔縁柱が心尖部から起始し，流出路の方向に走っている．前乳頭筋は心尖部から起始し，調節帯を介して中隔縁柱に連続する．中隔縁柱は途中でY字状に2つに分かれ上に向かうものを前脚といい，一方右後方向に延びるものを後脚という．この後脚からは内側乳頭筋（Lancisi, papillary muscle）が起始し三尖弁を支える．流出部は胎生期の円錐中隔により形成され内膜面には肉柱はなく平滑である．
- 三尖弁を支える乳頭筋は大きな前乳頭筋と，右室の後下面から起始する細かく複数の後乳頭筋，最も流出部寄りにあるのが内側乳頭筋である．この内側乳頭筋より上方は漏斗部となるため，心室中隔欠損の位置やひろがりを見るときに重要なメルクマールとなる．

▶ topics

▶ 左室 図7

- 流入路と流出路がなす角度は右室に比べ小さく，"ラグビーボール状"もしくは"椎の実型"の形態を示す．内腔は肉柱が細かく右室に比べ平滑である．ただ，心尖部は少し粗くなっている．
- 僧帽弁を支える乳頭筋は前乳頭筋と後乳頭筋の2つであり，いずれも左室の自由壁から起始する．原則的には左室の中隔面からは乳頭筋は出ていない．
- 大動脈無冠尖と僧帽弁前尖の間には筋肉組織が存在しない部分があり，これを線維性結合があるという．これは大動脈弁下にあった円錐部の筋肉が吸収されることにより大動脈が左方へ移動することにより生じる．

▶ エコーでの同定

- 左右心室の内膜面を観察すると，右室側では肉柱が豊富で粗いこと，内腔に調節帯を認めること，中隔面から内側乳頭筋が起始していること，房室弁の付着位置が心尖部よりであることなどから，右室であることが同定できる．小児では心窩部からの観察で三角形の形態をしていることを示すことができる（図8）．一方乳頭筋が自由壁から起始していることや内膜面が平滑であることなどから左室であることが同定できる．
- 単心室のように左右心室がアンバランスであるときでも心室中隔を同定できれば左右心室を同定できることが多い．また，左室は右室の下方で，後方に位置することが原則で，左室から大血管が起始するときには漏斗部をもたないことが原則であることを考えれば，右室性単心室なのか，左室性単心室なのかを決定できることが多い．

大血管の同定 図9

▶ 大動脈
- "弓"を形成し，頸部動脈，冠動脈を起始する．

▶ 肺動脈
- "弓"を形成することなく，半月弁からすぐ上で左右に分岐する．

▶ エコーでの同定
- 大血管の半月弁のレベルで短軸断面を描出し，そのまま探触子を寝かせてゆくと先に血管が後ろ方向に進展するのが肺動脈であり，遅れて後方進展するのが大動脈である．また，頸部動脈を分岐させるのが大動脈である．新生児で動脈管が大きく開存し下行大動脈との間で動脈管弓を形成しているときには，動脈弓が2つあることになり，この頸部動脈の分岐の有無が鑑別に重要となる．

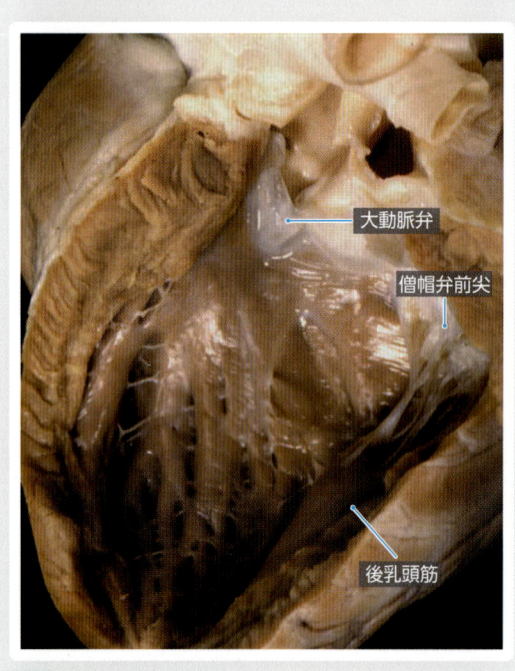

図7 左室形態
左室の解剖．説明は本文参照．

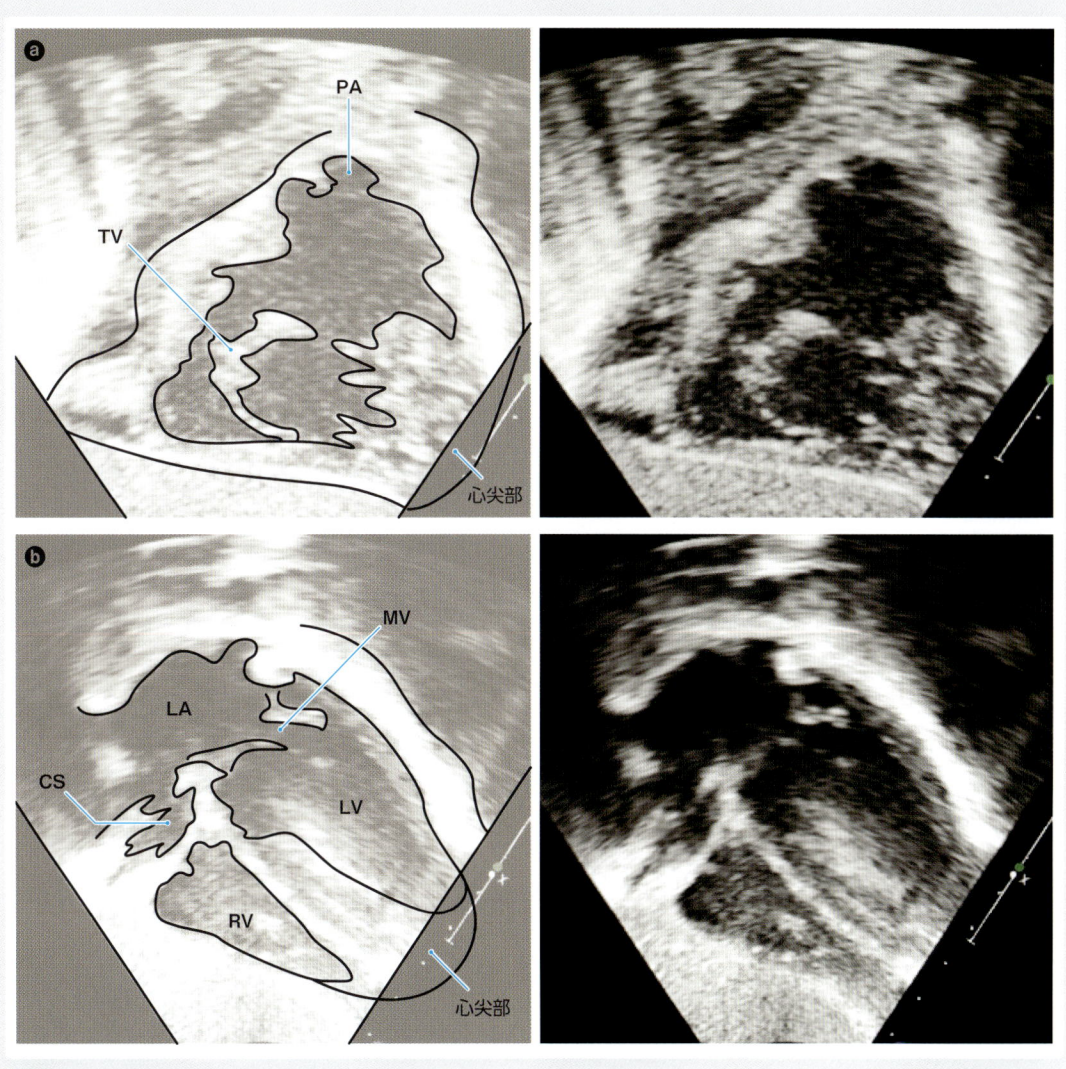

図8 エコーでの心窩部からの観察
心エコーでの心室の観察.
a：右室．心窩部に探触子を置き前額断面を設定すると，体表面に近い断面では右室の正面像が三角形に描出される．
b：左室．右室を描出した断面から探触子を体の深い位置に向けると，左室の正面像が"椎の実"型に描出される．
CS：冠静脈洞, LA：左房, LV：左室, MV：僧帽弁, PA：肺動脈, RV：右室, TV：三尖弁

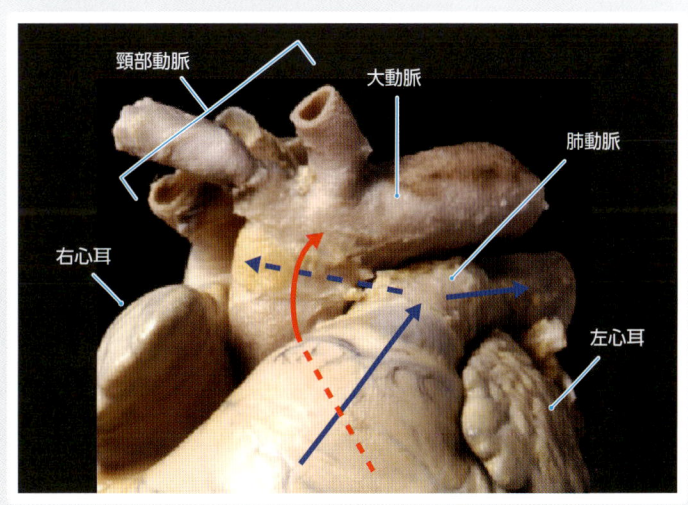

図9 大血管の形態
大血管の解剖図．説明は本文参照．

▶ topics

心エコーによる区分診断の進め方

Step 1 心房位

- 心窩部の横断面と矢状断面を用いて決定する．

▶ 横断面　図10

- 横隔膜面下で体の水平断面を見るように探触子をあてると，中央に椎体が逆U字型に見える．このとき，椎体の右肩と左肩にそれぞれ血管が輪切りに見える．呼吸性変動がなく心拍動を認めるのが下行大動脈であり，呼吸性変動を示すのが下大静脈である．
- 椎体の側壁に沿うように大動脈より深い位置で静脈が見えるときは，右側であれば奇静脈，左側であれば半奇静脈を考える．
- 動脈が通常より正中寄りで輪切りに見えるときには右側大動脈弓であることがある．

▶ 矢状断面　図11

- 横断面で同定した静脈を見ながら探触子を90°回転させると，椎体の右側で下大静脈が心房に流入している様子を見ることができる．この心房を右房とする．したがって心房位は正位（situs solitus）となり，{S, ○, ○} と記す．これと逆に下大静脈が左側にあれば，心房位は逆位（situs inversus）となり，{I, ○, ○} と記す．このとき，肝静脈を下大静脈と誤認しないようにしなければならない．
- また，大きな心房が1つしかない場合や下大静脈が存在しない場合には不定位（situs ambiguous）とし，{A, ○, ○} と記す．奇（半奇）静脈結合があれば短軸断面で見た大静脈が長軸にしても心房に流入せず，心臓の背面を上行する様子が

図10
心房位の決定．
心窩部からの横断面
心窩部に探触子を置き体の水平断面を設定すると中央に椎体が認められ，その右側には下大静脈が，その左側には下行大動脈がそれぞれ短軸で丸く認められる．

DAo：下行大動脈
IVC：下大静脈

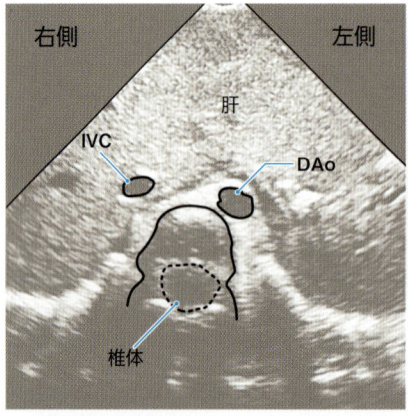

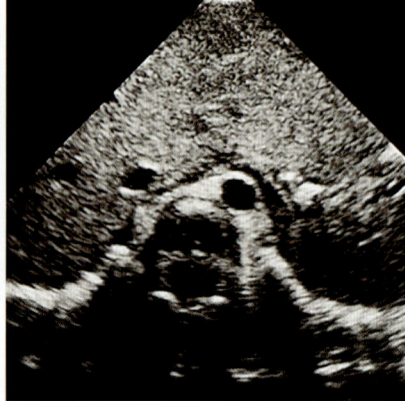

図11
心房位の決定．
心窩部からの矢状断面

a：右側．図10 で認められた下大静脈を中心にして探触子を90°回転させ血管を長軸になるように描出すると，下大静脈が心房に結合する断面が得られ，右房が右側に存在することがわかる．

b：左側．図10 で認められた下行大動脈を中心にして探触子を90°回転させ血管を長軸になるように描出すると，下行大動脈が心臓の背面を通り頭方向に向かう様子が描出される．

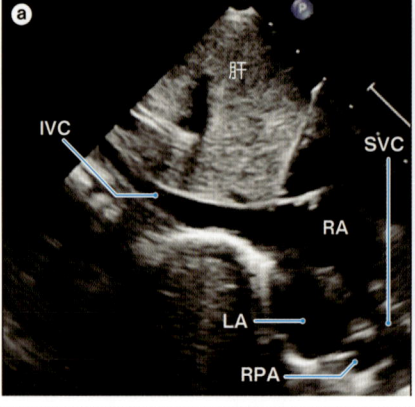

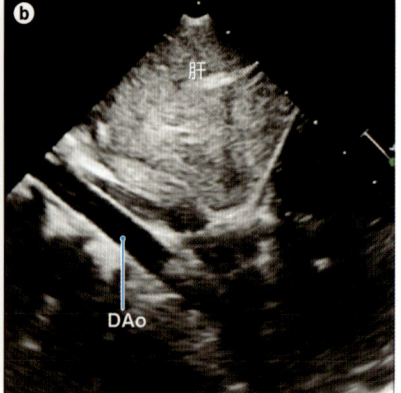

DAo：下行大動脈，IVC：下大静脈，LA：左房，RA：右房，RPA：右肺動脈，SVC：上大静脈

見られる．心窩部からの水平断面における大静脈と椎体の位置関係の模式図および実例を図に示す（図12 図13）．稀に胸腔に入ってから，椎体を横切り反対側の上大静脈に還流することがあるため，奇（半奇）静脈結合の診断には左右いずれの上大静脈に還流するかを観察する必要がある（図14）．しかし，静脈血と動脈血を分離することが治療の目的の1つであることから，より多くの体静脈血が還流する側を仮の右房として不定位であるが比較的正位｛A(S), ○, ○｝とか，比較的逆位｛A(I), ○, ○｝とすることがある．

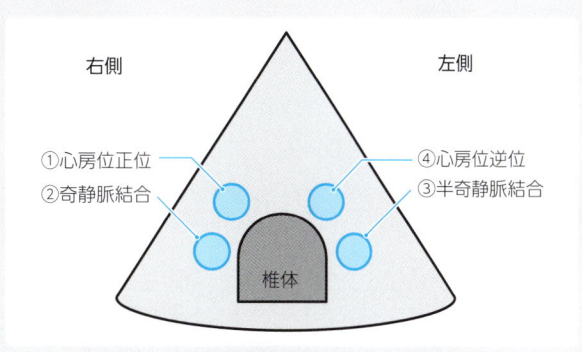

図12 心窩部からの水平断面における，大静脈の位置と体静脈還流の関係

①椎体の右側で椎体よりやや上に位置する場合は下大静脈が右側にあり，心房位は正位である．
②右側で椎体の側面で大動脈より深い位置に静脈が存在するときは，奇静脈結合である可能性が高い．
③①の鏡面像の場合には下大静脈が左側にあり，心房位は逆位である．
④左側で椎体の側面で大動脈より深い位置に静脈が存在するときは，半奇静脈結合である可能性が高い．

図13 半奇静脈結合の例での心窩部からの水平断面

椎体の左側で下行大動脈より深い位置に静脈の短軸断面を認める．

DAo：下行大動脈
HV（hemiazygos vein）：半奇静脈

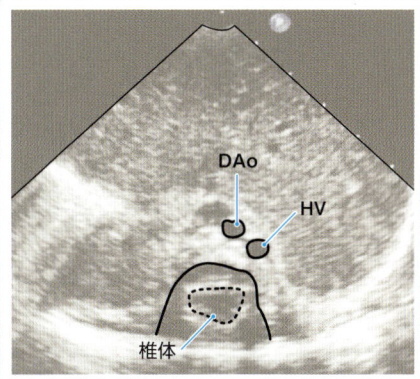

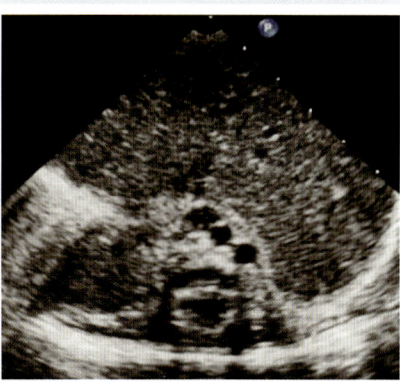

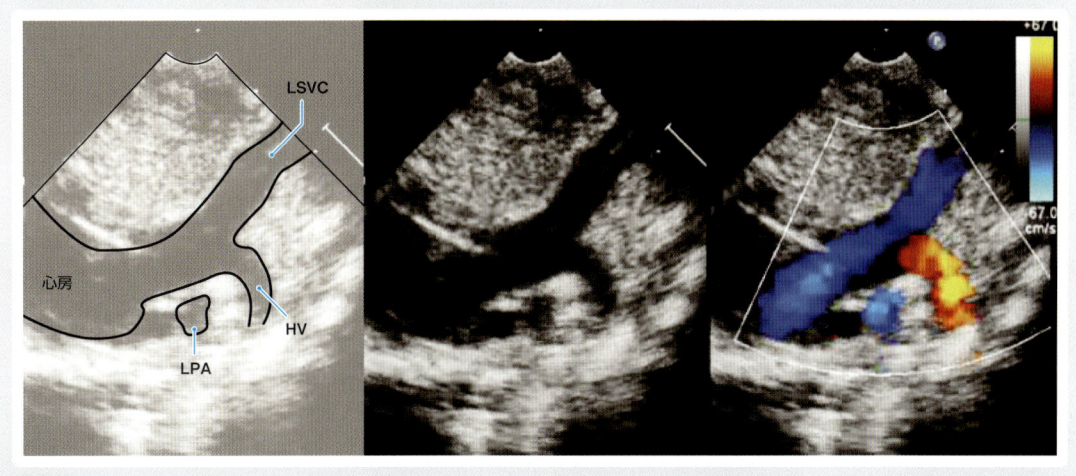

図14 ▶動画 半奇静脈の左上大静脈への還流，胸骨左縁高位肋間からの矢状断面

図13と同じ例で，左側の高位肋間から矢状断面を設定すると，体の深い位置を上行してきた半奇静脈が左上大静脈に流入する様子が観察され，半奇静脈結合であることがわかる．
LPA：左肺動脈，LSVC：左上大静脈，HV：半奇静脈

▶ topics

Step 2 心室位

- 心室の短軸断面で診断する．心室位の診断は心臓を正面から見て，左室が右室の左側に位置すればDループとなり（図15），{○, D, ○} と記す．逆に左室が右室の右側に位置すればLループとなり（図16），{○, L, ○} と記す．エコー検査では心室の短軸断面を見て，房室弁のレベルで2つの心室の左右関係を見る．このとき探触子の位置によっては実際にはDループであっても画面上ではあたかもLループのように認識されることがあるため，画面だけを見るのではなく常に探触子が患者の体に対してどのような角度になっているのかを注意する必要がある．特に，上下関係にある心室の場合には，探触子は患者の矢状断に近い角度にしたときに心室の短軸断面が描出されるため，画面だけで評価すれば左右に並んで配列しているように誤認することがある．

- また，単心室では後方にある痕跡的左室，もしくは前方にある痕跡的右室（流出路腔）が確認できれば，心室の左右関係は評価できる．たとえば，主心室が左室構造を示し痕跡的右室が主心室の左前に存在すればLループの左室性単心室となる（図17）．また，主心室の左後方にスリット状の痕跡的左室を認める場合はDループの右室性単心室となる（図18）．しかし，これらが全く描出できない場合には心室の左右関係の診断は不可能となる．

- 心室が左右関係でなく，上下に配列することもある．この場合には心室の左右関係を論じることが困難であることが多いが，大血管のループがわかれば，大血管のループを用いて，心室ループを類推することもある（ループルール）（図19）[2, 3]．

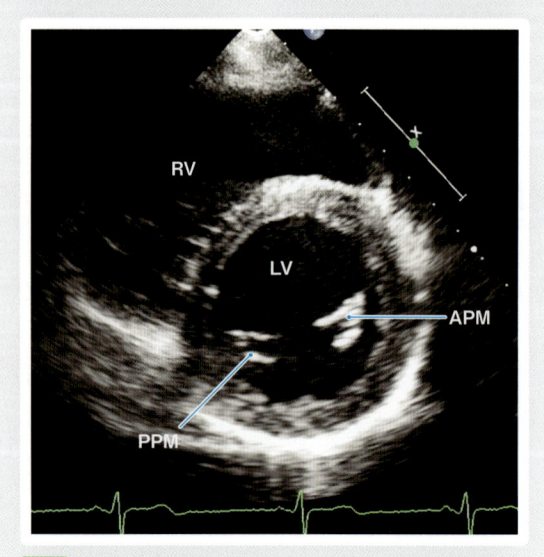

図15　正常心室関係．胸骨左縁からの左室短軸断面
右室は右前，左室は左後方に位置している．左室の乳頭筋は自由壁から起始している．心室中隔の右室面は左室面より肉柱が粗い．
APM：前乳頭筋，LV：左室，PPM：後乳頭筋，RV：右室

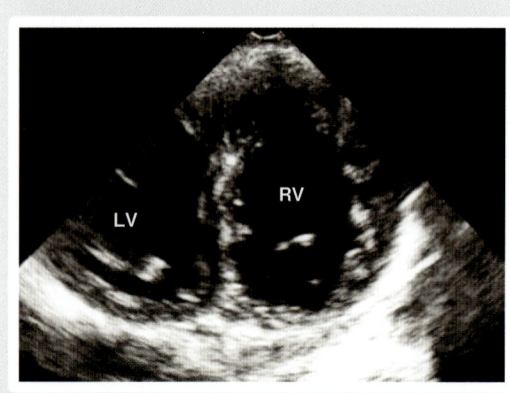

図16　Lループの心室．傍胸骨からの心室短軸断面
右側に左室が，左側に右室が位置し，心室ループは"Lループ"であることがわかる．
心室の同定は本文参照．
LV：左室，RV：右室

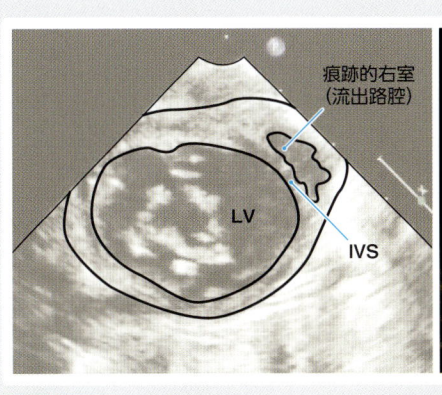

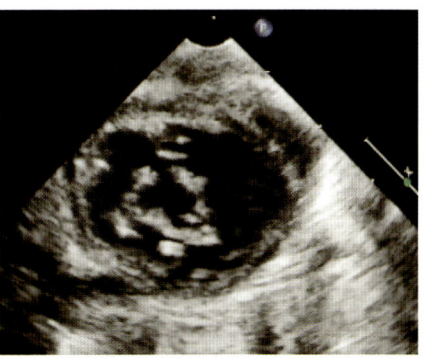

図17 ▶動画 Lループの左室性単心室．傍胸骨からの心室短軸断面
心室の短軸断面で大きな主心室の左前方に小さな痕跡的右室を認める．したがって，心室ループは"L"となる．他の断面で見るとこの痕跡的右室には房室弁が挿入せず，心室としては不完全であり，完全な心室は大きな左室だけであることから，左室性単心室と診断する．この痕跡的右室からは大血管が起始するため"流出路腔（outlet chamber）"と呼ぶこともある．

IVS：心室中隔
LV：左室

IVS：心室中隔
RV：右室

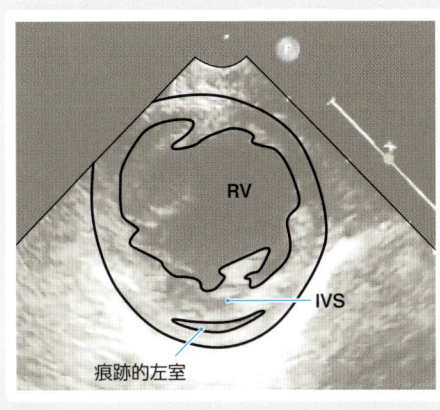

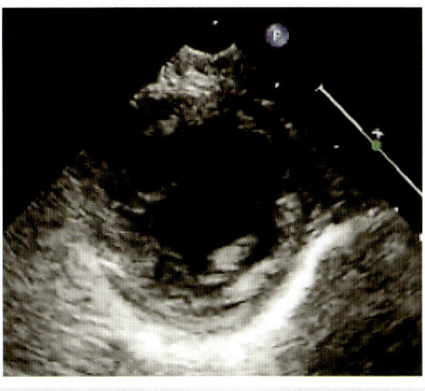

図18 ▶動画 Dループの右室性単心室．傍胸骨からの心室短軸断面
心室の短軸断面で大きな主心室の左後方にスリット状の痕跡的左室を認める．したがって，心室ループは"D"となる．他の断面で見るとこの痕跡的左室には房室弁が挿入せず，心室としては不完全であり，完全な心室は大きな右室だけであることから，右室性単心室と診断する．

図19 ループルールの模式図
心筒が左右いずれかにルーピングして心臓が形成されるため，多くの心臓では心室ループと大血管ループは一致する．これをループルールという．
文献2, 3より引用．

Ao：大動脈
PA：肺動脈

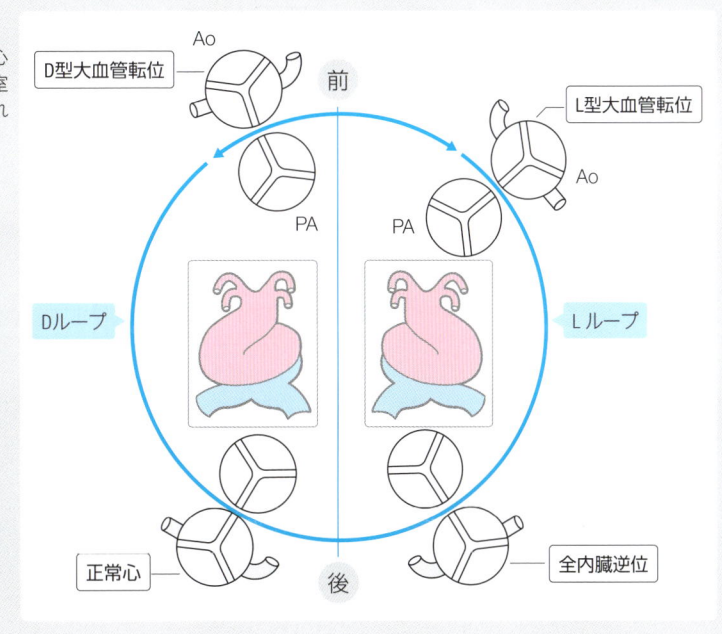

区分診断法

▶ topics

Step 3 大血管位

- 大血管の短軸断面を用いて診断する．2つの大血管の関係には左右関係と前後関係の2つの関係を組み合わせて診断する．すなわち，正常心では左右関係を見ると大動脈弁が肺動脈弁より右方にありDの関係となる．ついで前後関係を見ると，大動脈弁が肺動脈弁より後方に位置し，さらに大動脈と肺動脈はクロスするように走行する（図20）．したがって｛○，○，D(spiral)｝と記すべきであるが，この場合は正常（normal）であるため単に｛○，○，N｝と記す．

- 大血管の左右関係はDで正常であっても，前後関係が逆転し大動脈が前方に，肺動脈が後方に位置し，さらに両大血管は平行に走行する場合には，大血管関係は前後関係が逆転しているため，大血管転位（transposition）となり｛○，○，D_T｝と記す（図21）（ただし，"T"を略して単に"D"と記すこともある）．

- 大血管の関係が左右逆転し，大動脈が左側に，肺動脈が右側に位置していて，さらに両大血管がクロスする場合には正常と全く左右逆の鏡面像になっているため，inverted normal (IN) といい，｛○，○，IN｝と記す．この場合は多くは全内臓逆位であることがほとんどで，心臓も正常と全く左右逆で｛I，L，IN｝となっている．

- 両大血管の関係が，左右関係とともに前後関係も逆になると，大動脈が左側で前方に位置することになり｛○，○，L_T｝と記す（同様に"T"を略すことも多い）（図22）．

- その他，両大血管が深さ方向には全く同じ深さにあるため前後関係が同定できず，完全に左右同列に並んで平行に走行することがある（図23）．多くの場合，心室大血管関係は両大血管右室起始となっているが，完全大血管転位（この場合には大血管関係は左右並列であっても，心室大血管関係は右室—大動脈，左室—肺動脈のつながりになっている）となっていることもある．もしくは逆に左右関係が同定できず全く前後関係になることもある（図24）．このような場合には心室のループを参照し大血管の左右関係を類推する（ループルール）．このように，大血管の関係を見るときにはその下にある心室についての情報も参考にするが，心室と大血管関係についてはステップ5で確認する．

図20 正常心の心室—大血管関係

a：左室—大動脈．
b：右室—肺動脈．
心窩部から，心室—大血管の関係を左右それぞれ描出すると，心尖部から大血管へ向かう方向は左右角度が異なり，重ね合わせると交差することがわかる（黄矢印）．
したがって正常心の大血管はらせん状にねじれていることがわかる．

Ao：大動脈
LV：左室
PA：肺動脈
RA：右房
RV：右室

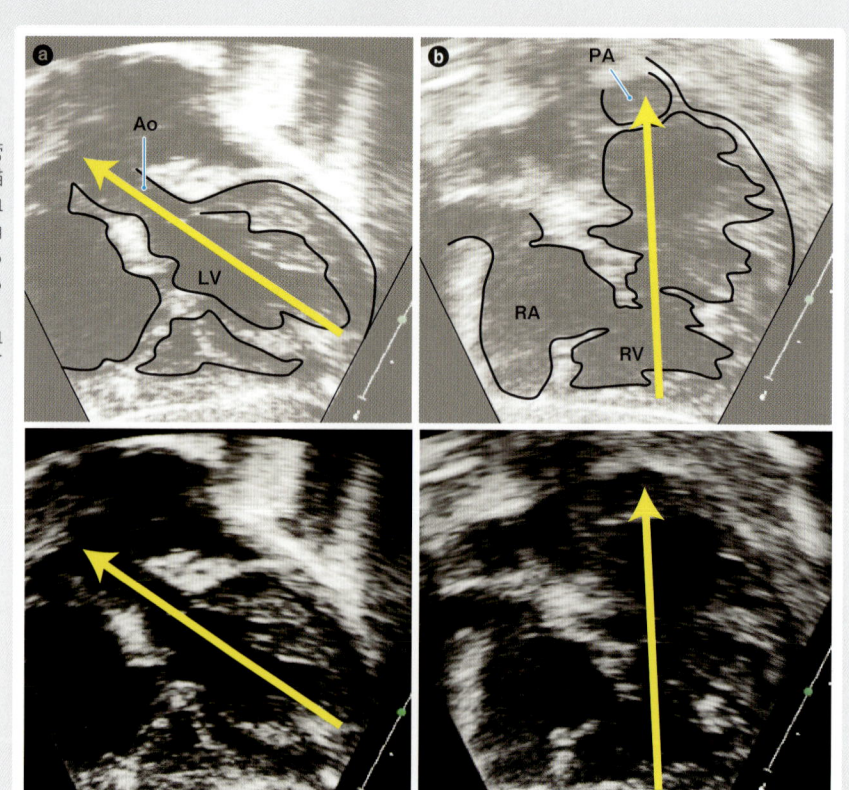

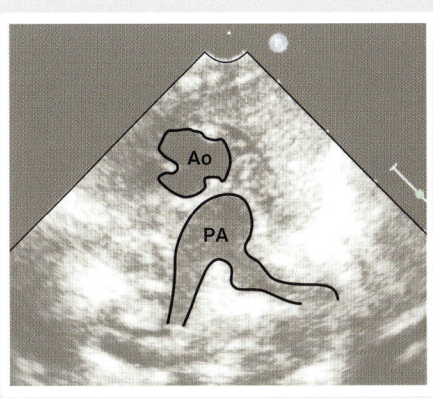

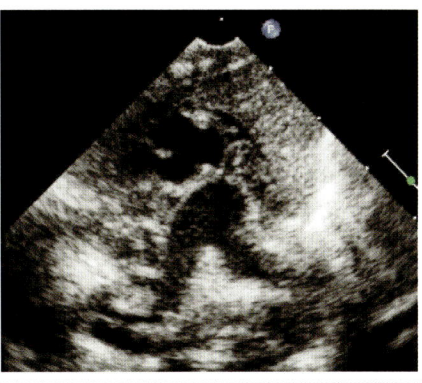

図21 ▶動画　D型完全大血管転位症．傍胸骨高位肋間からの大血管短軸断面
大血管短軸断面を見ると，右前方に大動脈が，左後方に左右に分岐する肺動脈が位置していることがわかる．したがって，大血管の左右関係は"D"で，前後関係は"大血管転位"であることがわかる．

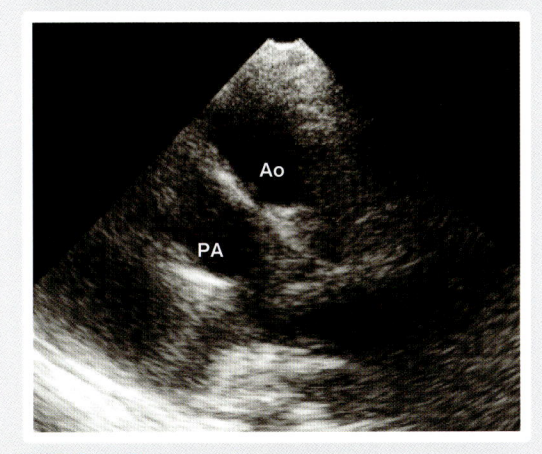

図22 ▶動画　L型修正大血管転位．傍胸骨高位肋間からの大血管短軸断面
大血管短軸断面を見ると左方に大動脈が，右方に左右に分岐する肺動脈が位置していることがわかる．したがって，大血管の左右関係は"L"，前後関係は"大血管転位"であることがわかる．この断面だけでは心室大血管関係は不明であるため，血流が"修正"されているかどうかはわからない．
Ao：大動脈，PA：肺動脈

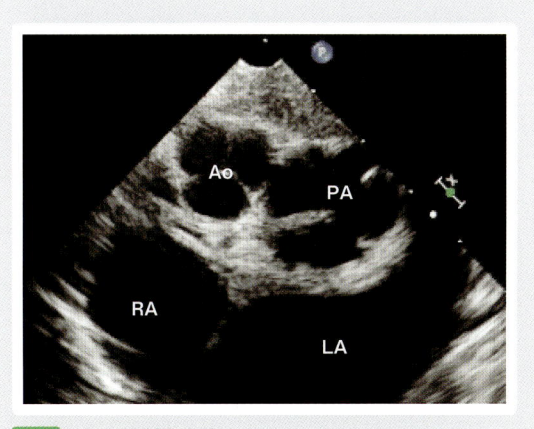

図23 左右並列大血管．傍胸骨高位肋間からの大血管短軸断面
大血管短軸断面を見ると，左右の大血管は並列し，前後関係を同定することが困難な場合がある．
Ao：大動脈，LA：左房，PA：肺動脈，RA：右房

図24 前後関係の大血管．傍胸骨高位肋間からの大血管短軸断面
大血管短軸断面を見ると，2つの大血管は前後に並び，左右関係を同定することが困難なことがある．

Ao：大動脈
LA：左房
PA：肺動脈
RA：右房

区分診断法

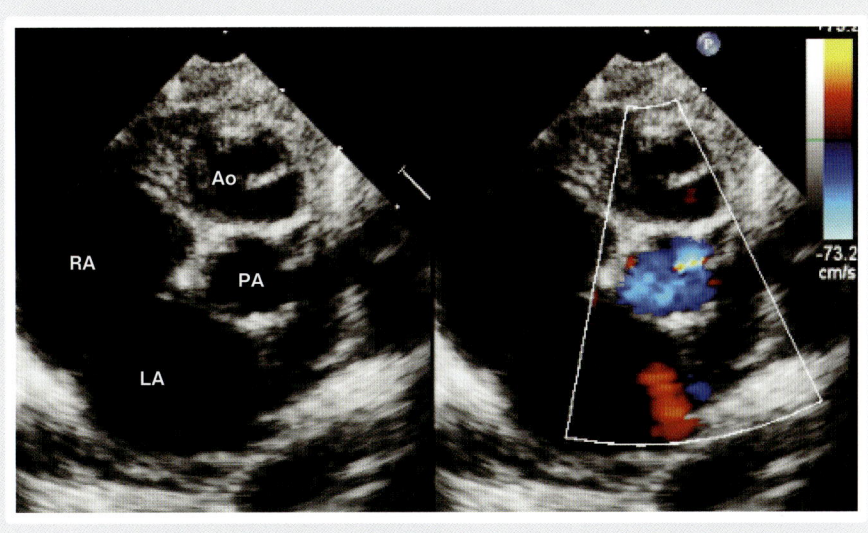

> topics

Step 4 心房−心室関係

- Step1から3までの診断を行い {○, ○, ○} と書けばおおよその心臓の構造を示すことができるが，心房心室関係には正常心のように三尖弁が右室へ，僧帽弁が左室へ挿入しているだけでなくいくつかの異常がある．したがって，{○, ○, ○} と記載した後に心房心室関係の異常について追記する．
- 正常心では右側に存在した心房が右側の心室に関係し，右側の房室弁が正しく右側の心室に挿入していることを観察する．左側も同様に左側左房が左側左室に関係する（図25）．心房−心室関係の異常としては，
  ①房室弁交差（criss-crossing）
  ②一側房室弁両室挿入（straddling）（図26 図27）
  ③両房室弁同室挿入（double inlet）（図28）
  ④一側房室弁閉鎖（atresia）
  の4つの場合が存在する（図29）[2, 3]．例えば，僧帽弁の両心室挿入を伴っていれば，{○, ○, ○} straddling mitral valve, ---- と記載する．
- 房室弁交差では，心房心室が一致している concordant criss cross heart と，不一致である discordant criss cross heart があり，前者は完全大血管転位症が時計方向にねじれたもの，後者は修正大血管転位症が反時計後方にねじれたものと考えられる（図30）[5]．いずれも，四腔断面図が記録できず，心室中隔欠損は左右心室の流入路を共有することになり心室中隔欠損孔を閉鎖できないため二心室修復が困難となる．
- 三尖弁の両室挿入では心室中隔欠損は流入路にあることが多く，僧帽弁の両室挿入では流出路に心室中隔欠損があいている場合が多い．また，三尖弁閉鎖症では多くは筋性閉鎖であり，心室中隔と心房中隔が非整列している．一方，僧帽弁閉鎖では膜様閉鎖が多く，心室中隔と心房中隔が整列している．

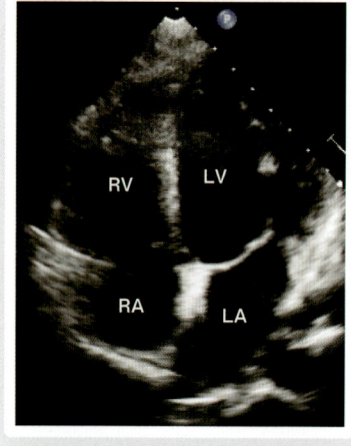

図25 正常心の心尖部四腔断面
説明は本文参照．
LA：左房，LV：左室，RA：右房，RV：右室

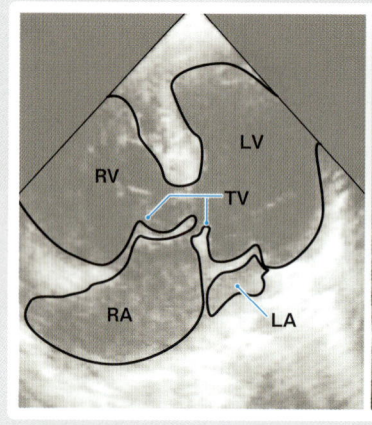

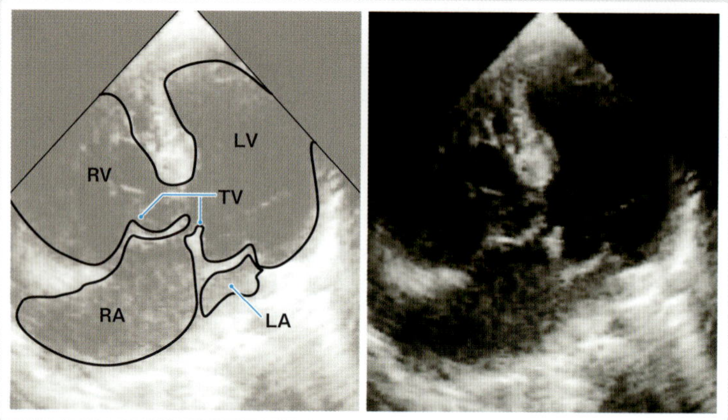

図26 三尖弁の両室挿入
心尖部四腔断面で見ると，三尖弁が左右心室の両方に挿入している．
LA：左房，LV：左室，RA：右房，RV：右室，TV：三尖弁

図27
僧帽弁の両室挿入
左室長軸断面で見ると，僧帽弁が左右心室の両方に挿入している．

Ao：大動脈
LA：左房
LV：左室
MV：僧帽弁
PA：肺動脈
RV：右室

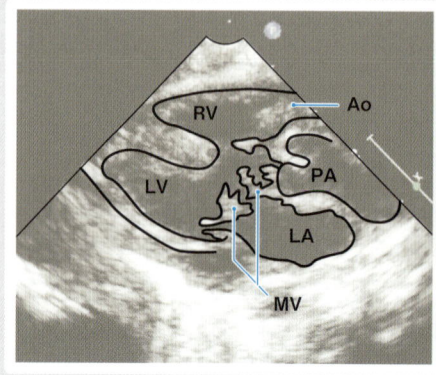

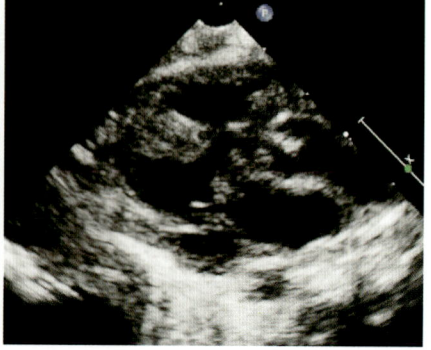

図28 ▶動画

両房室弁右室挿入

心尖部四腔断面で見ると左右二つの房室弁はともに右室に挿入している．
この場合左右房室弁は僧帽弁と三尖弁の区別が困難なことがあるが，多くは心室ループにしたがって，Dループなら，右側が三尖弁，左側が僧帽弁の形態を示すことが多い．

LA：左房
RA：右房
RV：右室

正常

両房室弁同室挿入
DILV
DIRV

房室弁交差
malrotated D-loop with crossing A-V valves

一側房室弁閉鎖
tricuspid At.
mitral At.

一側房室弁両室挿入
straddling TV
straddling MV

unusual forms of tricuspid & mitral At.

At：閉鎖，DILV：両房室弁左室挿入，DIRV：両房室弁右室挿入，LA：左房，
LV：左室，MV：僧帽弁，RA：右房，RV：右室，TV：三尖弁

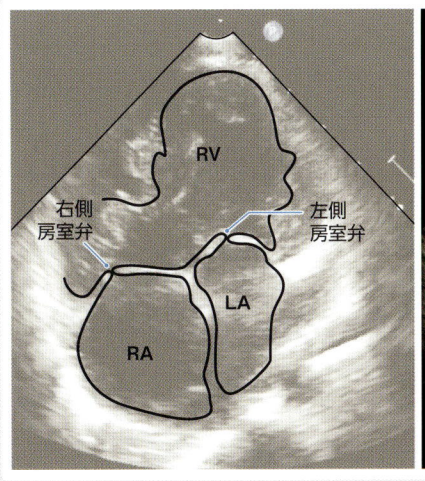

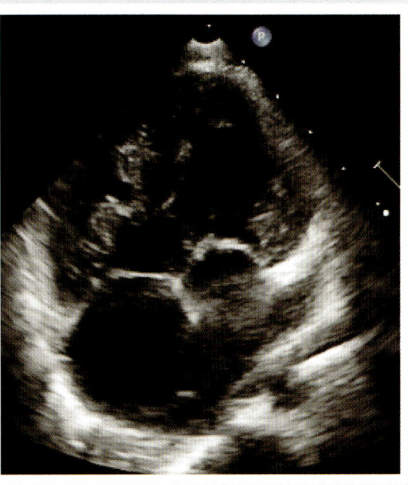

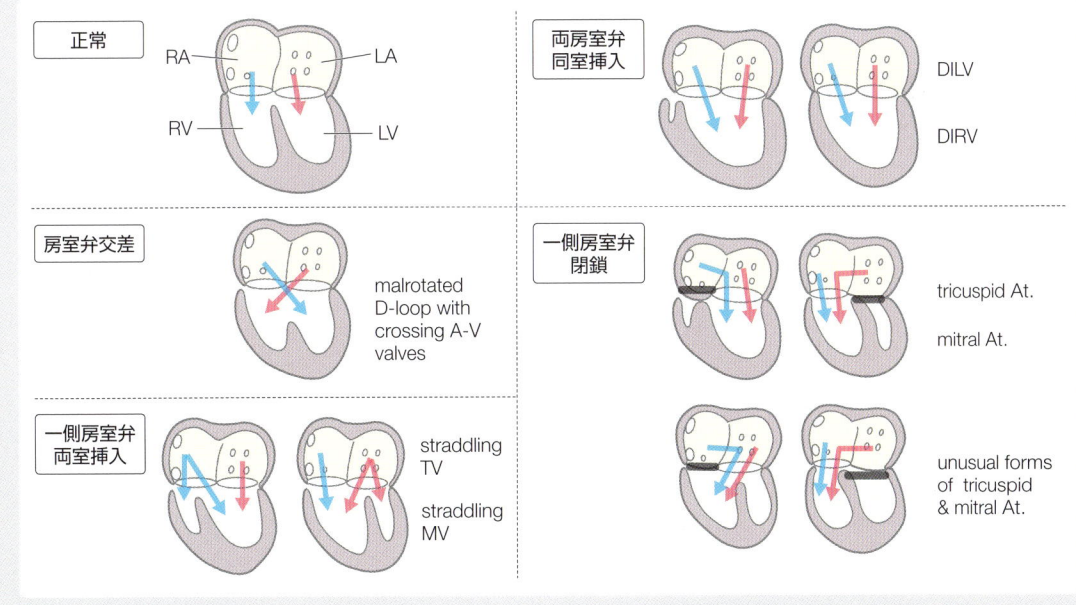

図29 房室関係の模式図
説明は本文参照．文献2，3より引用．

房室一致の房室弁交差

ⓐ Ao, PA, LA, RA, TV, RV, LV, MV
ⓑ Ao, PA, LA, RA, TV, LV, RV, MV

房室不一致の房室弁交差

ⓐ Ao, PA, LA, MV, RA, RV, LV, MV
ⓑ Ao, PA, LA, TV, RA, RV, LV, MV

Ao：大動脈，LA：左房，LV：左室，MV：僧帽弁，
PA：肺動脈，RA：右房，RV：右室，TV：三尖弁

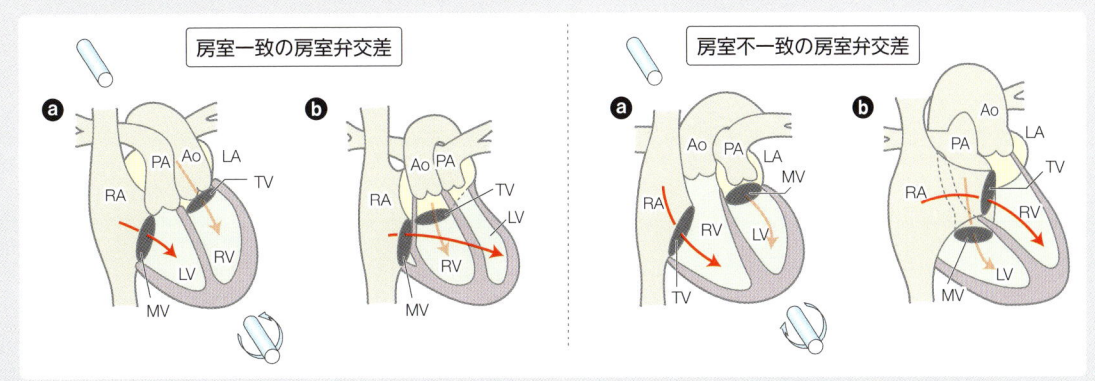

図30 房室弁交差の模式図
説明は本文参照．文献5より引用改変．

区分診断法

▶ topics

Step 5　心室-大血管関係

- 四腔断面から探触子を頭側に傾けて心室と大血管のつながりを確認するとともに，心室の長軸断面により房室弁と半月弁の間の線維性結合の有無を見る（図31）．
- 1つの心室から1つの大血管とさらに他の大血管の50％以上が起始している場合には両大血管右（左）室起始症と診断することが一般的である．また，右室から起始する血管は基本的に円錐を伴うため，その半月弁と房室弁の間には線維性結合を認めず，筋肉組織がエコーで認められる．Fallot四徴症でも，大動脈騎乗が強く50％以上右室から起始していると考えられる場合には"50％ルール"に従うと両大血管右室起始ともいえる．しかし，本症では大動脈弁と僧帽弁の間には線維性結合があるため，通常は両大血管右室起始とは呼ばないことが一般的である（図32）．したがって，50％以上の起始だけでなく，線維性結合の有無も合わせて心室-大血管関係の診断をすることが多い．一方，両大血管左室起始では両大血管の円錐が吸収されたものと考えられ，房室弁と半月弁は線維性結合をもつようになる．完全大血管転位では左室から肺動脈が，右室から大動脈が起始する（図33a）．また，両大血管右室起始では肺動脈と大動脈がともに右室から起始している（図33b）．図34に心室-大血管関係の模式図を示す[2, 3]．

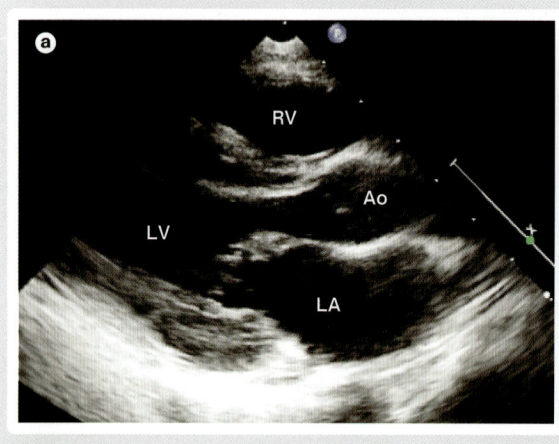

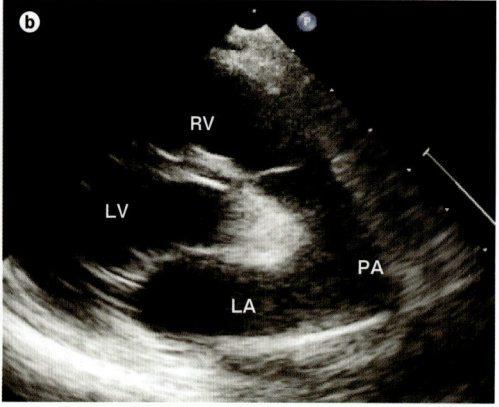

図31　正常心の心室-大血管関係
a：左室-大動脈関係．左室長軸断面を見ると，左室から大動脈が起始し，大動脈弁と僧帽弁前尖の間には線維性連続があることがわかる．
b：右室-肺動脈関係．右室流出路断面を見ると，前方の右室から肺動脈が起始することがわかる．

Ao：大動脈
LA：左房
LV：左室
PA：肺動脈
RV：右室

図32　▶動画　Fallot四徴症の左室長軸断面
大動脈の前壁と心室中隔との間には連続性がなく，大動脈前壁が右室側に張出し大動脈は心室中隔にまたがるように起始している（大動脈騎乗）．

Ao：大動脈
IVS：心室中隔
LA：左房
LV：左室
RV：右室

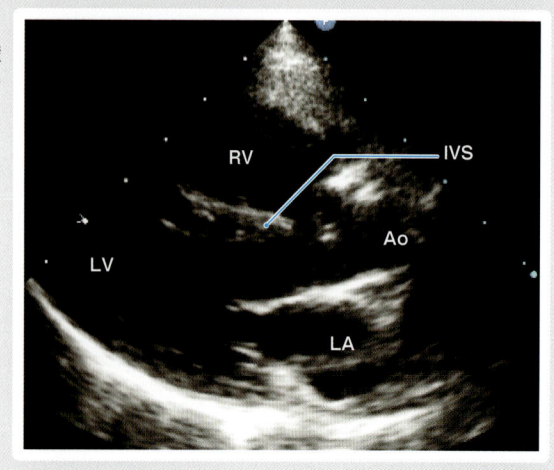

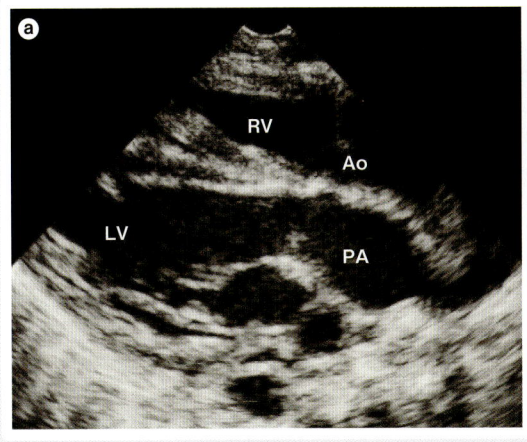

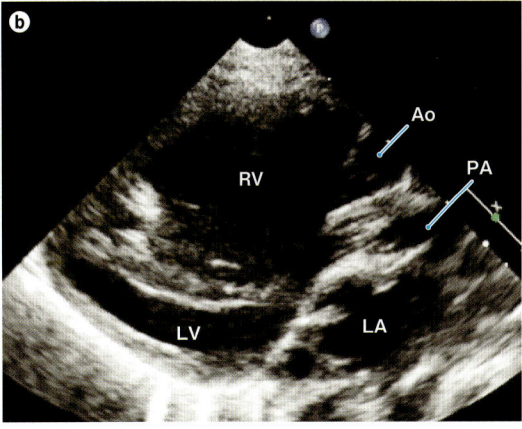

図33 ▶動画　心室-大血管関係
a：完全大血管転位．b：両大血管右室起始．左室長軸断面．説明は本文参照．

Ao：大動脈，LA：左房，LV：左室
PA：肺動脈，RV：右室

図34 心室-大血管関係の模式図
文献2，3より引用．

I．正常関係
　A　正常心型　　　　　B　孤立性心室不一致
　　1　　　　2　　　　　　1　　　　2
　{S, D, N}　{I, L, IN}　{S, L, N}　{I, D, IN}

　C　解剖学的修正 malposition
　　1　　　2　　　3　　　4
　{S, D, LM}　{S, L, DM}　{I, L, DM}　{I, D, LM}

右心室から肺動脈
左心室から大動脈

II．大血管転位
　A　完全大血管転換　　B　修正大血管転換
　{S, D, DT}　{I, L, LT}　{S, L, LT}　{I, D, DT}

右心室から大動脈
左心室から肺動脈

III．両大血管同室起始
　A　右室起始　　　　　　　　　B　左室起始
　　1　　　2　　　3　　　　　　　1
　{S, D, DR}　{S, D, LR}　{S, L, LR}　{S, D, DL}

おわりに

- 心エコーによる区分診断法は特殊な断面を設定することではなく，心窩部からの断面で心房位を決定すれば，後は通常描出する心室短軸断面，大血管短軸断面，四腔断面，心室長軸断面の順に観察することにより自ずと区分診断法に則った情報が得られる．すなわち，心室短軸断面でステップ2，大血管短軸断面でステップ3，四腔断面でステップ4，心室長軸断面でステップ5を診断できる．したがって，正常構築と思われる心臓のエコー検査を行う場合でも上記の順に断面を見てゆく習慣をつけることで常に区分診断法を行っていることになる．また，全ての情報が常に得られるわけではないため，不明な部分はそのまま保留し全体像を見たうえで得られた情報から類推してゆくことも重要である．

文献
1) 中沢　誠，他：わが国における新生児心疾患の発生状況．日本小児科学会誌 90: 2578-2587, 1986
2) 安藤正彦：心臓の発生と形態．高尾篤良，他（編）：臨床発達心臓病学第3版．中外医学社, pp21-42, 2001
3) 安藤正彦：心血管系の発生と先天性心奇形．村田和彦，他（編）：循環器病学．医学書院, pp141-160, 1979
4) 里見元義：心臓超音波診断アトラス（小児・胎児編）増補版．ベクトル・コア, pp22-27, 1999
5) 富松宏文：四腔断面図がとれない criss-cross heart とは？　心エコー 4: 914-927, 2003

区分診断法

14 修正大血管転位症
congenitally corrected transposition of the great arteries

病型・形態

❶ 2段階の不一致 (double discordance) 図1

- 心房－心室関係と心室－大血管関係の両方が正常の逆を示す疾患，つまり atrioventricular discordance と ventriculoarterial discordance の 2 段階の不一致（double discordance）を有している．
- 右房は左室へ，左房は右室へつながり，左室からは肺動脈が，右室からは大動脈が起始する．
- 区分診断は心房位正位の {S, L, L} が約 95％，心房位逆位の {I, D, D} が約 5％．
- 2 段階の不一致の結果，合併病変がなければ，静脈血は肺へ，動脈血は全身へと血液循環は生理学的に修正されるが，実際には本症の約 90％に合併病変が見られる．

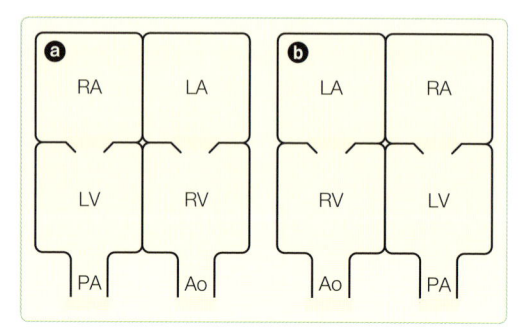

図1 区分診断法による修正大血管転位症の記載
{S, L, L}（a）と {I, D, D}（b）
Ao：大動脈，LA：左房，LV：左室，PA：肺動脈，RA：右房，RV：右室

❷ 合併病変

- 心室中隔欠損（60〜80％），左室流出路（肺動脈）狭窄（30〜50％），三尖弁異常（15〜90％）が多い[1]．
- 冠動脈支配は 85％の例で正常の鏡像であり，右冠動脈が体心室である右室を支配する．
- 刺激伝導路が異常な走行を示す．

病態生理

❶ 右室機能不全と三尖弁逆流

- 体循環を右室が担うことから，合併病変を有する例はもちろん，大きな合併病変がない場合であっても，加齢とともに右室機能不全や三尖弁逆流の進行により心不全を呈する．

❷ 心室中隔欠損と三尖弁逆流 図2

- 心室中隔欠損と三尖弁逆流はともに体心室である右室に容量負荷をもたらし，右室拡大，三尖弁輪の拡大からさらに三尖弁逆流を増悪させ，右室機能を低下させる．
- 肺動脈絞扼術後には三尖弁逆流の軽減が観察され，肺動脈絞扼術や左室流出路（肺動脈）狭窄は三尖弁逆流に対して防御的に作用する．

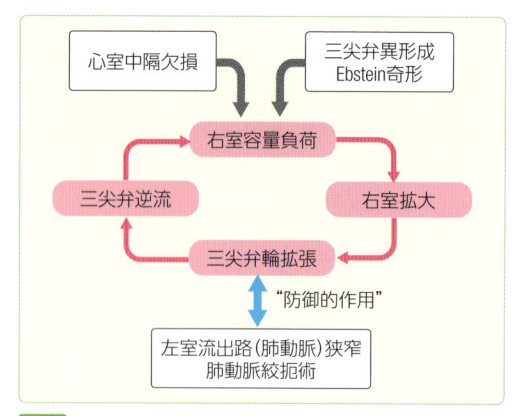

図2 心室中隔欠損と三尖弁逆流がもたらす右室機能不全の悪循環
心室中隔欠損の左右短絡と三尖弁逆流とが右室の容量負荷をもたらし，体心室としての右室の機能不全に悪循環が形成される．これに対して肺動脈絞扼術や左室流出路（肺動脈）狭窄は防御的に働く．

❸ 胎児期〜小児期

- 胎児期に心エコーによるスクリーニングや房室ブロックを機に発見される例が増加．
- 新生児期にチアノーゼから診断される場合が最も多い．
- 乳児期には心室中隔欠損と三尖弁逆流による心不全を呈する例が多くなる．
- 年齢が高くなるにつれ，無症状ながら本症と診断される例が増加．
- 学校心臓健診の心電図検査によって発見される例もある．

❹ 成人期

- 多くの例で心不全が進行する．
- 45歳までに心不全を呈する割合は，合併病変を有する場合67％，合併病変がない場合25％．
- 例外的に，ほぼ無症状のまま高齢に達した，合併病変のない症例の報告もある．

身体所見

- 身体所見は本症の解剖学的特徴に基づく所見と合併病変による所見からなる．
- 大動脈が肺動脈の左前方に位置し胸壁に近いことから，年長児や成人ではⅡ音が単一で亢進して聴かれることがあり，成人ではⅡ音が触知される場合もある．
- 心室中隔が胸骨の裏にほぼ垂直に位置し，左右心室は横に並ぶことから，特に成人では心尖拍動を正常に比べ内側寄りの胸骨左縁に認める．
- しかし，合併病変がない場合，診察所見はしばしば正常と区別がつかない．
- 心室中隔欠損と三尖弁逆流の汎収縮期雑音は胸骨左縁で聴かれる．
- 本症に合併するEbstein奇形では，通常三尖弁前尖は大きくなく，いわゆるsail soundは聴かれない．
- 肺動脈狭窄による駆出性雑音は右上方へ放散する．
- 大きな心室中隔欠損や高度の三尖弁逆流を伴う例では呼吸困難や易疲労性などの心不全徴候が見られる．
- 心室中隔欠損に肺動脈狭窄ないし閉鎖を伴う例では新生児期にチアノーゼを呈する．
- 完全房室ブロックでは徐脈と頸静脈波に巨大a波（cannon wave）を認める．

胸部レントゲン 図3

- 左第 1 ～ 3 弓は上行大動脈が形成し，なだらかになり，左第 4 弓は右室が形成し，丸みを帯びることから，心陰影はボーリングのピンに似る．
- 本症の 20 ～ 30％は右胸心であり，15％は中心症（mesocardia）である．
- 内臓心房位正位で右胸心，中心症があればまず {S, L, L} の本症を考える．
- 内臓心房位逆位 {I, D, D} は 5％に見られる．
- 肺血管陰影と心胸比は合併病変に応じた所見を呈する．
- 大きな心室中隔欠損では肺血管陰影の増強と心拡大が見られ，心室中隔欠損に肺動脈狭窄ないし閉鎖を伴う例では肺血管陰影は減弱し，心陰影は小さい．
- 三尖弁逆流では心拡大と肺門理の増強が見られる．

図3 修正大血管転位症の胸部レントゲン

a：{S, L, L} 修正大血管転位症では，左第 1 ～ 3 弓は上行大動脈（AAo）が形成し，なだらかになる（矢印）．左第 4 弓は右室が形成し，丸みを帯びることから，心陰影はボーリングのピンに似る．
b：中心症（mesocardia）は 15％に見られる．
c：内臓心房位正位で右胸心があればまず {S, L, L} 修正大血管転位症を考える．
d：内臓心房位逆位 {I, D, D} は本症の 5％に見られる．

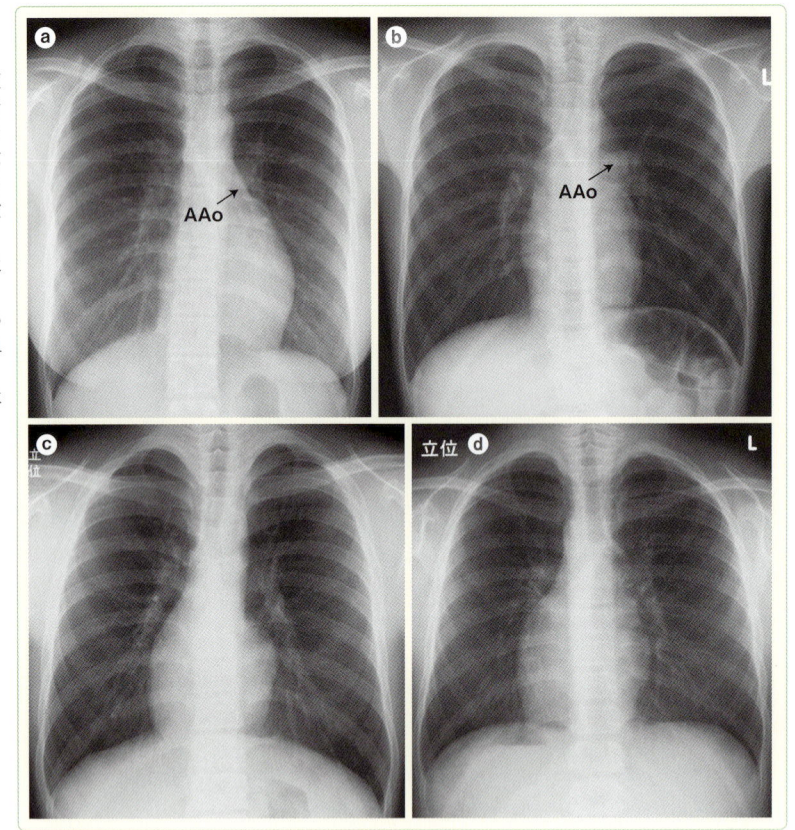

MRI

- 音響窓の制限から心エコー図による形態評価が困難な場合には，MRI による左右心室の同定や合併病変の診断が有用．
- 右室機能評価について見ると，二次元心エコー図で複雑な形態の右室の全体像を評価することが困難なことから，MRI が gold standard と考えられている[2]．
- MRI による容量計測上の課題は，右室の短軸に沿うか，長軸に沿うかで値が異なること，体心室として肥大した右室壁の肉柱が計測を困難にすることなど．
- ペースメーカ植え込み例では CT が勧められる．

心電図　図4

- 心電図所見には，
  ①心室逆位に基づく QRS パターンの変化
  ②心臓の位置による変化
  ③右側心室負荷による変化
  ④不整脈
  がある．
- Q 波は心室中隔の興奮過程を表し，左室側から右室側へ伝播するので，解剖学的左室が存在する誘導に Q 波が見られる．
- 合併病変のない場合，右側胸部誘導の Q 波，Ⅲ誘導・aVF 誘導の深い Q 波と左側胸部誘導・Ⅰ誘導・aVL 誘導における Q 波の欠如，左軸偏位が見られる．
- 心室中隔欠損と肺動脈狭窄を伴うと，QRS 電気軸は正常ないし右軸偏位，V1 で qR パターン，V6 で rS パターンを呈す．
- 胎児期から完全房室ブロックが見られる例や生後に房室ブロックが進行する例がある．
- WPW 症候群の合併が数％に見られる．
- 成人では心房粗動，心房細動も見られる．

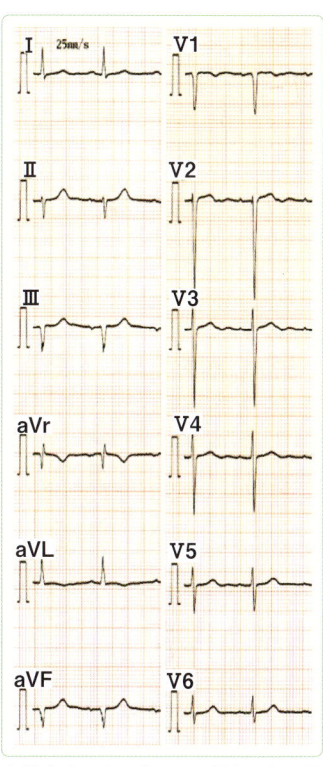

図4　18 歳，女性．合併病変のない{S, L, L}修正大血管転位症，左胸心の心電図

右側胸部誘導とⅢ誘導，aVF 誘導の深い Q 波，左側胸部誘導とⅠ誘導，aVL 誘導の Q 波の欠如，左軸偏位が見られる．

MDCT　図5

- 高い空間分解能を有しながら被ばく線量も低い 320 列 MDCT は，aortic translocation 法が適応となる例について，大動脈と冠動脈，左室流出路，肺動脈，心室中隔欠損の関係を三次元的に評価するのに有用．

図5　320 列 MDCT 像

本例は狭小な心室中隔欠損（矢印）と肺動脈狭窄を有するため，aortic translocation 法の適応である．大動脈と冠動脈，左室流出路，肺動脈，心室中隔欠損の関係を三次元的に評価する．

Ao：大動脈
LV：左室
PA：肺動脈
RV：右室

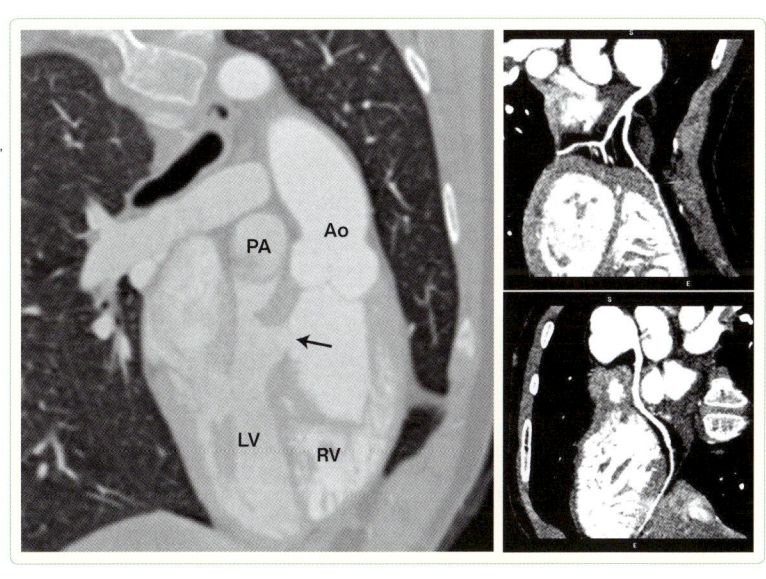

治療法

❶ Physiological repair

- 解剖学的右室をそのまま体心室として使用する physiological repair では，合併する心室中隔欠損の閉鎖や左室流出路（肺動脈）狭窄の解除，三尖弁逆流に対する形成術・置換術を行うが，遠隔期の右室機能低下，三尖弁逆流が問題．
- 遠隔期成績は生存率が術後 10 年で約 70%，15 年で約 60% とする報告が多く，再手術を要する割合も高い．

a 弁付心外導管による左室流出路狭窄の解除 図6

- 左室流出路（肺動脈）狭窄の主体は弁下狭窄であることから，解剖学的左室と肺動脈の間に弁付の心外導管を置く Rastelli 手術が行われる場合が多い．
- この心外導管は患者の成長につれ狭窄をきたし，遠隔期に交換のための再手術を免れない．

図6 {S, L, L}修正大血管転位症に対する physiological repair．弁付心外導管による左室流出路狭窄の解除

解剖学的左室と肺動脈の間に弁付の心外導管（矢印）を置いた Rastelli 手術．本例では心筋電極によるペースメーカ植え込みも行われている．

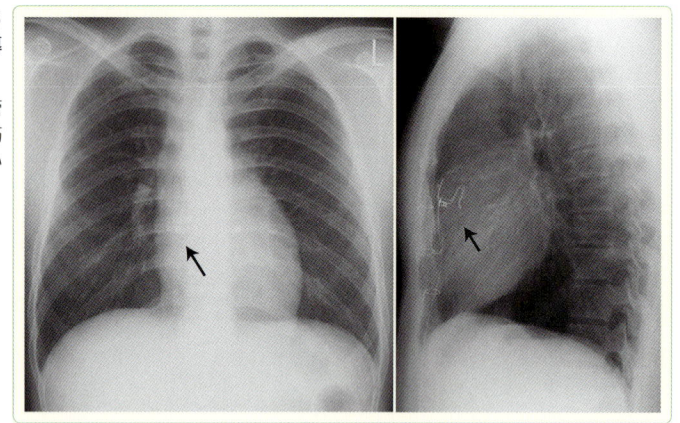

b 三尖弁逆流の外科治療

- 本症で成人期に手術が必要になる主因は三尖弁逆流と右室機能不全の進行である．
- 成人では三尖弁形成術後，高頻度に三尖弁逆流が再燃することから，弁置換が勧められる．
- 発育期にある小児であっても，特に三尖弁が Ebstein 奇形の形成異常を呈している場合には，形成術が困難であり，弁置換を要することから，手術時期を慎重に判断する必要がある．
- 右室機能不全が進行する以前に三尖弁逆流に対して介入することが予後を改善するために重要．
- 術前の右室駆出率が 40% 以上の例では 40% 未満の例に比し，術後の右室機能が良好に保たれる．

❷ Anatomical repair とその変法

a Atrial-arterial switch と atrial-Rastelli switch

- 解剖学的左室を体心室に変換する anatomical repair には，以下のものがある．
  ①心房位での血流転換（Mustard 手術または Senning 手術）と大血管位での血流転換（Jatene 手術）を組み合わせた atrial-arterial switch（図7a）．➡先天性心疾患の術後管理 Senning 手術，Mustard 手術，Jatene 手術 P202
  ②心房位での血流転換と弁付心外導管を用いて心室大血管位で転換する Rastelli 手術を組み合わせた atrial-Rastelli switch（図7b）．
- Anatomical repair は，手技が複雑で長時間を要する手術であるが，手術死亡率，遠隔期生存率，機能評価の面で physiological repair よりも優れている[3]．
- Rastelli 手術では physiological repair における場合と同様，遠隔期に弁付心外導管の交換が必要．

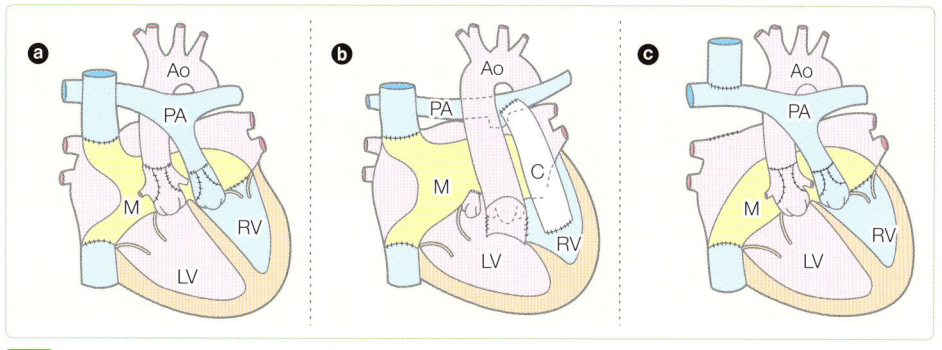

図7 Anatomical repair とその変法
a：atrial-arterial switch.
b：atrial-Rastelli switch.
c：atrial-arterial switch, hemi-Mustard/bidirectional Glenn 変法.
Ao：大動脈，C：弁付心外導管，LV：左室，M：Mustard，PA：肺動脈，RV：右室

b Anatomical repair のための肺動脈絞扼術

- Anatomical repair では，解剖学的左室が低圧系となっている場合，肺動脈絞扼術によって左室を体循環用にトレーニングする必要がある．
- しかし，肺動脈絞扼術後遠隔期に左室機能不全を呈する場合があり，慎重な経過観察が必要．

c Hemi-Mustard/bidirectional Glenn 変法

- Anatomical repair 後に三尖弁逆流は改善するが，右室への容量負荷をさらに軽減する方法として，Mustard 手術による心房位での血流転換を下大静脈からの血流のみとし，上大静脈は両方向性 Glenn 吻合とする hemi-Mustard/bidirectional Glenn 変法が試みられている[4]（図7c）．
- 従来の Mustard 法に比べ，遠隔期の不整脈を回避できる可能性もある．
- 手術時間を短縮できる利点も大きい．

d Aortic translocation

- 心室中隔欠損が小さいなど，従来の atrial-arterial switch や atrial-Rastelli switch では修復できない例に対して，大動脈を根部で右室から切り離し，肺動脈弁を取り除いた左室へ縫着する aortic translocation が行われることがある．
- Aortic translocation を hemi-Mustard/bidirectional Glenn による心房位での血流転換と組み合わせた修復を行い，良好な結果が得られている（図8）．

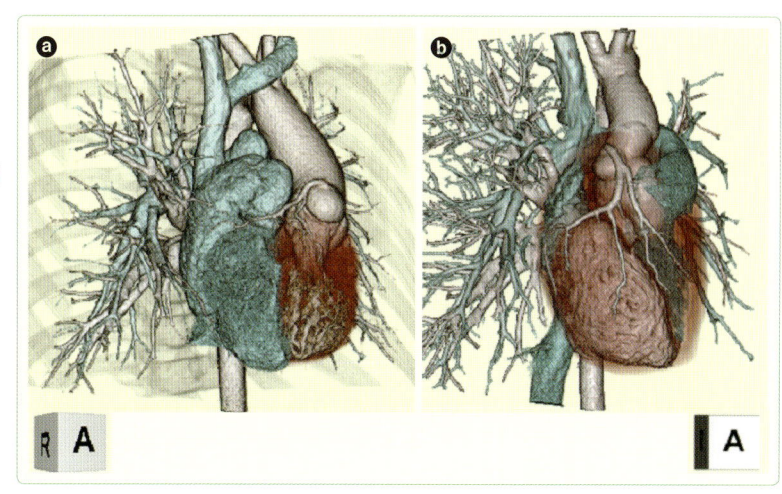

図8 小さな心室中隔欠損と肺動脈弁狭窄を合併した{S, L, L}修正大血管転位症に対して aortic translocation と hemi-Mustard/bidirectional Glenn 変法を組み合わせた anatomic repair
a：術前，b：術後

❸ Fontan 手術が適応となる例
➡先天性心疾患の術後管理 Fontan 手術 Ｐ192

- 二心室修復が不可能な場合には，本症を機能的な単心室とみなし，Fontan 手術が選択される．
- 僧帽弁や三尖弁の straddling, overriding がある例．
- 左右不均等型の房室中隔欠損症を合併している例．
- 心室中隔欠損が多発性で閉鎖が困難な病型など．

❹ 心臓再同期療法

- 本症における右室機能不全に対して両心室ペーシングによる心臓再同期療法が有効な場合がある．
- 三尖弁置換術と心臓再同期療法を組み合わせて重症心不全が改善する例がある（図9）．

図9
心臓再同期療法と三尖弁置換術により右室機能不全が改善した{S, L, L}修正大血管転位症の1例
a：術前，b：術後

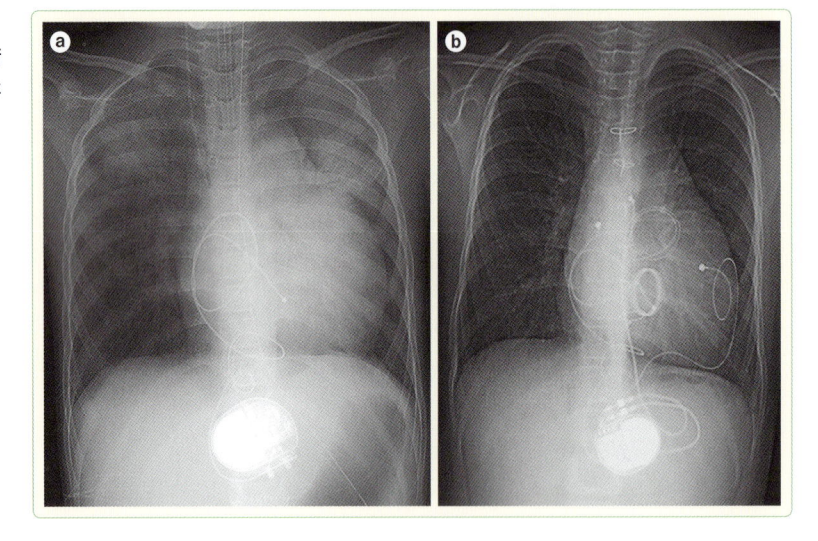

心エコー所見

区分診断法による診断

- 区分診断法によって atrioventricular discordance と ventriculoarterial discordance を診断する．
- 心窩部，心尖部，胸骨左縁，胸骨右縁，胸骨上窩からの各断面を組み合わせて診断を進める．

▶ ① 心房位の診断

- 心房位を決定する上で最も簡便で確実なのは，下大静脈の流入する心房が解剖学的右房と判断する方法．
- 心房中隔面を見て厚い二次中隔を有する心房が解剖学的右房であり，薄い一次中隔のある方が解剖学的左房である．
- 左右心耳の特徴的な形態を心エコー図で判断することは困難なことが多い．

▶ ② 心室位の診断

- 解剖学的右室は中隔帯（moderator band）を有するのが特徴であり，中隔面は粗な肉柱からなり，自由壁の肉柱形態も粗い．
- 解剖学的右室は房室弁の付着位置が解剖学的左室に比べ心尖寄りであり，腱索は心室中隔に付着する．
- 解剖学的左室は心室中隔面の肉柱が細かく，房室弁は2個の乳頭筋が自由壁に付着する．

▶ ③ 大血管位の診断

- 大動脈の診断は，心室から起始した後は分岐することなく上行し，大動脈弓を形成して頸部血管を分岐することで行う．
- 肺動脈の診断は，心室から起始してすぐ左右の肺動脈に分岐することによって行う．
- 冠動脈は肺動脈からの起始異常があるため，大動脈の同定には必ずしも正しく用いることができない．

▶ ④ 心房−心室関係，心室−大血管関係の診断

- まず心房位，心室位，大血管位を決め，次に心房−心室関係，心室−大血管関係を決定し，2段階の不一致（double discordance）の存在を示す．
- 大動脈と肺動脈は正常のらせん状の交差とは異なり，平行に走行する．

本症に特徴的な所見

- 心房中隔と流入部心室中隔が整列せず（malalignment），四腔断面が描出しにくい（図10）．

図10 ▶動画　心尖部四腔断面
心房中隔と流入部心室中隔は整列せず（malalignment），四腔断面が描出しにくい．

LA：左房
LV：左室
RA：右房
RV：右室

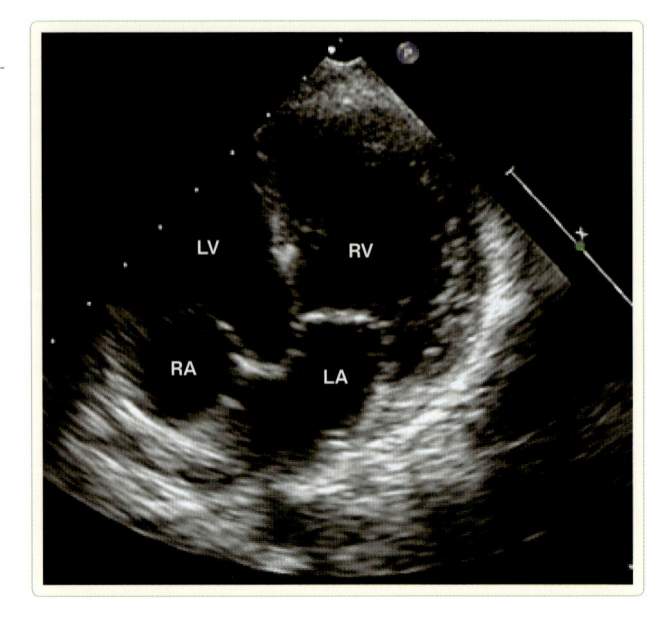

- 正常では大動脈弁が僧帽弁と三尖弁の間に嵌まり込んでいる（wedge）のに対し，本症では左室流出路・肺動脈が左右の房室弁の間に奥深く嵌り込んでいて狭窄性病変を伴いやすい[1]（図11）．
- 右胸心や中心症が多い．
- 三尖弁の短軸像を明瞭に描出するには，肋間を高くする，超音波の入射角を変えるなどの調整が必要．

図11 ▶動画　心窩部左室長軸断面
左室流出路・肺動脈が左右の房室弁の間に深く嵌り込んでいる．

LV：左室
MV：僧帽弁
PA：肺動脈
RA：右房
RV：右室
TV：三尖弁

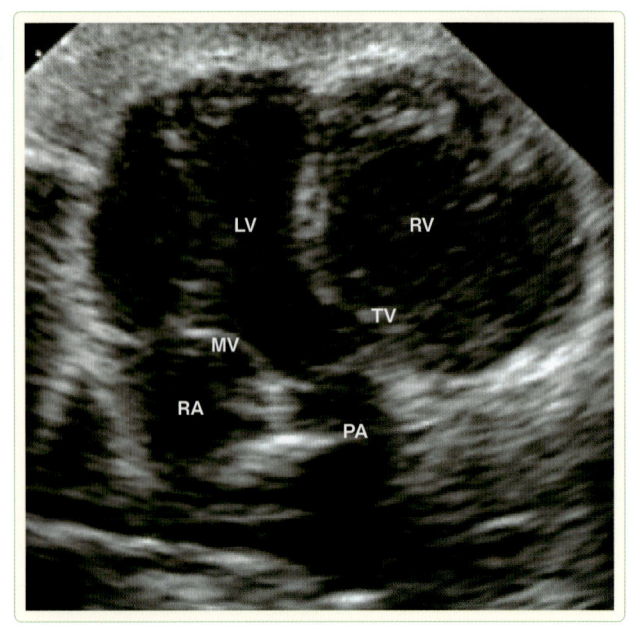

合併病変の診断

▶ ① 心室中隔欠損の診断

- 心室中隔欠損は膜様部欠損が多く，多くの場合，流入路や心尖部に進展しているが，筋性部欠損，流出路両半月弁下欠損もあり得る．

▶ ② 左室流出路（肺動脈）狭窄の診断　図12

- 左室流出路（肺動脈）狭窄は心室中隔欠損に伴って見られることが多い．
- 主体は弁下狭窄であり，心室中隔と左室自由壁による筋性狭窄，線維筋性組織や膜様部中隔瘤，僧帽弁・三尖弁副組織による狭窄など．
- これらに弁性狭窄を伴うことも多い．

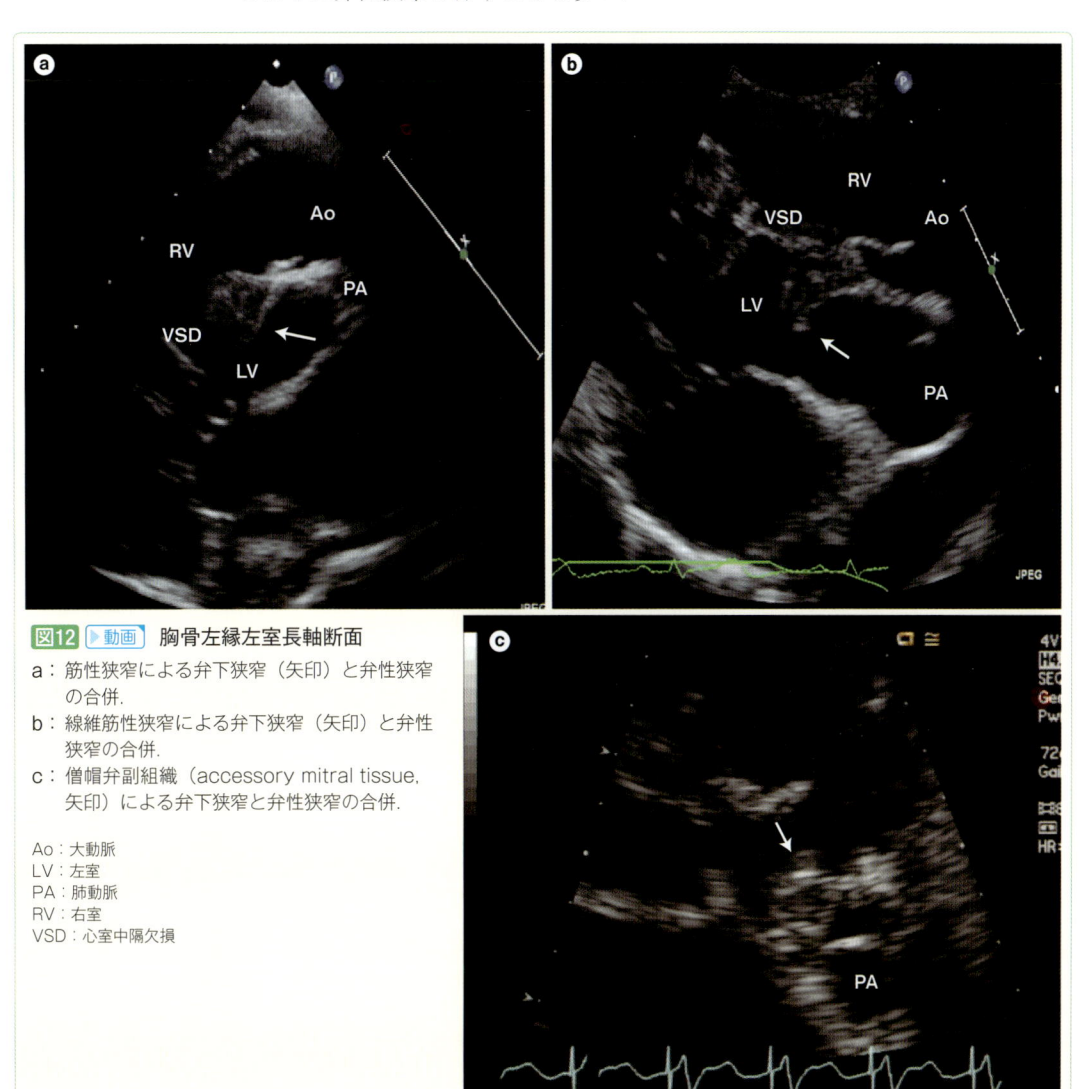

図12 ▶動画　胸骨左縁左室長軸断面

a：筋性狭窄による弁下狭窄（矢印）と弁性狭窄の合併．
b：線維筋性狭窄による弁下狭窄（矢印）と弁性狭窄の合併．
c：僧帽弁副組織（accessory mitral tissue, 矢印）による弁下狭窄と弁性狭窄の合併．

Ao：大動脈
LV：左室
PA：肺動脈
RV：右室
VSD：心室中隔欠損

14　修正大血管転位症

167

③ 三尖弁異常の診断

- 三尖弁異常は多くは心室中隔欠損に伴って見られる．
- 異形成弁や Ebstein 奇形の他に，straddling や overriding，double orifice など．
- 本症に伴う Ebstein 奇形では三尖弁の下方付着はあるが，通常の Ebstein 奇形とは異なり，帆のように大きな前尖は見られず，中隔尖や後尖の心室中隔への癒着は軽く，心房化心室も目立たない（図13）．

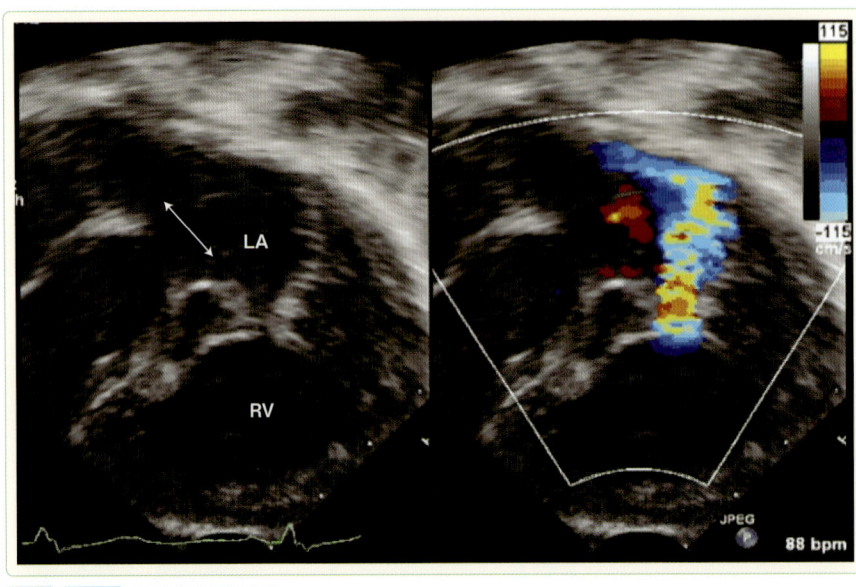

図13 ▶動画　心尖部四腔断面
{S, L, L} 修正大血管転位症に合併した Ebstein 奇形様の三尖弁形成異常と重度の三尖弁逆流．三尖弁中隔尖は大きく plastering している（矢印）．本症では通常の Ebstein 奇形に見られるような大きな前尖は少ない．中隔尖や後尖の心室中隔への癒着は軽く，心房化心室も目立たない．

- 三尖弁逆流の定量評価は通常の僧帽弁逆流の定量評価に準ずる．
- 逆流面積，vena contracta の径，proximal isovelocity surface area（PISA）による逆流量，逆流率，有効逆流弁口面積を求める（図14）．

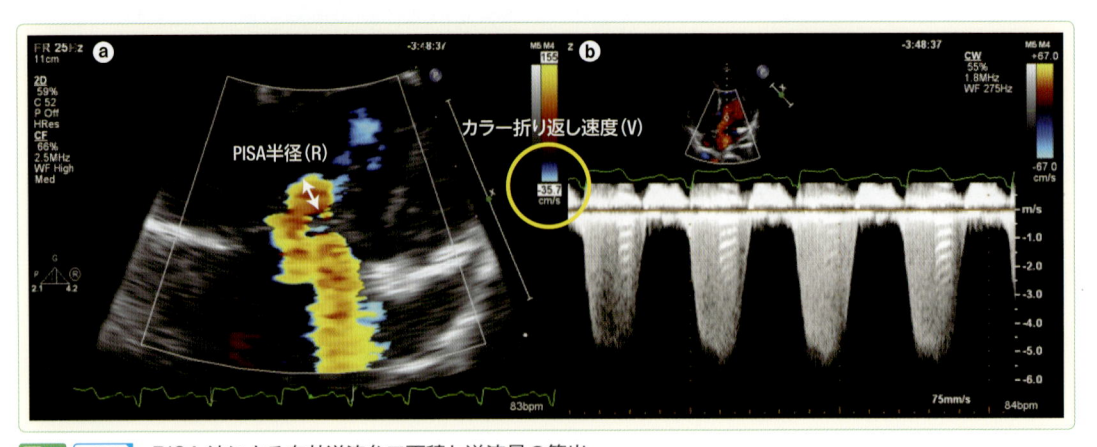

図14 ▶動画　PISA 法による有効逆流弁口面積と逆流量の算出
PISA 表面の三尖弁逆流量＝2π×0.73²×35.7＝120（cm³/s），
有効逆流弁口面積＝120÷550＝0.22（cm²），
1 心拍における三尖弁逆流量＝0.22×180＝39.6（ml/beat）　と算出される．

④ 体心室としての右室機能の評価

- 複雑な形態を有する右室の機能評価の検討は左室に比べ不十分．
- 最近心エコー図による右室機能評価についてのガイドラインが提案されたが，あくまでも成人における肺循環心室としての右室機能評価である[5]．
- 以下のような評価法がある．
  - 二次元断層法による右室 fractional area change（FAC）（正常：35% 以上，図15）
  - 三尖弁輪の収縮期移動距離 tricuspid annular plane systolic excursion（TAPSE）（正常：16 mm 以上）
  - 組織ドプラ法による三尖弁輪のS'（正常 10 cm/s 以上）
  - Tei index（正常：パルスドプラ法で 0.4 未満，組織ドプラ法で 0.55 未満，図16）

図15 {S, L, L}修正大血管転位症における右室 fractional area change(FAC)の計測

心臓再同期療法と三尖弁置換術を受けている．FAC は 23% と右室機能の低下が見られる．

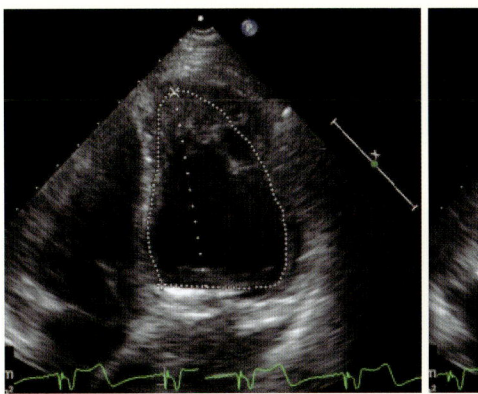

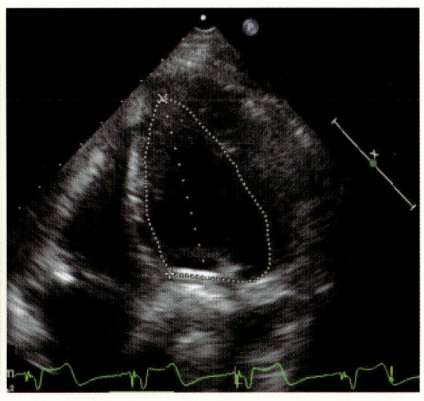

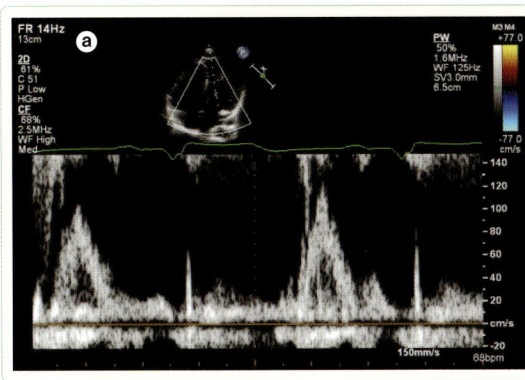

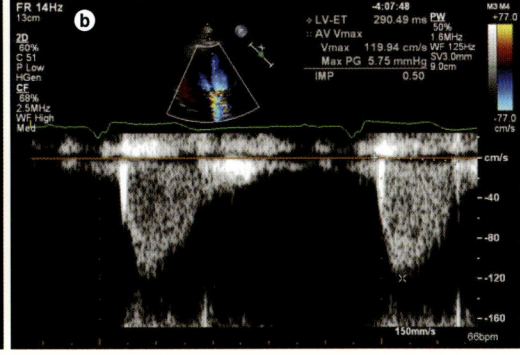

図16 {S, L, L}修正大血管転位症における右室の Tei Index(Myocardial Perfomance Index)の計測
右室 Tei index は 0.50 と右室機能の低下が見られる（b）．

- 右室容量の計測は二次元法に比べ三次元エコーの方がより正確であるが，正常値に関するデータの蓄積は未だ不十分．
- 体心室としての右室機能は，正常の右室に比較し長軸方向の strain が低下する一方，円周方向の strain が高値を示す，左室に見られる torsion が右室では観察されない等の報告がある．

検査の進め方

		Bモード法	Mモード法	ドプラ法 カラー	ドプラ法 パルス	ドプラ法 連続波	ドプラ法 組織ドプラ
心窩部	下大静脈短軸断面	□下大静脈・右房					
	下大静脈長軸断面	□下大静脈・右房					
	四腔断面	□三尖弁 □心室中隔欠損		□三尖弁逆流 □短絡血流			
	左室長軸断面	□左室流出路(肺動脈)狭窄		□狭窄血流			
	右室長軸断面	□右室流出路					
心尖部	四腔断面	□三尖弁 □心室中隔欠損 □FAC	□TAPSE	□三尖弁逆流	□肺静脈・心室流入血流速度波形 □Tei index	□PISA □右室 dp/dt	□S' □Tei index
	右室短軸断面	□三尖弁 □心室中隔欠損		□三尖弁逆流 □短絡血流	□右室-左室収縮期圧較差		
	右室長軸断面	□三尖弁 □心室中隔欠損		□三尖弁逆流 □短絡血流			
	左室長軸断面	□左室流出路(肺動脈)狭窄 □心室中隔欠損		□狭窄血流 □短絡血流			
胸骨左縁	四腔断面	□三尖弁 □心室中隔欠損 □FAC	□TAPSE	□三尖弁逆流 □短絡血流	□肺静脈・心室流入血流速度波形 □Tei index	□PISA □右室 dp/dt	□S' □Tei index
	右室短軸断面	□三尖弁 □心室中隔欠損	□右室径	□三尖弁逆流 □短絡血流	□右室-左室収縮期圧較差		
	右室長軸断面	□三尖弁 □心室中隔欠損		□三尖弁逆流 □短絡血流			
	左室短軸断面	□左室流出路(肺動脈)狭窄 □心室中隔欠損		□狭窄血流 □短絡血流			
	左室長軸断面	□左室流出路(肺動脈)狭窄 □心室中隔欠損		□狭窄血流 □短絡血流	□左室流出路血流速度波形	□左室流出路血流速度波形	
胸骨右縁	左室短軸断面	□左室流出路(肺動脈)狭窄 □心室中隔欠損		□狭窄血流 □短絡血流			
	左室長軸断面	□左室流出路(肺動脈)狭窄 □心室中隔欠損		□狭窄血流 □短絡血流	□左室流出路血流速度波形	□左室流出路血流速度波形	
胸骨上窩	大動脈長軸断面	□大動脈・大動脈弓					
	大動脈短軸断面	□大動脈・大動脈弓					
	肺動脈長軸断面	□肺動脈					
	肺動脈短軸断面	□肺動脈					

FAC : fractional area change, TAPSE : tricuspid annular plane systolic excursion
下線：計測項目

文献

1) Brawn WJ, et al: Congenitally corrected transposition. Aderson RH, et al(eds): Pediaric Cardiology, 3rd ed. Churchill Livingstone, pp819-835, 2010
2) 丹羽公一郎, 他：循環器病の診断と治療に関するガイドライン（2010年度合同研究班報告）. 成人先天性心疾患ガイドライン（2011年改訂版）. pp75-76, 2011
3) Hraška V, et al: Functional outcome of anatomic correction of corrected transposition of the great arteries. Eur J Cardiothorac Surg 40: 1227-1235, 2011
4) Malhotra SP, et al: The hemi-Mustard/bidirectional Glenn atrial switch procedure in the double-switch operation for congenitally corrected transposition of the great arteries: rationale and midterm results. J Thorac Cardiovasc Surg 141:162-70, 2011
5) Rudski LG, et al: Guidelines for the echocardiographic assessment of the right heart in adults: a report from the American Society of Echocardiography endorsed by the European Association of Echocardiography, a registered branch of the European Society of Cardiology, and the Canadian Society of Echocardiography. J Am Soc Echocardiogr 23: 685-713, 2010

15 三尖弁閉鎖
tricuspid atresia

病型分類

- 右房と右室の間の三尖弁が閉鎖しているため，体静脈血の迂回路としての「心房中隔欠損」は，出生時には必須の合併奇形である．そして，病型はKeith-Edwardsによる分類が使用される．大血管の位置関係（ⅠとⅡ）と心室中隔欠損の有無，肺動脈狭窄・閉鎖の有無（a, b, c）により分けられる（図1）．
- 心室中隔欠損の大きさや肺動脈狭窄の程度の変化により，機能的にⅠbがⅠaになることがある．

図1 病型分類　矢印の色は酸素化の程度を示す．

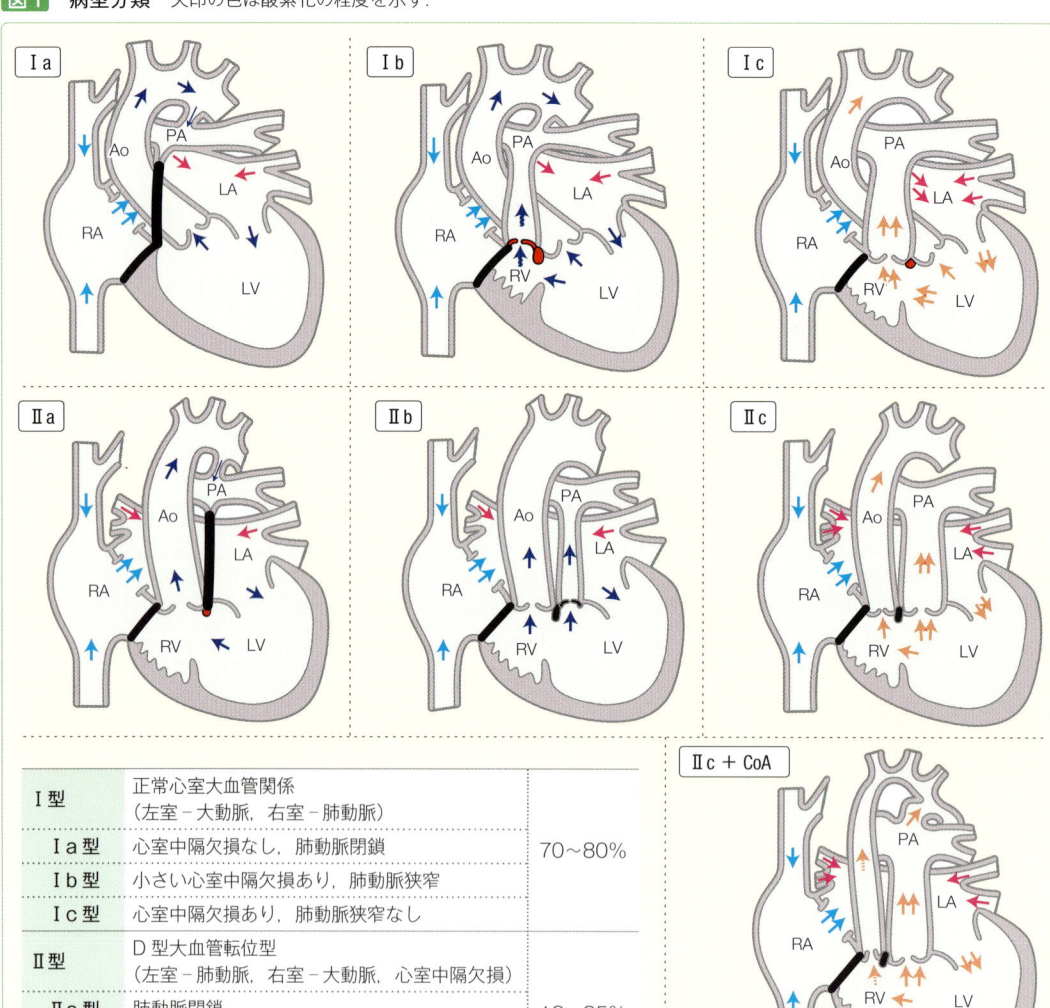

Ⅰ型	正常心室大血管関係 （左室－大動脈，右室－肺動脈）	
Ⅰa型	心室中隔欠損なし，肺動脈閉鎖	70〜80%
Ⅰb型	小さい心室中隔欠損あり，肺動脈狭窄	
Ⅰc型	心室中隔欠損あり，肺動脈狭窄なし	
Ⅱ型	D型大血管転位型 （左室－肺動脈，右室－大動脈，心室中隔欠損）	
Ⅱa型	肺動脈閉鎖	12〜25%
Ⅱb型	肺動脈狭窄	
Ⅱc型	肺動脈狭窄なし	
Ⅲ型	その他 L型大血管転位＋他の合併奇形，など	3〜6%

Ao：大動脈，LA：左房，LV：左室，
PA：肺動脈，RA：右房，RV：右室

- 先天性心疾患の 1 ～ 3％と稀な疾患である．
- Ⅰb 型が多く，Ⅲ型は非常に稀である．
- 合併奇形としては大動脈縮窄が最も多い（8％）．左上大静脈遺残，重複僧帽弁，右大動脈弓などを合併することもある．

病態生理　図2

- 三尖弁が閉鎖しているため，当然左室が大きく右室が小さいが（典型的な左室型単心室），右室の大きさは，流入路としての心室中隔欠損の大きさとそこを通る血流量に依存する．
- 三尖弁が閉鎖し，体静脈血が心房中隔欠損を通り左房で肺静脈血と完全に混合されるため，チアノーゼの程度は肺血流量に依存する．a 型では動脈管開存の大きさ，b 型では肺動脈狭窄の程度あるいは心室中隔欠損の大きさに依存する．
- c 型は生後の肺血管抵抗の低下とともに肺血流が増加するため，チアノーゼは軽度であり，心不全を呈す．僧帽弁の弁輪拡大や形成異常があれば僧帽弁逆流を合併することもある．
- Ⅱc 型では，大動脈縮窄を合併することがある．また，心室中隔欠損が狭小化すると大動脈弁下狭窄となり，大動脈縮窄と同様に体血流が制限され，重度となるとショックになる．
- 心房中隔欠損・卵円孔の狭小化を合併する場合があり，体静脈還流障害による肝腫大と低拍出状態をきたす．

図2　病態生理

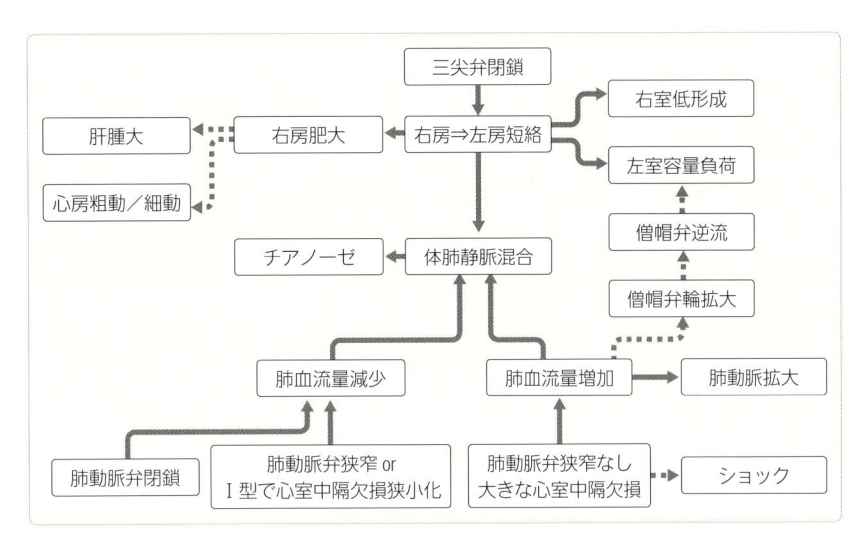

身体所見

❶ 聴診所見

- 肺動脈弁狭窄を合併すれば胸骨左縁上部（第2肋間）で駆出性収縮期雑音．大きな心室中隔欠損があればスリルを触れる．心室中隔欠損や右室流出路が狭小化すれば，収縮期後期に増強する心雑音．Ⅰ音は亢進，Ⅱ音は減弱．
- 動脈管開存を合併すれば連続性雑音．
- 肺動脈弁狭窄を伴わないと，全く心雑音を聴取しないこともある．肺血流量増加とともに，心尖部で拡張中期ランブルあるいはⅢ音．
- 僧帽弁の形成異常や弁輪拡大により僧帽弁逆流を合併すると，心尖部で逆流性雑音．

❷ 視診・触診

- チアノーゼ型心疾患であり，肺動脈血流量に応じたチアノーゼ．
- 肺動脈弁狭窄を合併しない場合，チアノーゼは明らかでない．
- 心室中隔欠損や右室流出路―肺動脈狭窄によるスリル触知．
- 左室拡大による心尖拍動触知．
- 肺血流量が過度に増加した場合，多呼吸，進行すればショック．
- 大動脈縮窄を合併すれば，下肢脈拍触知不良．
- 心房間交通が狭小化した例では，肝腫大．
- 修復術を受けていない例では，バチ状指．

心電図　図3

- 右房負荷：P波の先鋭化
- 左軸偏位：新生児期に心電図で診断されるチアノーゼ型先天性心疾患
- 左室容量負荷：左側胸部誘導のR波増高（肺血流減少例では小さなR波と浅いQ波）
- 年長児やAPC（atrio-pulmonary connection）Fontan手術後では，心房粗動／細動

図3　心電図

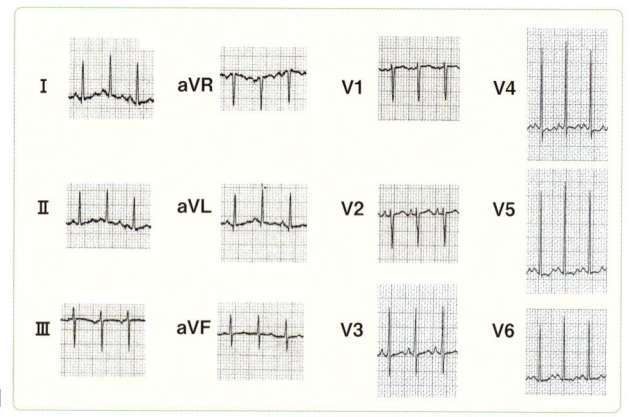

胸部レントゲン

- Ⅰb型（図4a）
  - 左第4弓拡大（左室拡大）
  - 典型的には左第2弓の陥凹（肺動脈狭窄・肺動脈閉鎖），肺血管陰影の減少
  - 動脈管開存の大きさに応じて肺血管陰影は正常〜増強
- Ⅱc型（図4b）
  - 上縦隔の狭小化
  - 右第1弓拡大（右房拡大）
  - 肺血管陰影
  - 左第4弓の拡大＋心尖挙上（左室肥大＋等圧の右室）

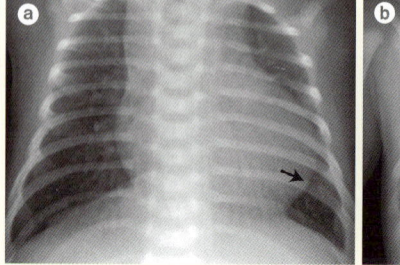

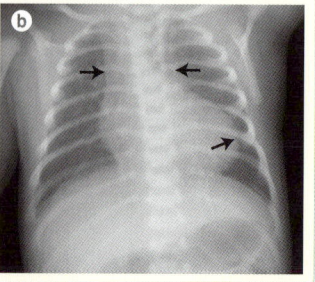

図4　胸部レントゲン

治療法・手術適応 　図5

外科治療

a 初期手術

- 適度な肺動脈狭窄があれば，初期手術なしで中期手術
- 肺動脈閉鎖あるいは重症肺動脈狭窄：Blalock-Taussig 短絡
- 肺動脈狭窄なし：肺動脈絞扼術
- 大動脈縮窄＋大動脈低形成：Norwood 型手術

b 中期手術

- 適応：肺動脈係数≧200mm^2/M^2 ＋ 肺血管抵抗≦4Wood 単位 ＋ 平均肺動脈圧≦20 mmHg

$$肺動脈係数＝\frac{左右肺動脈の断面積の和}{体表面積}$$

- 両方向性 Glenn 術±心房中隔欠損拡大術
- Ⅰc 型で心室中隔欠損の狭小化を認めれば Damus-Kaye-Stansel 手術を加える．

c 最終手術　→先天性心疾患の術後管理 Fontan 手術 P192

- Fontan 手術：心外導管型 TCPC（extracardiac total cavo-pulmonary connection）
- 歴史的には APC（atrio-pulmonary connection）の Fontan 術や，TCPC の lateral tunnel 法も用いられてきた．

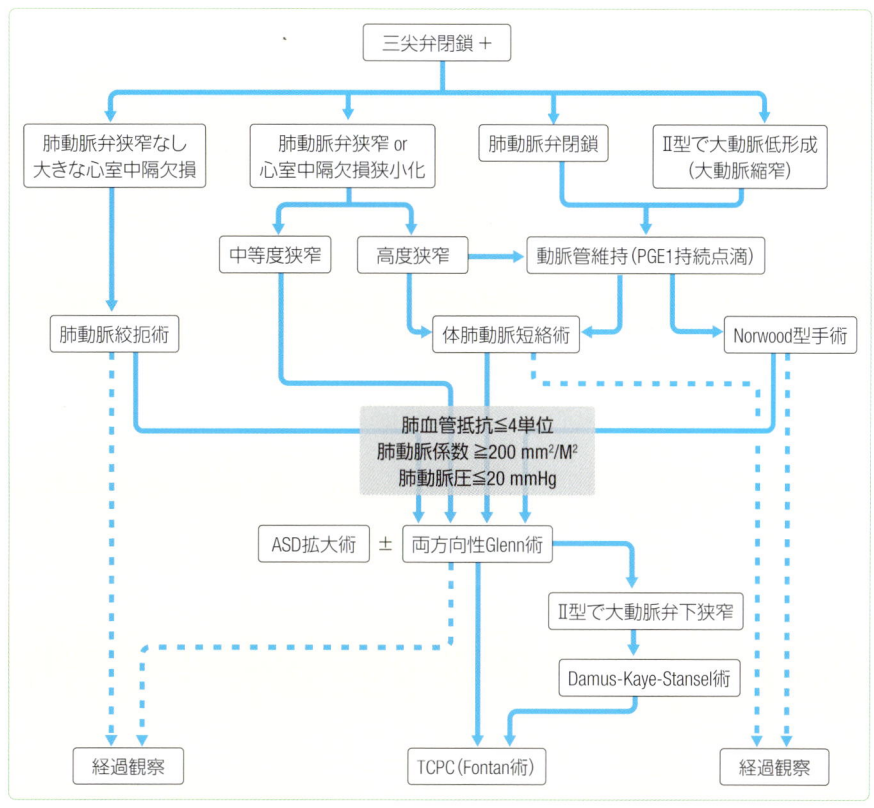

図5 治療アルゴリズム

心エコー所見

三尖弁閉鎖

- 心尖部または左胸壁四腔断面で，三尖弁の閉鎖を明瞭に描出することが可能（図6）．膜様閉鎖で狭窄との鑑別を必要とする時は，カラードプラで通過血流の有無を確認する．大きな心房中隔欠損が認められる．
- Ⅰa型では，心室中隔欠損はなく，右室はほとんど筋肉で占められる．

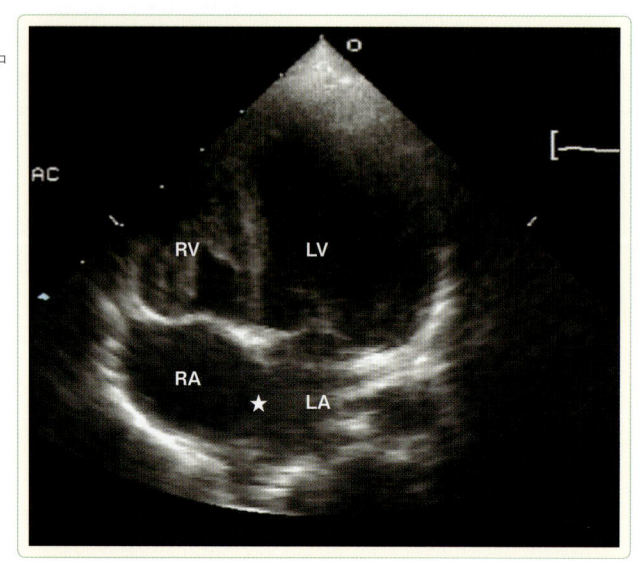

図6 ▶動画 三尖弁閉鎖
心尖部四腔断面．大きな心房中隔欠損（★）が認められる．

LA：左房
LV：左室
RA：右房
RV：右室

三尖弁閉鎖と心室中隔欠損

- 心尖部または左胸壁四腔断面で，三尖弁の閉鎖を明瞭に描出することが可能（図7）．大きな心房中隔欠損が認められる．
- Ⅱc型では，通常大きな心室中隔欠損を認める．

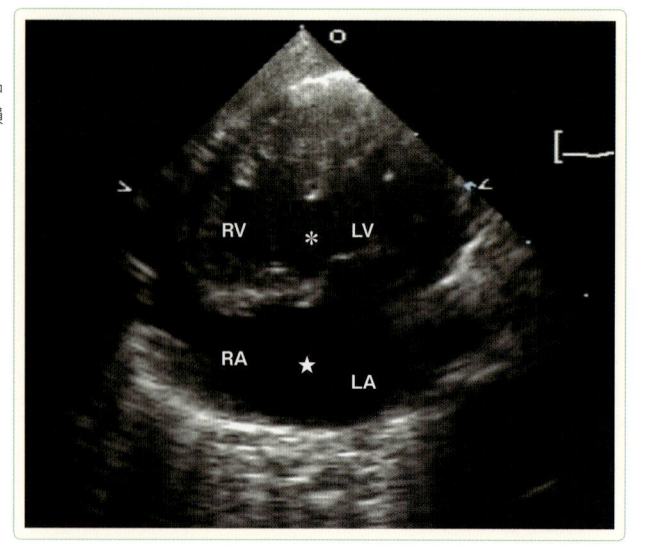

図7 ▶動画
三尖弁閉鎖と心室中隔欠損
心尖部四腔断面．大きな心房中隔欠損（★）と心室中隔欠損（*）が認められる．

LA：左房
LV：左室
RA：右房
RV：右室

| **Ⅰb型：**
狭小化した心室中隔欠損 | ● 胸骨左縁左室長軸断面で左室機能・大きさ，僧帽弁逆流の有無とともに心室中隔欠損を描出する（図8）．
● 心室中隔欠損の径とその血流速度を計測することは必須である． |

図8 ▶動画
Ⅰb型：狭小化した心室中隔欠損

胸骨左縁左室長軸断面．
心室中隔欠損（矢印）が認められる．

Ao：大動脈
LA：左房
LV：左室
RV：右室

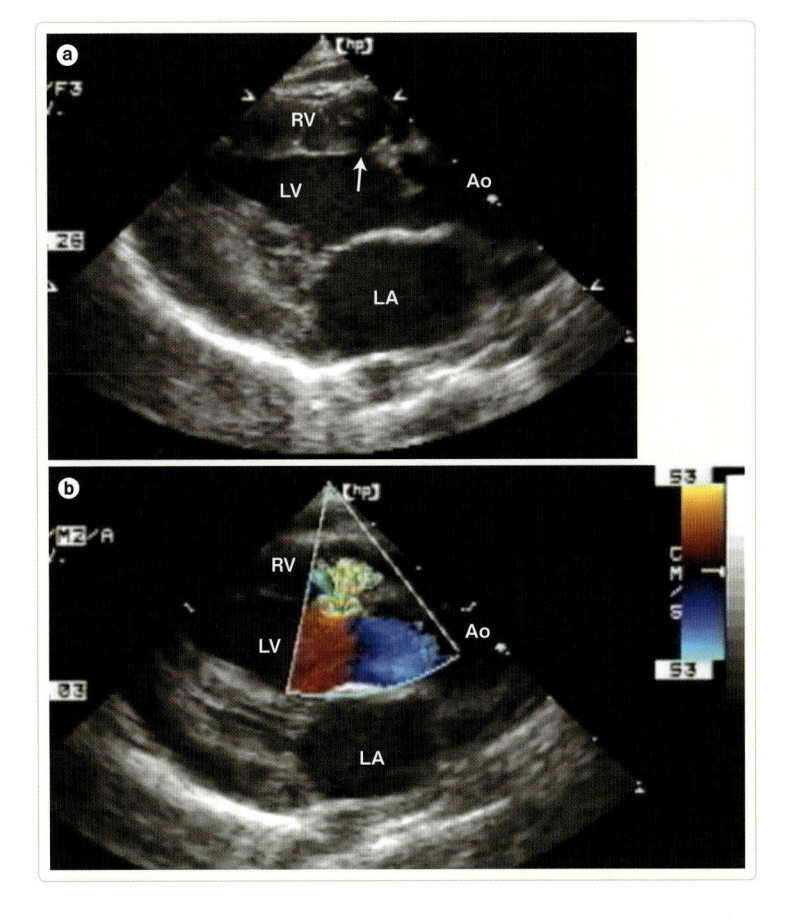

● 胸骨左縁左室下部短軸断面で左室機能・大きさとともに心室中隔欠損を描出する（図9）．

図9 ▶動画
Ⅰb型：狭小化した心室中隔欠損

胸骨左縁左室短軸断面．
心室中隔欠損（矢印）が認められる．

Ao：大動脈
LA：左房
RA：右房
RV：右室

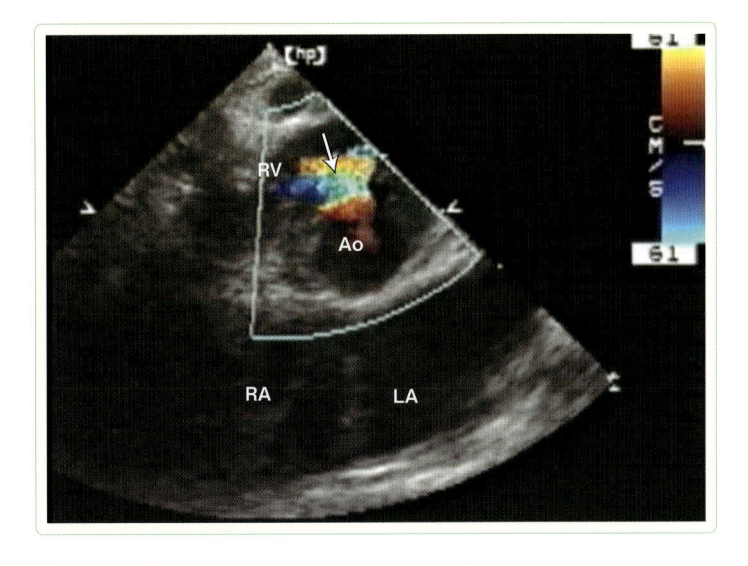

15 三尖弁閉鎖

177

Ｉｂ型：右室流出路

➡ 7 Fallot 四徴 P72

- 胸骨左縁左室上部短軸断面で右室流出路を描出し，大血管関係を同定する（図10）．
- 狭窄を認める例では，Fallot 四徴と同様に B モードとドプラ法を用いて，狭窄の場所と程度を同定する．Fallot 四徴と異なり，右室は極端に小さい．

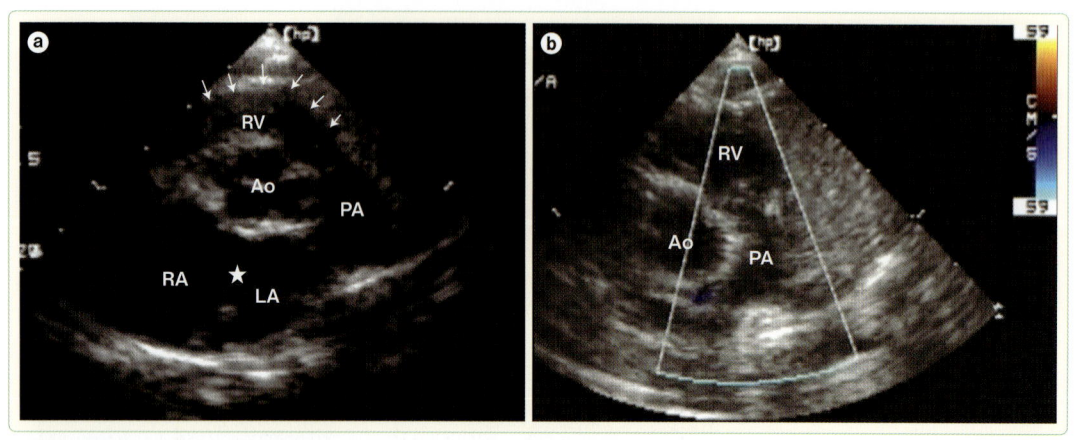

図10 ▶動画　Ｉｂ型：右室流出路
a：右室流出路長軸断面．右室流出路（矢印）を描出する．心房中隔欠損（★）が認められる．
b：胸骨左縁左室短軸断面．

Ao：大動脈
LA：左房
PA：肺動脈
RA：右房
RV：右室

Ⅱａ型：大血管転位＋心室中隔欠損＋肺動脈閉鎖

- 胸骨左縁左室上部長軸断面で，左室⇒心室中隔欠損⇒右室⇒大動脈が連続してつながっていることを描出する（図11）．肺動脈は心室との連続性がなく，盲端となり極端に低形成である．
- 胸骨上窩大動脈弓断面で動脈管開存の有無を確認し，形態を評価する．

図11 ▶動画
Ⅱａ型：大血管転位＋心室中隔欠損＋肺動脈閉鎖

胸骨左縁左室長軸断面．
左室（LV）⇒心室中隔欠損（★）⇒右室（RV）⇒大動脈（Ao）が連続してつながっているのが認められる．

LA：左房
PA：肺動脈

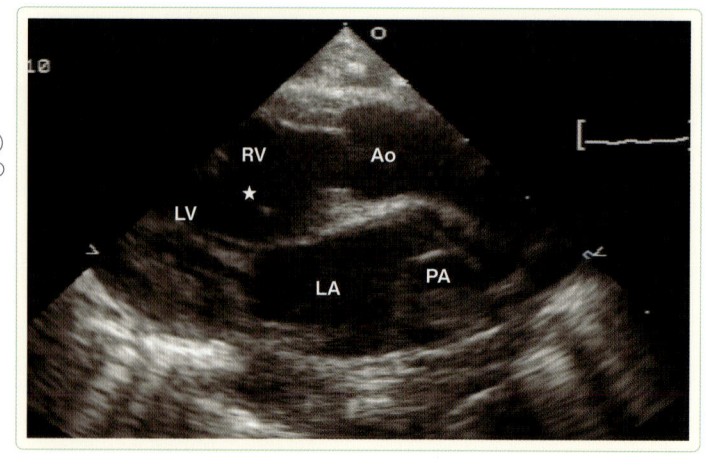

IIc型：大血管転位＋心室中隔欠損

- 胸骨左縁左室長軸断面で，左室⇒肺動脈が起始していることを描出する（図12）．
- 後方にすぐ曲がることから大血管転位であることがわかる．右室は極端に小さい．

図12 ▶動画
IIc型：大血管転位＋心室中隔欠損
胸骨左縁左室長軸断面．心室中隔欠損（★）が認められる．

LA：左房
LV：左室
PA：肺動脈
RV：右室

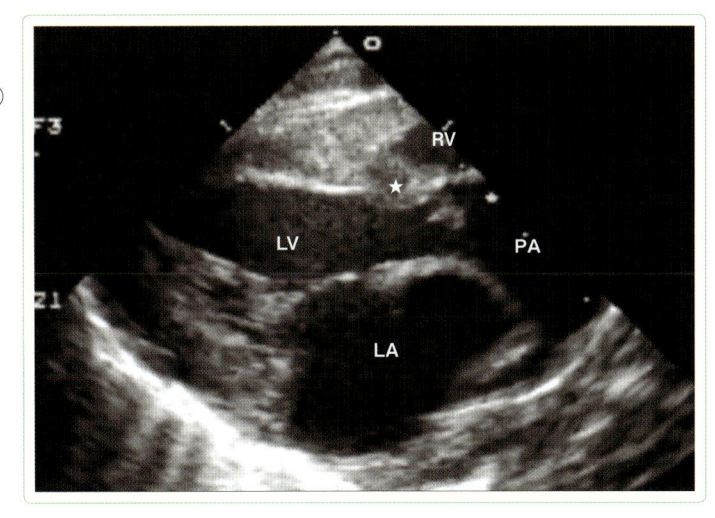

- 胸骨左縁左室上部短軸断面で，冠動脈が起始することから前方血管が大動脈，すぐに分岐することから後方血管が肺動脈であることがわかる（図13）．

図13 ▶動画
IIc型：大血管転位＋心室中隔欠損
胸骨左縁左室短軸断面．冠動脈（白矢印）が起始することから前方血管が大動脈，すぐに分岐（黄矢印）することから後方血管が肺動脈であることがわかる．

Ao：大動脈
PA：肺動脈

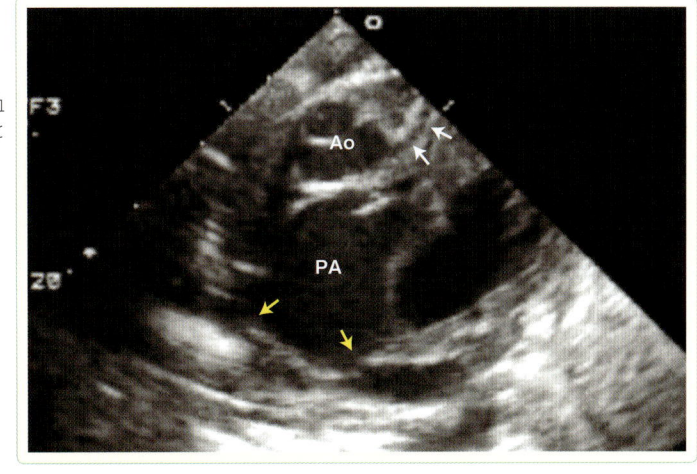

IIc型：
大血管転位＋心室中隔欠損＋大動脈縮窄

- 肺動脈が極端に太い場合は，胸骨上窩大動脈弓断面で必ず大動脈縮窄の有無を確認する（図14）．
- 大動脈縮窄部では，拡張期も血流を認める連続血流となる．動脈管は収縮期に右左短絡し，拡張期に左右短絡する．

図14 ▶動画
IIc型：大血管転位＋心室中隔欠損＋大動脈縮窄
胸骨上窩大動脈弓断面．大動脈縮窄（矢印）を確認する．

Ao：大動脈
PA：肺動脈
PDA：動脈管開存症

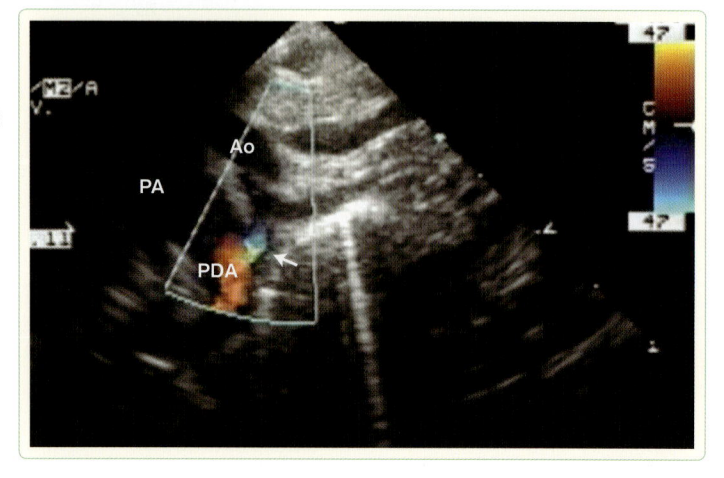

心房中隔欠損／卵円孔開存

- 心窩部矢状断面や心尖部あるいは左胸壁四腔断面で，心房中隔欠損／卵円孔開存の大きさと血流速度を測定する（図15）．通常の心房中隔欠損と違い血流は両方向である．

図15 ▶動画
心房中隔欠損／卵円孔開存
心窩部下大静脈長軸断面．
心房中隔欠損／卵円孔開存（★）の大きさ，血流速度を測定する．

LA：左房
RA：右房

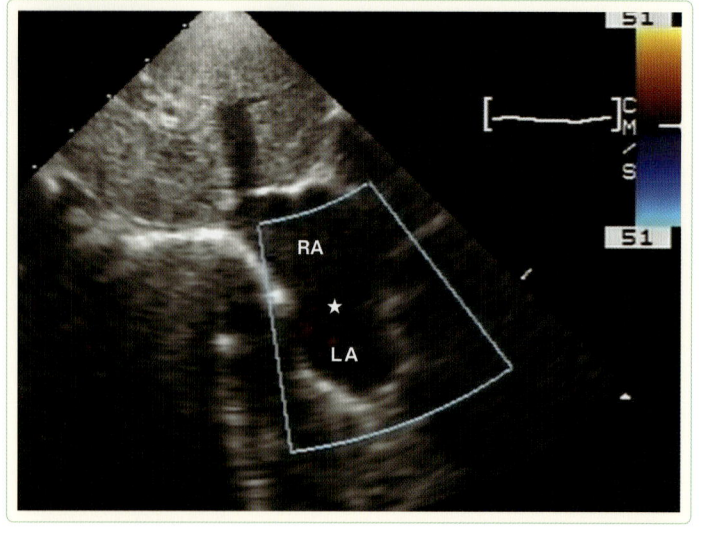

> **Pitfall**　右房と左房の交通は，大きな卵円孔開存や一次孔型の心房中隔欠損の他，稀には一次孔欠損や冠静脈洞型欠損のこともある．

APC
(Atrio-pulmonary connection)

→ 先天性心疾患の術後管理 Fontan 手術 P192

- APC Fontan 手術（図16）が行われた例では，右房は拡大し壁は肥厚する．右室は肉塊となり内腔を認めない．巨大な右房により右下肺静脈の還流が障害されている（図17）．

図16　APC Fontan
上・下大静脈血は右房に流入するが，左房収縮に際しては逆流（赤矢印）することになる．

Ao：大動脈
LA：左房
LV：左室
PA：肺動脈
RA：右房
RV：右室

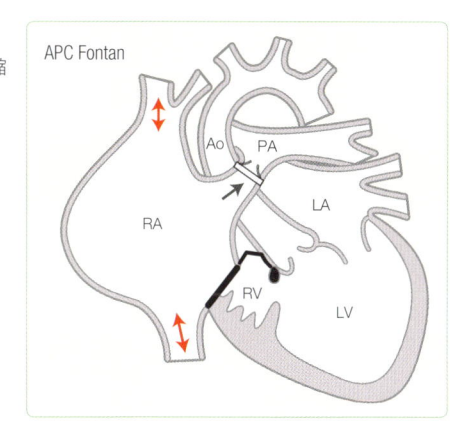

図17　▶動画
APC（Atrio-pulmonary connection）
心尖部四腔断面．APC Fontan 手術が行われた例．巨大な右房により右下肺静脈（矢印）の還流が障害されている．

LA：左房
LV：左室
RA：右房
RV：右室

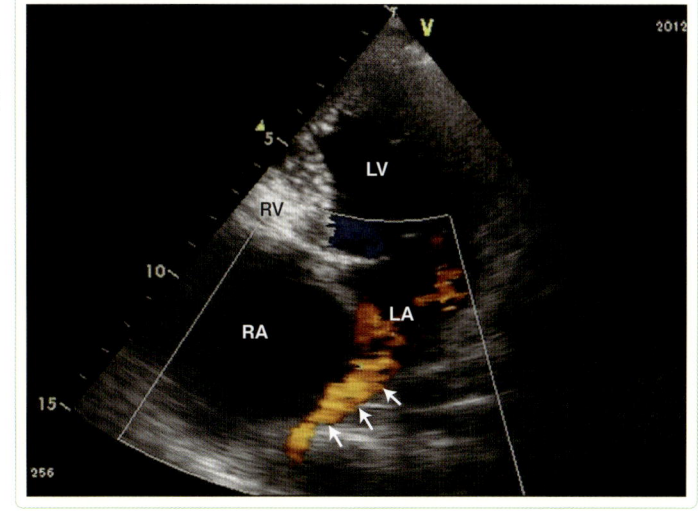

15　三尖弁閉鎖

検査の進め方

	Bモード法	Mモード法	ドプラ法 カラー	ドプラ法 パルス	ドプラ法 連続波
胸骨左縁左室長軸断面	□左室拡大 □右室狭小化 □心室中隔欠損 □大血管関係	□左室径 □左房径 □大動脈径	□僧帽弁逆流 □短絡血流		□心室中隔欠損血流速度
胸骨左縁左室下部短軸断面	□左室拡大 □右室狭小化 □心室中隔欠損		□短絡血流		□心室中隔欠損血流速度
胸骨左縁左室上部短軸断面	□大血管関係 □肺動脈拡大・狭搾・閉鎖 □動脈管開存		□肺動脈血流 □動脈管血流		□肺動脈血流速度 □動脈管血流速度
右室流入路長軸断面	□三尖弁閉鎖				
右室流出路長軸断面	□肺動脈拡大・狭搾・閉鎖 □右室流出狭搾 □心室中隔欠損		□肺動脈拡大・狭搾・閉鎖 □右室流出路狭搾	□右室流出路血流速度	□肺動脈血流速度 □右室流出路血流速度
左胸壁四腔断面	□三尖弁閉鎖 □心房中隔欠損 □心室中隔欠損 □右房内血栓(Fontan後)		□短絡血流	□心房中隔欠損速度	□心房中隔欠損血流速度
心尖部四腔断面	□三尖弁閉鎖 □心房中隔欠損 □心室中隔欠損 □右房内血栓(Fontan後)		□短絡血流	□左室流入血流波形 □僧帽弁輪速度波形	
心尖部二腔断面	□Modified Simpson法				
心尖部長軸断面			□僧帽弁逆流		
心窩部四腔断面	□三尖弁閉鎖 □心房中隔欠損 □心室中隔欠損		□短絡血流		□心房中隔欠損血流速度
心窩部矢状断面	□心房中隔欠損 □下大静脈径・呼吸性変動		□短絡血流 □下大静脈・肝静脈		□心房中隔欠損血流速度 □下大静脈・肝静脈血流波形
胸骨上窩大動脈弓断面	□大動脈弓 □動脈管		□大動脈血流 □動脈管血流		□大動脈血流速度 □動脈管血流速度
胸骨上窩前額断面	□大動脈分岐 □上大静脈 □左右肺動脈		□上大静脈血流 □左右肺動脈血流		

下線：計測項目

文献

1) 循環器病の診断と循環器病の診断と治療に関するガイドライン(2007—2008年度合同研究班報告). 先天性心疾患の診断, 病態把握, 治療選択のための検査法の選択ガイドライン. pp1163-1164
http://www.j-circ.or.jp/guideline/pdf/JCS2010_hamaoka_h.pdf

2) Epstein ML: Tricuspid atresia, stenosis, and regurgitation. Allen HD, et al(eds): Moss and Adams' Heart Disease in Infants, Children, and Adolescents. Including the Fetus and Young Adult, 7th ed. Lippincott Williams & Wilkins, pp817-834, 2008

16 冠動静脈瘻
coronary arteriovenous fistula

病型

- 先天的あるいは後天的に認められる冠動脈と他の心血管との間の異常短絡血管．このため血流は心筋を循環して冠静脈に還流することなく，他の心血管に流入する．なお，右室低形成を伴う肺動脈閉鎖症に伴うものは治療戦略などが異なり本章には含めない．
- 病型分類の決まったものはない．起始部がどこにあるか，流入部がどこにあるかで分けて考える．
  - 起始部：右冠動脈 52％，前下行枝 30％，回旋枝 18％ [1]．
  - 流入部：90％のものが右心系に流入する [2]．右室 40％．以下右房，冠静脈洞，肺動脈と続く．ほとんどの場合，静脈にはつながらないので coronary artery fistula という用語も使われる

病態生理

- 起始部，流入部，血管径により病状が異なる．
  - 右心系あるいは左房に流入 ⇒ 収縮期，拡張期にかかわらず短絡がある．
  - 左室に流入 ⇒ 拡張期のみ短絡がある．
  - 右房あるいは右室に流入 ⇒ 両心室の容量負荷．
  - 肺動脈あるいは左心系に流入 ⇒ 左心系の容量負荷．

身体所見

- 乳児期は短絡に伴う容量負荷による心不全症状で発症し，短絡量により多呼吸，体重増加不良といった心不全症状を認めることもある．学童期以降は雑音のみで，そのほとんどは無症状である．成人期には胸痛や心不全症状を呈することが多くなる [3]．

❶ 聴診

- 起始部近傍で雑音を聴取する．左室への流入の場合は拡張期雑音，それ以外では連続性となる．

❷ 触診

- 大動脈から短絡血流が流れるため，反跳脈となる．

心電図

- 特徴的な所見はない．虚血部位があればそこに一致して虚血の所見が認められる．運動負荷心電図でSTT 変化などの虚血が認められる可能性がある．

胸部レントゲン

- 特徴的なものはない．短絡量に従い心拡大を認める．

合併奇形

- 単独のものが多い．

治療

- カテーテル治療と手術治療があり，肺体血流比が 2.0 以上の容量負荷のあるもの，または虚血のあるものが治療の適応とされている[4]．稀ではあるが，冠動脈拡張から冠動脈瘤に移行したと考えられる症例も報告されており[5]，明確な治療適応は確立されていない．
- カテーテル治療では様々な方法が報告されているが，一般的には着脱コントロールの可能なコイル留置が行われる[6]．正常冠動脈の血流を妨げないところに，塞栓用のコイルの留置が可能か否かによる．
- カテーテル治療が困難な場合には，手術治療の適応となる．手術では心外から短絡血管を結紮する場合と，右房などの開口部を閉鎖する方法とがある．
- また保存的に経過観察する場合，拡張冠動脈のあるものでは抗凝固療法を行う．感染性心内膜炎のリスクがあるため，予防が必要である．

心エコー所見

● 起始部より近位側の冠動脈の拡張を認める（図1 図2 図3 図4 図5）．短絡量が多い場合は，拡張あるいは蛇行した短絡血管を認めるが短絡血管の全容を描出することは困難であり診断確定にあたりエコーでは不十分なこともある．その場合，診断確定には血管造影（図6 図7）が必要である．

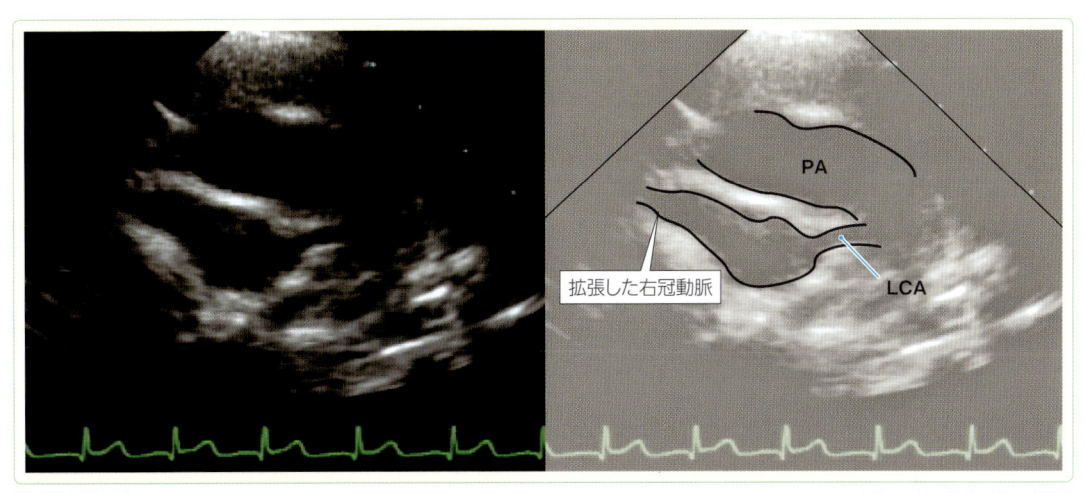

図1 ▶動画 胸骨左縁左室短軸断面（大動脈レベル）
短絡血流が多い場合，冠動脈は拡張する．左冠動脈に比較して，右冠動脈の拡張が認められる．

LCA：左冠動脈，PA：肺動脈

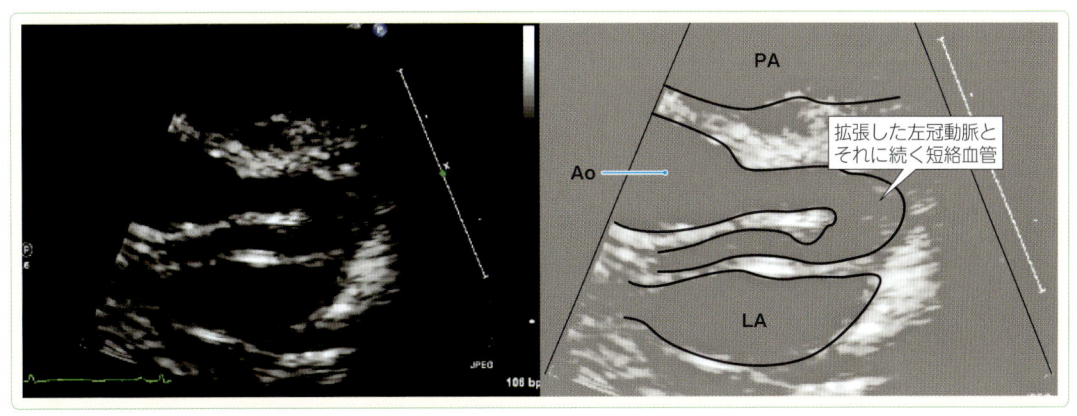

図2 ▶動画 胸骨左縁左室短軸断面（大動脈レベル）
左冠動脈の拡張が認められ，蛇行した短絡血管につながっていく．

Ao：大動脈，LA：左房，PA：肺動脈

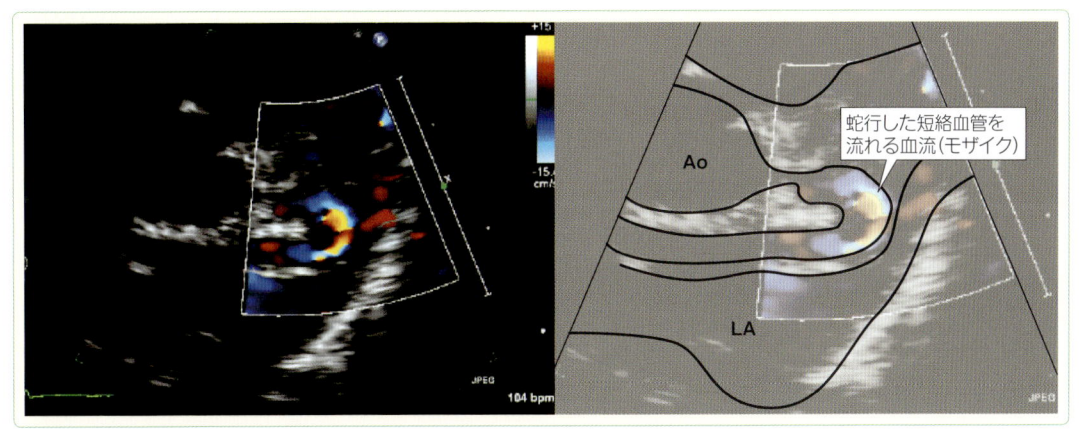

図3 ▶動画 胸骨左縁左室短軸断面（大動脈レベル）のカラードプラ
拡張した左冠動脈に容易にカラードプラでの血流が認められる．

Ao：大動脈，LA：左房

16 冠動静脈瘻

185

図4 ▶動画
胸骨左縁左室短軸断面（大動脈レベル）
拡張した右冠動脈が認められる．

PA：肺動脈

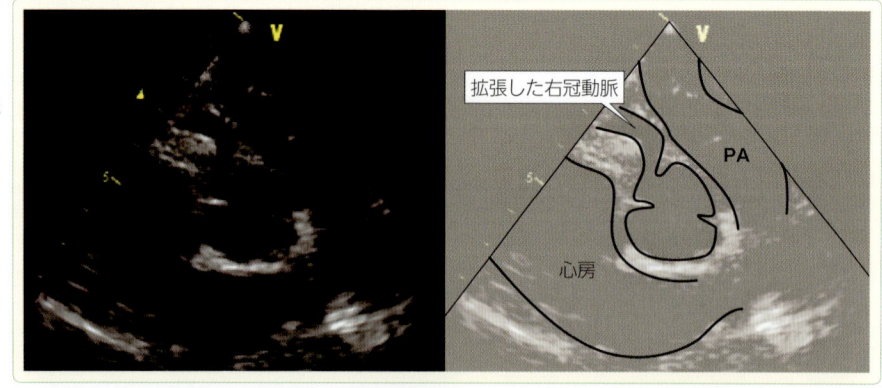

図5 ▶動画
胸骨左縁長軸断面
右冠動脈は，大動脈レベルの長軸断面で描出が容易なことが多い．

Ao：大動脈
LA：左房
LV：左室

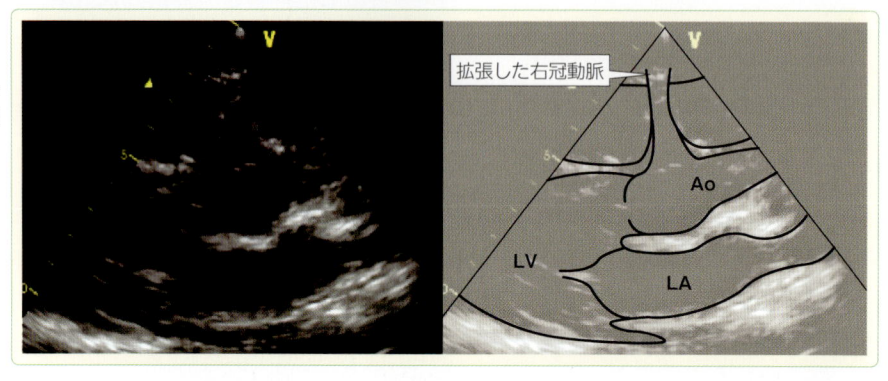

図6 冠動脈造影
右冠動脈は抹消まで拡張し，左室へと流入．
右斜位（a）と左斜位（b）．

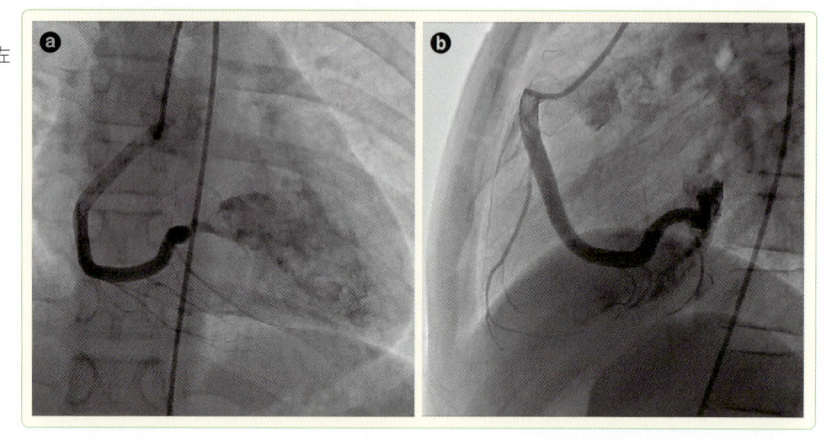

図7 冠動脈造影
治療後．抹消の冠動脈にコイルが留置され，左室への吹き込みが消失している．
右斜位（a）と左斜位（b）．

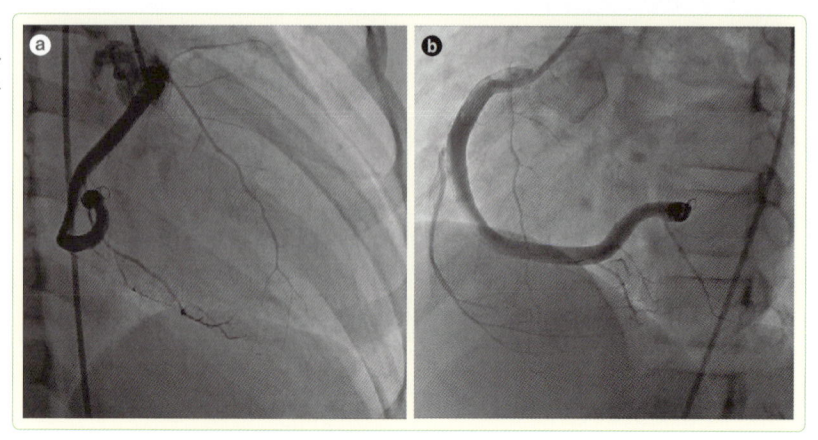

- 短絡量が多い場合には，カラードプラにて大動脈から冠動脈への引き込み血流が認められる（図8 図9）．ときに短絡血管にそって血流を追視できる（図10）．また，開口部でも吹き込む血流を確認できることもある（図8 図11 図12 図13）．
- 短絡血流のパルスドプラによる血流パターンは左室に流入する場合では拡張期に（図14 図15），それ以外では収縮期，拡張期にまたがった連続性血流波形を認め（図16），開口部を推測する手がかりとなる．短絡量が多い場合には，拡張期の短絡血流のため下行大動脈の全拡張期にわたり，逆行性血流が認められる（図17）．
- 血行動態のためには，容量負荷，心筋虚血，肺高血圧の評価が必要である．

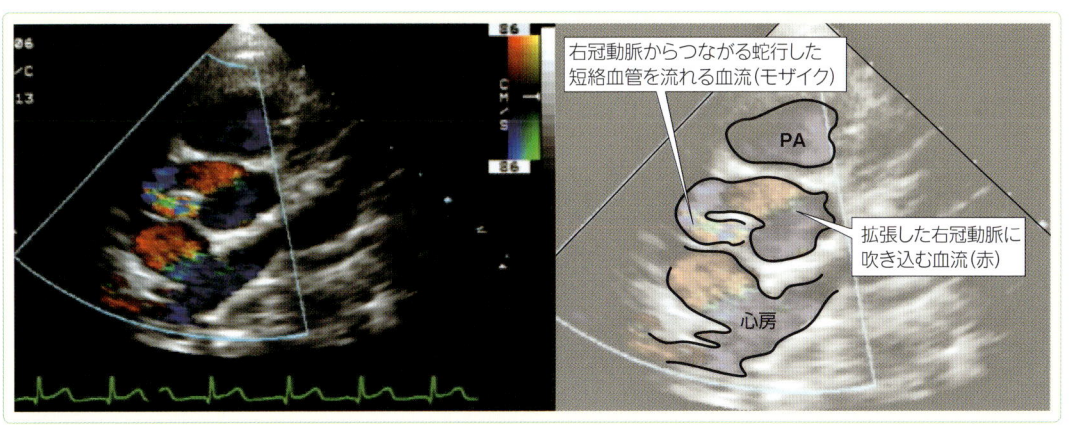

図8 ▶動画 胸骨左縁左室短軸断面（大動脈レベル）のカラードプラ　　　PA：肺動脈
拡張した右冠動脈に容易にカラードプラでの血流が認められる．

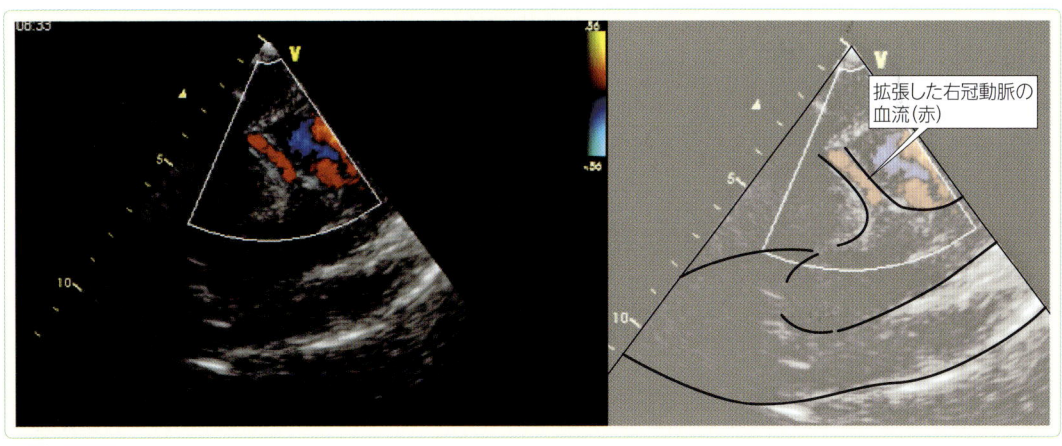

図9 ▶動画 胸骨左縁長軸断面
長軸で描出された拡張した右冠動脈の血流がカラードプラで容易に視認される．

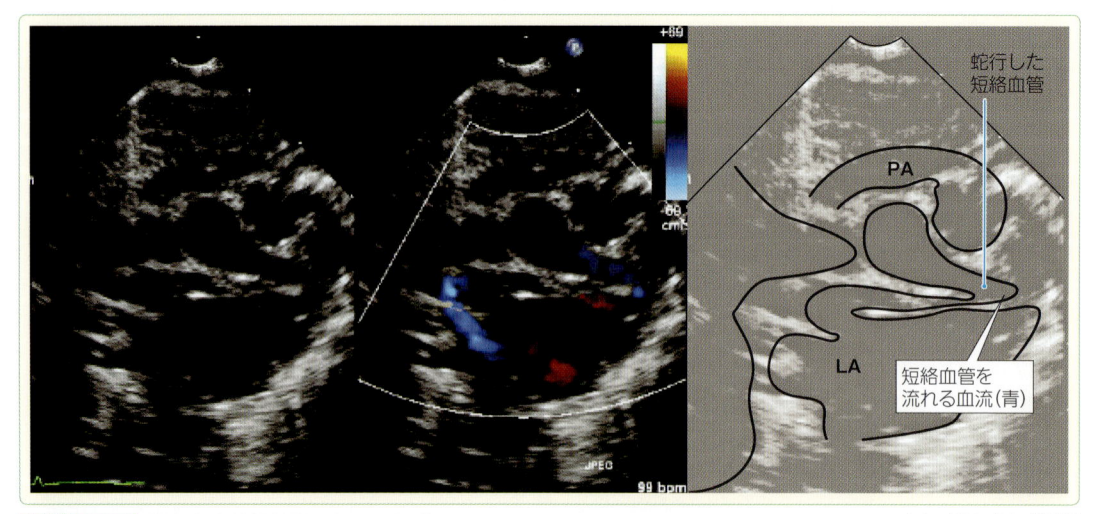

図10 ▶動画 **胸骨上窩前額断面のカラードプラ**　　　　　　　　　　　　　　　　　　　　　　　　　　LA：左房，PA：肺動脈
左冠動脈からの蛇行した短絡血管は，後方の左房に伸びているように見え，その走行に沿ってカラードプラで血流が認められる．

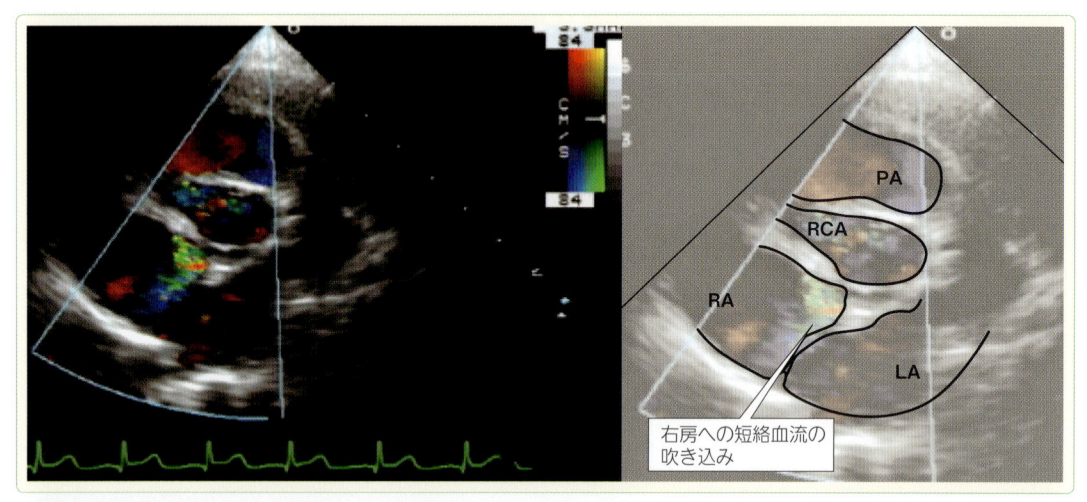

図11 ▶動画 **胸骨左縁左室大動脈レベル短軸断面**　　　　　　　　　　　　　　　　LA：左房，PA：肺動脈，RA：右房，RCA：右冠動脈
右房腔内に異常血流の吹き込みを認めた．

図12 ▶動画 **心尖部四腔断面**　　　　　　　　　　　　　　　　　　　　　　　　　　LA：左房，LV：左室，RA：右房，RV：右室
短絡血管からの右房への吹き込みが認められる．

16　冠動静脈瘻

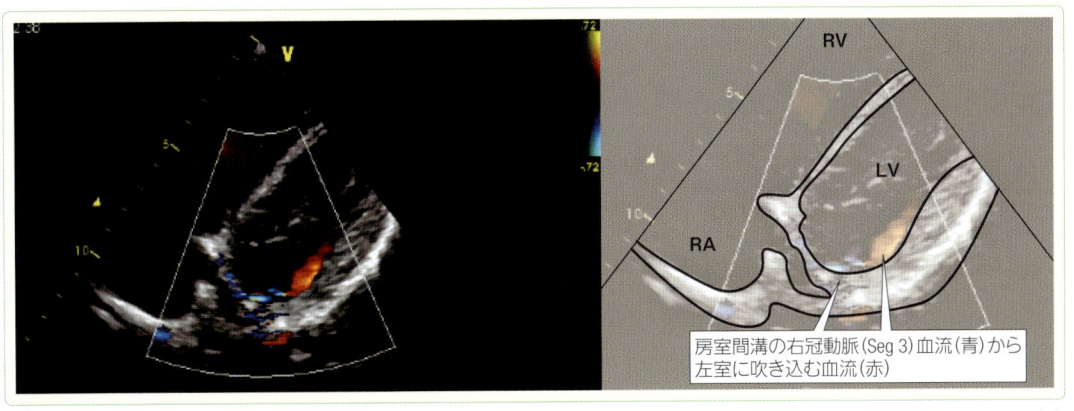

図13 ▶動画 **左胸壁四腔断面のカラードプラ**
左胸壁四腔断面で冠静脈洞に沿って異常血流を認め，左室への吹き込み血流を認めた．

房室間溝の右冠動脈(Seg 3)血流(青)から左室に吹き込む血流(赤)

LV：左室，RA：右房，RV：右室

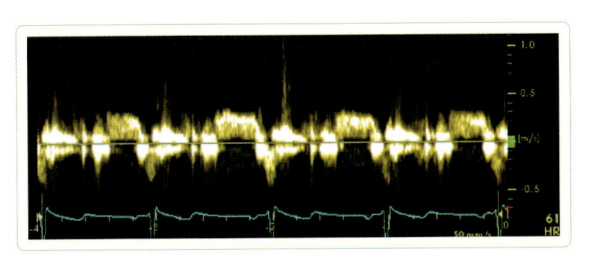

図14 **右冠動脈血流のドプラ波形**
右冠動脈への血流はパルスドプラで拡張期のみの血流とわかる．上向きが右冠動脈への引き込み血流．

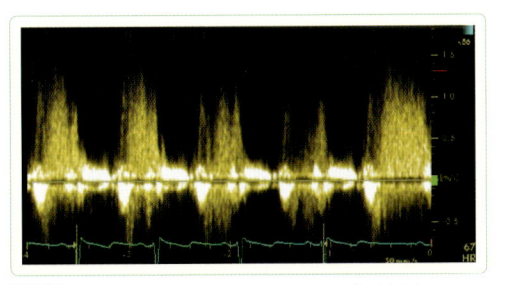

図15 **左室に流入する短絡血流のドプラ波形**
パルスドプラでは右房などの血流と異なり，拡張期だけの短絡血流が認められた．

図16 **胸骨左縁左室大動脈レベル短軸断面**
吹き込み血流のパルスドプラ．連続性の血流であることが確認された．

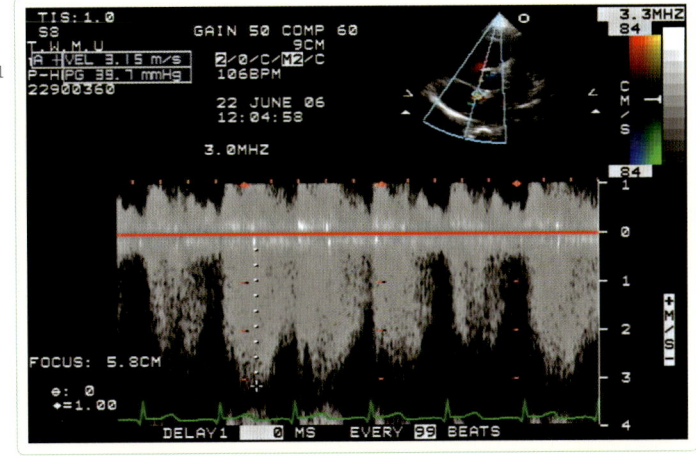

図17 **腹部大動脈ドプラ**
冠動静脈瘻の短絡により，拡張相での冠動脈への引き込み血流を認める．また，腹部大動脈血流には拡張期に逆行性の血流を認める．

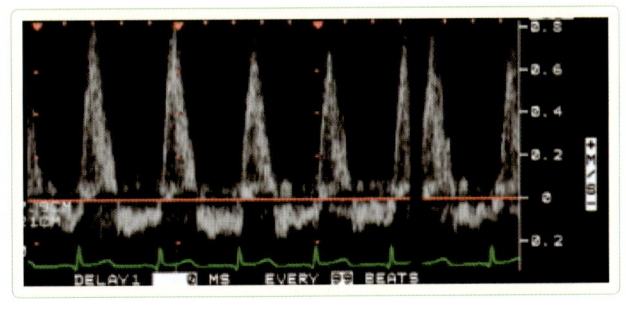

16 冠動静脈瘻

検査の進め方

	Bモード法	Mモード法	ドプラ法 カラー	ドプラ法 パルス	ドプラ法 連続波
大動脈 長軸断面	□冠動脈の拡張		□冠動脈血流の視認性 □短絡血管の走行を追う	□血流パターン □<u>流速</u>	□<u>流速</u>
大動脈 短軸断面	□冠動脈の拡張		□冠動脈血流の視認性 □短絡血管の走行を追う	□血流パターン □<u>流速</u>	□<u>流速</u>
胸骨左縁左室 長軸断面	□心筋虚血 □壁運動低下の程度[8]		□左室，左房への吹き込み 血流	□血流パターン □<u>流速</u>	□<u>流速</u>
胸骨左縁左室 短軸断面	□心筋虚血 □壁運動低下の程度[8]	□左室容量負荷 □<u>拡張末期径</u>	□左室への吹き込み血流	□血流パターン □<u>流速</u>	□<u>流速</u>
右室流入路 長軸断面			□右室，右房への吹き込み 血流	□血流パターン □<u>流速</u>	□肺高血圧 □三尖弁逆流速度 □<u>流速</u>
右室流出路 長軸断面	□右心系の容量負荷 □<u>肺動脈弁輪径</u>		□右室への吹き込み血流	□血流パターン □<u>流速</u>	□<u>流速</u>
心尖部 四腔断面	□右心系の容量負荷 □<u>右室，右房横径</u>[7] □各腔のバランス □<u>三尖弁輪径</u> □<u>僧帽弁輪径</u>		□各心腔への吹き込み血流	□血流パターン □<u>流速</u>	□肺高血圧 □三尖弁逆流速度 □<u>流速</u>
心尖部 二腔断面	□心筋虚血 □壁運動低下の程度[8]		□左室，左房への吹き込み 血流	□血流パターン □<u>流速</u>	□<u>流速</u>
心窩部 四腔断面			□各心腔への吹き込み血流	□血流パターン □<u>流速</u>	□<u>流速</u>
心窩部 下大動脈				□拡張期逆行性血流	

下線：計測項目

文献

1) McNamara JJ, et al: Congenital coronary artery fistula. Surgery 65: 59-69, 1969
2) Levin DC, et al: Hemodynamically significant primary anomalies of the coronary arteries. Angiographic aspects. Circulation 58: 25-34, 1978
3) Said SA, et al: Solitary coronary artery fistulas: a congenital anomaly in children and adults. A contemporary review. Congenit Heart Dis 1: 63-76, 2006
4) Rittenhouse EA, et al: Congenital coronary artery—cardiac chamber fistula. Review of operative management. Ann Thorac Surg 20: 468-485, 1975
5) Morita H, et al: A case of giant coronary artery aneurysm with fistulous connection to the pulmonary artery: a case report and review of the literature. Intern Med 51: 1361-1366, 2012
6) Armsby LR, et al: Management of coronary artery fistulae. Patient selection and results of transcatheter closure. J Am Coll Cardiol 39: 1026-1032, 2002
7) Rudski LG, et al: Guidelines for the echocardiographic assessment of the right heart in adults: a report from the American Society of Echocardiography endorsed by the European Association of Echocardiography, a registered branch of the European Society of Cardiology, and the Canadian Society of Echocardiography. J Am Soc Echocardiogr 23: 685-713, 2010
8) Cheitlin MD, et al: ACC/AHA Guidelines for the Clinical Application of Echocardiography. A report of the American College of Cardiology/American Heart Association Task Force on Practice Guidelines (Committee on Clinical Application of Echocardiography). Developed in collaboration with the American Society of Echocardiography. Circulation 95: 1686-1744, 1997

先天性心疾患の術後管理

- ▶ Fontan 手術
- ▶ Senning 手術, Mustard 手術, Jatene 手術
- ▶ Fallot 四徴

▶先天性心疾患の術後管理

Fontan 手術

術式

- Fontan 手術は，体循環と肺循環を支えることができる駆出心室が1つの機能的単心室の先天性心疾患に対して，チアノーゼをとるために行われる姑息的心内修復術（一心室修復）である．また，たとえ2つの駆出心室があっても多発性心室中隔欠損や房室弁交差など心室中隔欠損が閉鎖できず，二心室修復が困難な症例に対しても行われる．
- 基本的には上大静脈と下大静脈からの静脈血流が直接肺動脈に流れるように人工血管などを使用して接続する術式である．
- 現在見られる主な術式は 図1 の3つである．さまざまな左心系の形態異常に対して行われる（図2）．
  ⓐ 右心耳−肺動脈吻合法（1970〜1980年代）（図3）
  ⓑ 人工血管や自己心膜などで Fontan ルートを作成する心内導管型 TCPC（intracardiac total cavo-pulmonary connection：lateral tunnel 法を含む）（1980〜1990年代）
  ⓒ 心外導管型 TCPC（extracardiac TCPC）（1990年代以後）（図4）

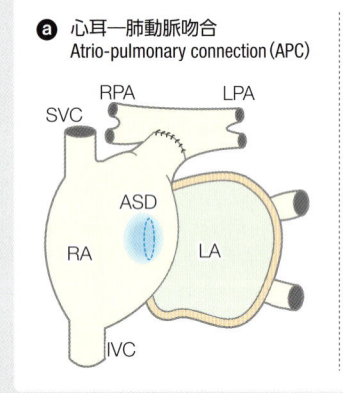

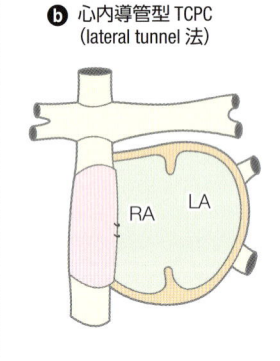

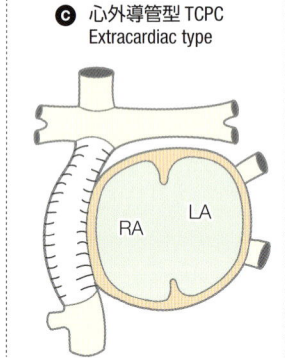

図1 Fontan 手術の術式
ASD は Fontan 手術時に閉鎖する．

ASD：心房中隔欠損
IVC：下大静脈
LA：左房
LPA：左肺動脈
RA：右房
RPA：右肺動脈
SVC：上大静脈

Point 通常は ASD などの心房間交通は Fontan 手術時に閉鎖するが，Fontan 術後高い心房圧を示すリスクが高い症例に対しては，心房間に小さな右左短絡を作成する開窓術（fenestration）が行われることも多い．

図2 Fontan手術の術式

AVSD：房室中隔欠損
cTGA+VSDs：修正大血管転位＋心室中隔欠損
Criss-Cross：房室弁交差
HLHS：左心低形成症候群
SV：単心室
TA：三尖弁閉鎖

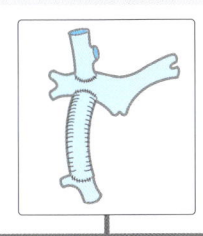

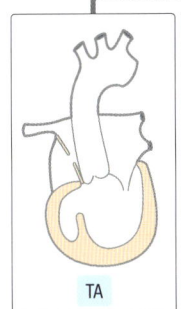

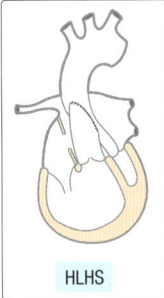

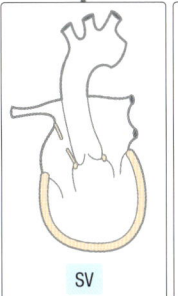

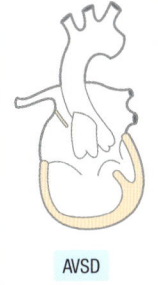

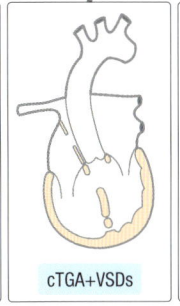

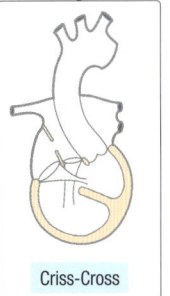

| TA | HLHS | SV | AVSD | cTGA+VSDs | Criss-Cross |

➡ **図3** ▶動画 Fontan手術後の心エコー：
右心耳－肺動脈吻合法

心窩部矢状断面．拡大した右房と右心耳と肺動脈を吻合して作成したルートが観察される．心耳－肺動脈吻合によるFontan手術では，拡大した右房が特徴的で，右房内の「もやもやエコー」が見られることも多い．

IVC：下大静脈
LPA：左肺動脈
RA：右房
RAA-PA：右心耳－肺動脈
RPA：右肺動脈

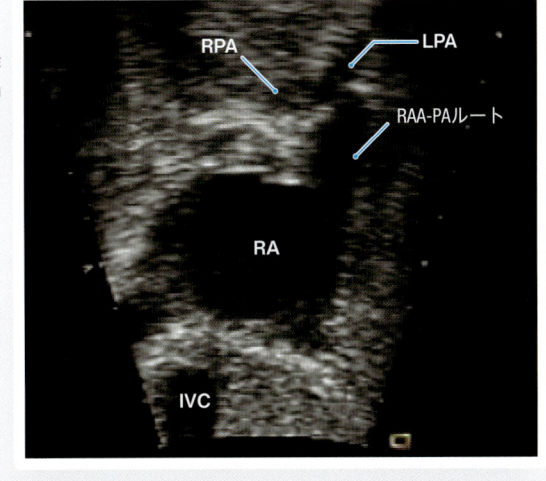

⬇ **図4** ▶動画
Fontan手術後の心エコー：人工血管を使用した
extracardiac TCPC例の心エコー

a：心尖部四腔断面．b：心窩部矢状断面．
心尖部四腔断面では円形の腔として認められる（a）．
心窩部矢状断面では筒状の構造物として描出される（b）．
IVC：下大静脈，LA：左房，LV：左室，RV：右室

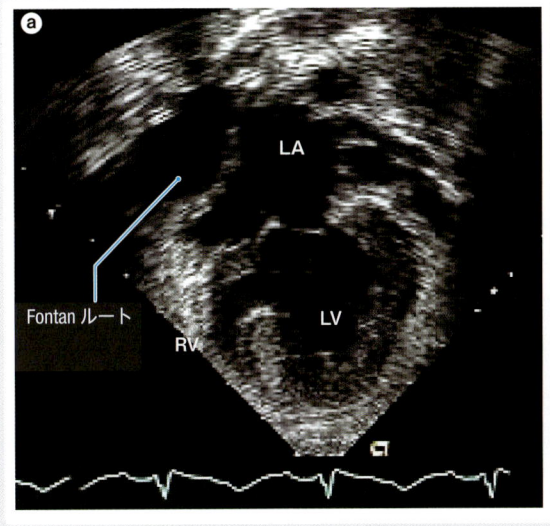

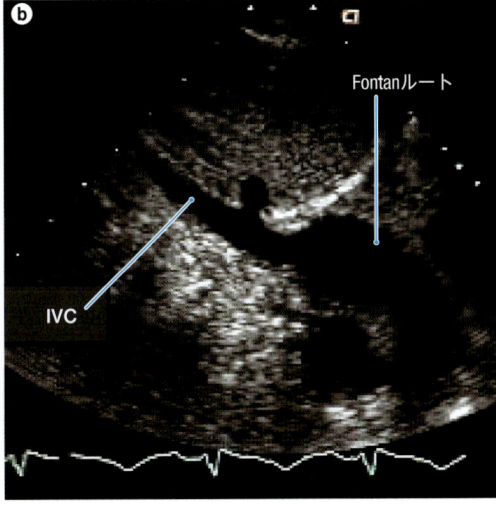

▶先天性心疾患の術後管理

適応疾患

- 適応疾患は，体循環・肺循環を支持する駆出心拍が1つしかない先天性心疾患，または二心室修復が困難な先天性心疾患のうち，以下の適応を満たす疾患が Fontan 手術の対象となる（表1）．
- 現在は，準備手術として両方向性 Glenn 手術を経て行う段階的 Fontan 手術が一般的に行われている．

表1 Fontan 手術適応疾患

一側房室弁閉鎖	三尖弁閉鎖 僧帽弁閉鎖
単心室	右室型単心室 左室型単心室
右室低形成	肺動脈閉鎖 右室低形成を伴う CHD
左室低形成	左心低形成症候群 左室低形成を伴う CHD 心室不均衡型房室中隔欠損
房室弁異常	房室弁交差 Straddling/overriding
心室中隔異常	多発性心室中隔欠損
機能不全右室	Ebstein 奇形

- 適応境界例では，肺血管拡張薬やカテーテル治療（バルーン拡大術，ステント拡大術，コイル塞栓術など）を使用して適応拡大が試みられることが多い．

Fontan手術の適応

① 全身麻酔や人工心肺を使用した手術に耐えうる全身状態であること
② 平均肺動脈圧＜18 mmHg
③ 肺動脈血管抵抗＜4Woods 単位・m^2
④ 肺動脈の低形成や治療不可能な末梢性肺動脈狭窄がないこと
⑤ 体循環を維持できる体心室の収縮・拡張が保たれていること
⑥ 治療不可能な房室弁逆流がないこと
⑦ 治療不可能な頻拍性または徐脈性不整脈がないこと

病態生理

- 図5 のごとく1つの駆出心室が直列につながった体循環と肺循環を支持する血行動態である．
- Fontan 循環の特徴は下記の通りである．
  ① 非拍動流の肺循環
  ② 高い中心静脈圧：
     平均圧 10～15 mmHg
  ③ 低心拍出量：
     2～4ℓ/分/m^2
  ④ 後負荷上昇
  ⑤ 心室拡張能の低下
  ⑥ 心室-血管 coupling の異常（低下）
  ⑦ 運動対応能の低下

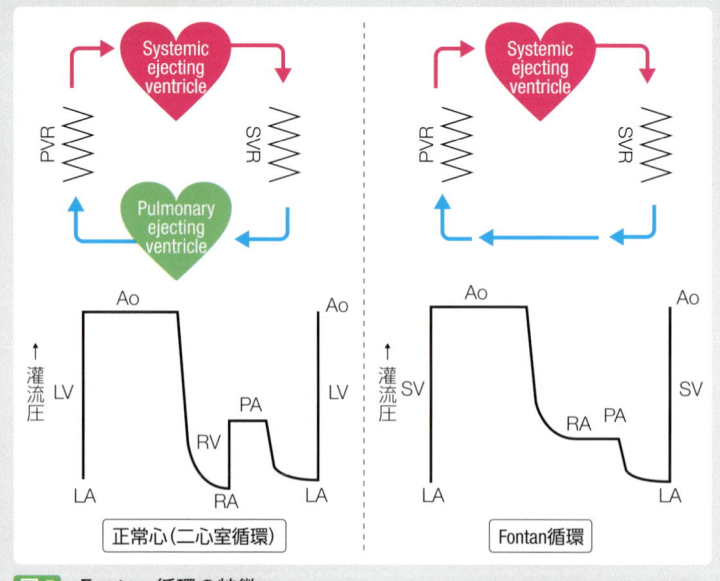

図5 Fontan 循環の特徴
Ao：大動脈，LA：左房，LV：左室，PA：肺動脈，PVR：肺血管抵抗，RA：右房，RV：右室，SV：体心室，SVR：体血管抵抗

- 脱水などの前負荷の減少，肺血管抵抗や体血管抵抗の上昇，呼吸状態の変化（上気道閉塞や睡眠時無呼吸など），または頻脈（不整脈を含む）により心拍出量は容易に低下する．
- 下大静脈血流を見てみるとFontan循環の状態を概略把握できることが多い（図6）．
- さらに血流速度ベクトル表示（Vector Flow Mapping, VFM）という画像描出法を用いるとFontanルートの血流のprofileが検出でき，心エコーで血流量の推定も可能である（図7）．

図6 Fontan術後患者の下大静脈血流

中心静脈圧が低く心拍出が保たれている症例（a）では，呼気時にも順行性血流を示すが，体心室の拡張不全や収縮低下などにより心拍出が低下している例（b）では呼気時に下大静脈を逆流する血流が見られる．

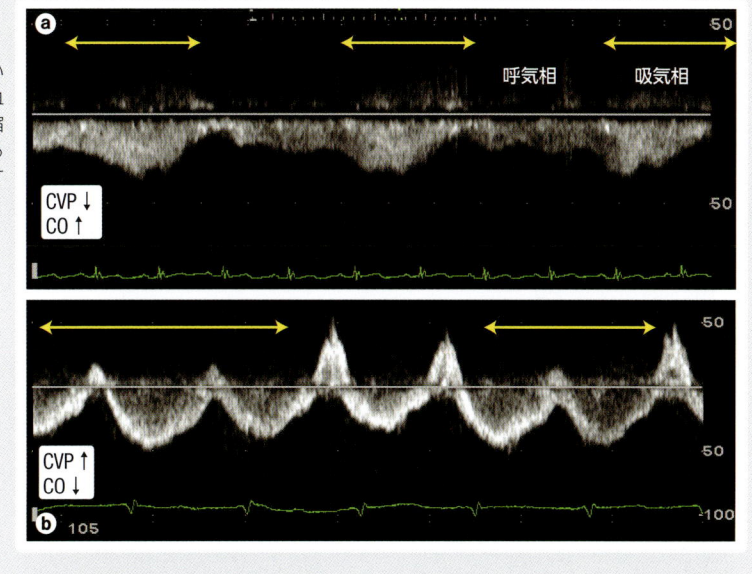

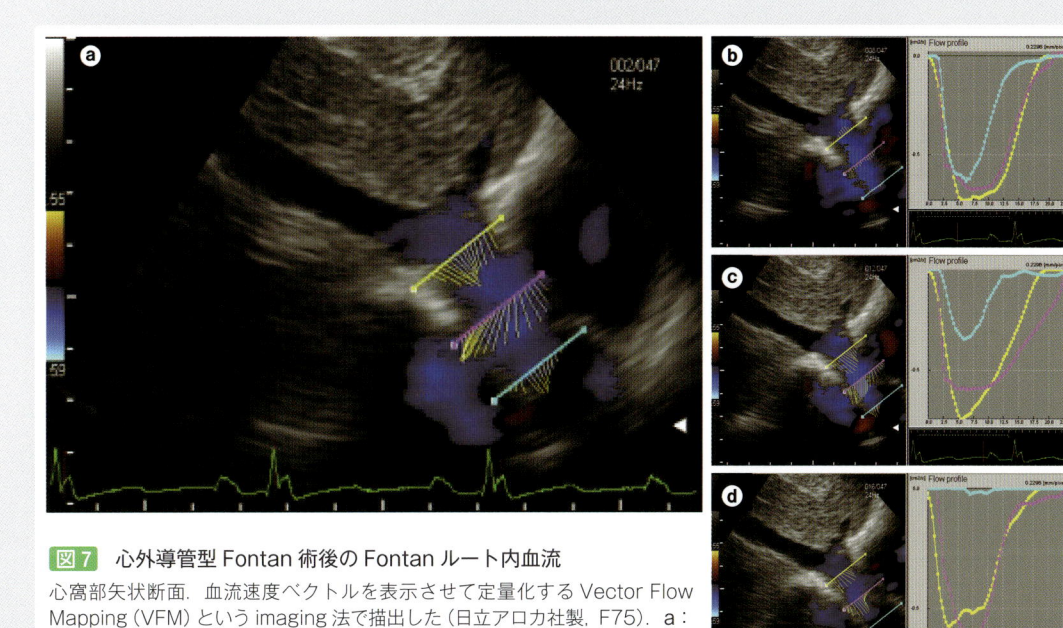

図7 心外導管型Fontan術後のFontanルート内血流

心窩部矢状断面．血流速度ベクトルを表示させて定量化するVector Flow Mapping（VFM）というimaging法で描出した（日立アロカ社製, F75）．a：Fontanルートに直行する3本の直線を横切る血流速度ベクトルが表示されている．b, c, d：心周期各相におけるFlow profileを右に示す．

▶先天性心疾患の術後管理

術後合併症

- Fontan術後の合併症は,
  ① 高い中心静脈圧
  ② 低心拍出
  ③ 非拍動性肺血流
  ④ 遺残低酸素血症
  ⑤ 凝固能・血栓性亢進
  ⑥ 心房・心室筋の線維化
  などを原因として生じる（表2）.

- 主な術後合併症としては，下記の通りで，心エコー上のチェックポイントをまとめると図8のようになる.
  - 低心拍出性心不全
  - 低酸素血症・チアノーゼ
  - 肺動静脈瘻
  - 蛋白漏出性胃腸症（protein-losing enteropathy：PLE）
  - 肝線維症・肝硬変
  - 不整脈，特に頻拍性不整脈
  - 血栓症

表2　Fontan手術後の問題点と合併症

主な術後合併症	原因・メカニズム
低心拍出	・体心室EF低下 ・dyssynchrony ・房室弁逆流 ・流出路狭窄・遺残大動脈縮窄
不整脈	・頻脈性心房頻拍 ・心房粗動・細動 ・心室頻拍
低酸素血症（チアノーゼ）	・肺動静脈瘻 ・体静脈−心房側副血行 ・肺静脈狭窄・閉鎖
高中心静脈圧	・肺血管抵抗↑ ・肺動脈狭窄・導管狭窄 ・肺静脈狭窄・閉鎖 ・房室弁逆流 ・体心室収縮低下，拡張能低下 ・EDP↑ ・体心室流出路狭窄
蛋白漏出性胃腸症 Plastic Bronchitis	・原因・因果関係不明 ・低心拍出 ・腸間リンパ液還流異常
血栓	・凝固能亢進 ・血流うっ滞−もやもやエコー
肝障害	・肝うっ血，肝線維症 ・肝硬変 ・肝癌

図8　Fontan手術後の心エコー診断のポイント
PVR：肺血管抵抗
SV：体心室
SVR：体血管抵抗

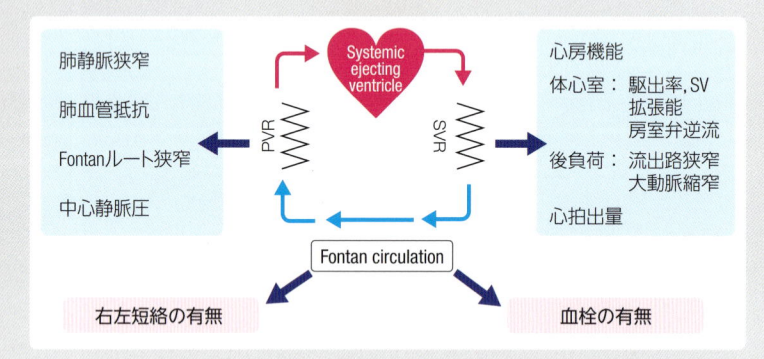

低心拍出性心不全

- 以下の項目を考慮して，心エコーを精査する.
  - 心室収縮低下
  - 心室の同期不全
  - 房室弁逆流
  - 半月弁逆流
  - 肺血管抵抗上昇

- 収縮能の簡便な判定方法としては体心室の面積変化率（fractional area change：FAC）を用いることが多く，通常0.35〜0.45の範囲である（図9）．拡張能については体心室が右室左室に関係なく，Fontan手術の場合には，E'，S'ともに低下していることが多い（図10）．
- また体心室が右室の場合，房室弁逆流を生じやすく，その評価はPISAや逆流分画を用いて評価することが多い（図11）．

図9 ▶動画
体心室の収縮機能評価

心尖部四腔断面.
体心室の形態はさまざまであるため,できるだけ心尖部を含む体心室全体が描出できる断面で評価する.
拡張末期と収縮末期の体心室の面積変化率(FAC=(EDA−ESA)/EDA)で比較することが多い.
この例は左心低形成症候群に対するFontan術後で,体心室は解剖学的右室となる.

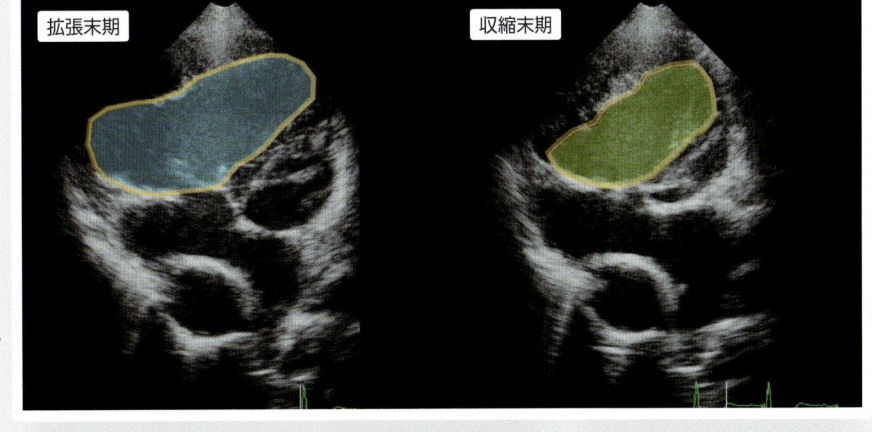

図10 ▶動画
心外導管型Fontan手術後の左心低形成症候群

心尖部四腔断面.
体心室である右室の収縮低下が見られ,肺静脈血流(PVF)でA waveの増加,右室流入血流(RVIF),組織ドプラでE'の低下が見られる.

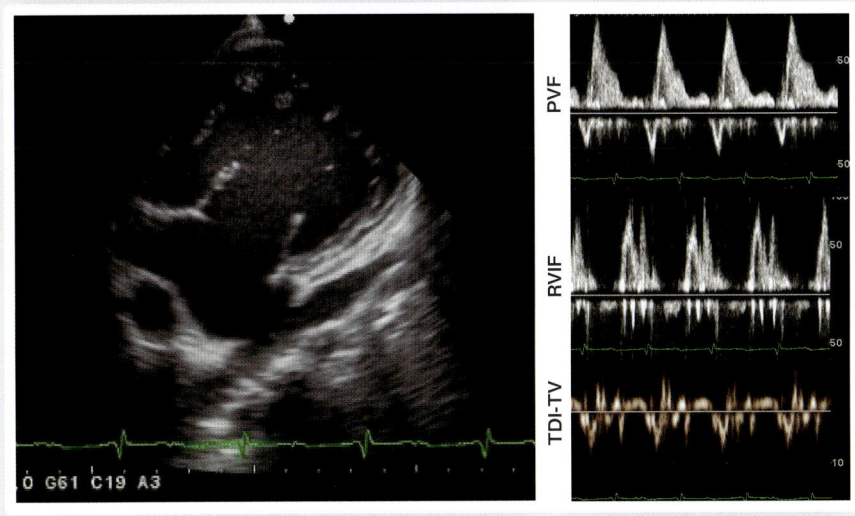

図11 ▶動画
房室弁逆流の評価

左心低形成症候群,Fontan術後に三尖弁逆流を生じた4歳男児.
a,b:心尖部四腔断面.
三尖弁中隔尖の逸脱があり(a),カラードプラを用いてPISA法によるVena contracta(b)にて重症度判定を行う.
3D経食道心エコーによる三尖弁の3D形態観察では,三尖弁口のgapが見られ(c),カラードプラではaliasingの部位が観察される(d).

LV:左室
RA:右房
RV:右室
TV:三尖弁

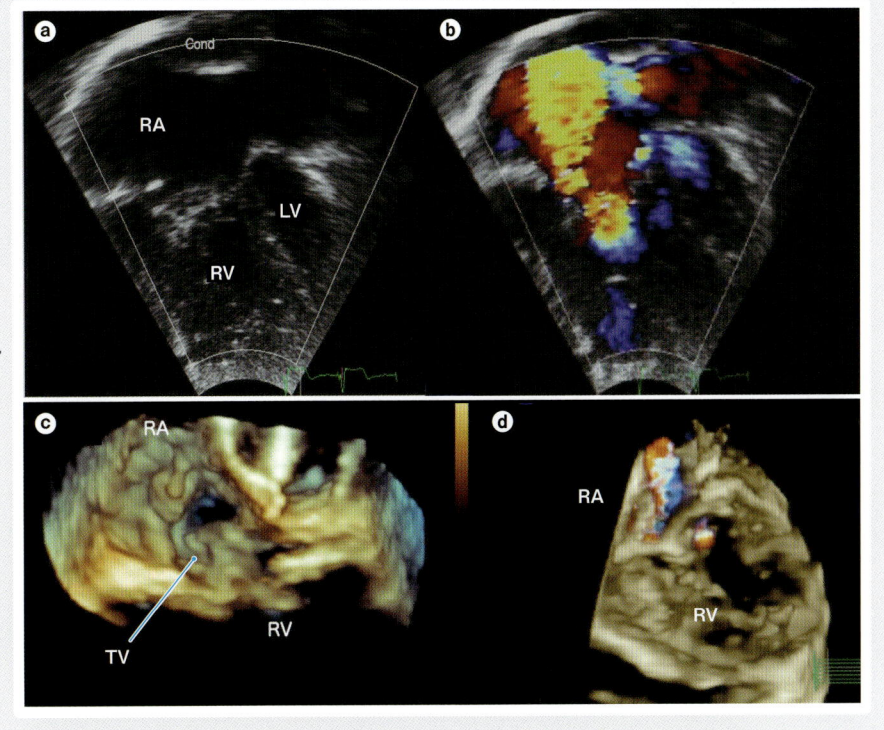

▶ 先天性心疾患の術後管理

低酸素血症

- Fontan術後体静脈からの側副血行により右左短絡を生じて低酸素血症（チアノーゼ）を生じることがある．原因としては，①体静脈－肺静脈側副血行，②体静脈－心房側副血行，③肺動静脈瘻が挙げられる．

- この診断のためには，上下肢から従来法によるコントラストエコーを行うとよい．また，肺動静脈瘻の確定診断のためには，心カテーテル検査時に選択的に左右肺動脈分岐にカテーテルを挿入して，従来法によるコントラストエコーを行う（図12）．

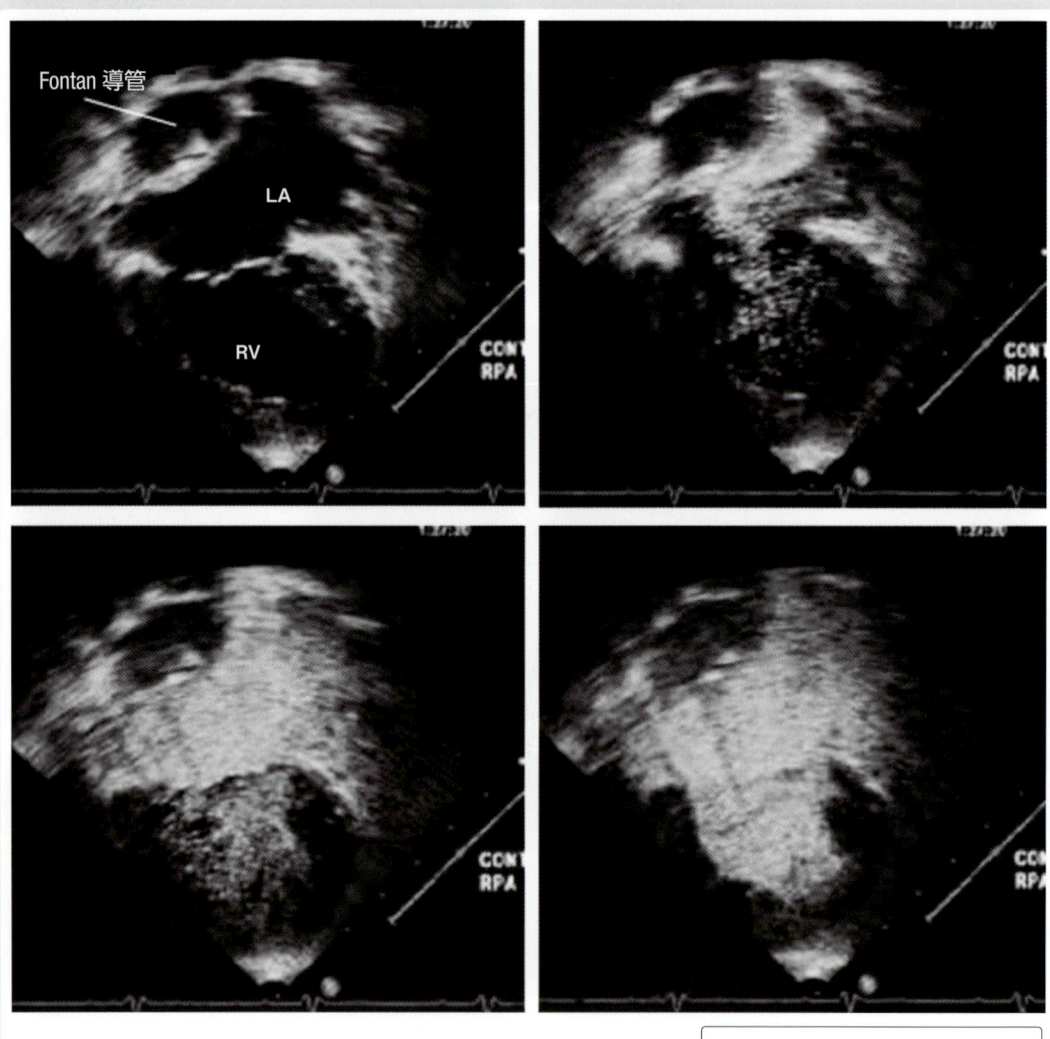

図12 ▶動画　Fontan術後の肺動静脈瘻（PAVF）
4歳，左心低形成症候群，Fontan術後1ヵ月で酸素を1ℓ/分投与下で経皮的酸素飽和度が75％しかないためカテーテル検査施行．右肺動脈に挿入したカテーテルよりコントラストエコーを施行したところ左側心房に多量のコントラストの出現が2心拍後に見られ，右肺動静脈瘻による酸素飽和度の低下と診断された．心尖部四腔断面．
LA：左房，RV：右室

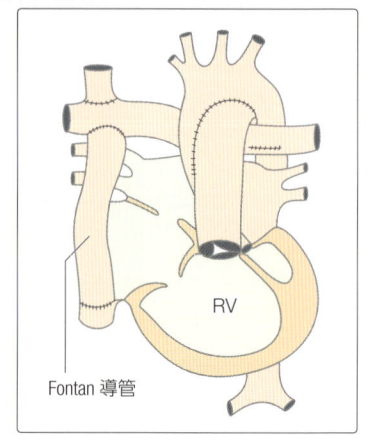

血栓症

- Fontan術後のFontanルートでは，血流速度が遅く「もやもやエコー」が観察されることが多い（図13）．Failed Fontanと呼ばれる低心拍出と高い平均中心静脈圧（＞18 mmHg）を呈する状態では，特にルート内の血栓を生じることがあり，肺梗塞を合併すると致死的なことがある（図14）．

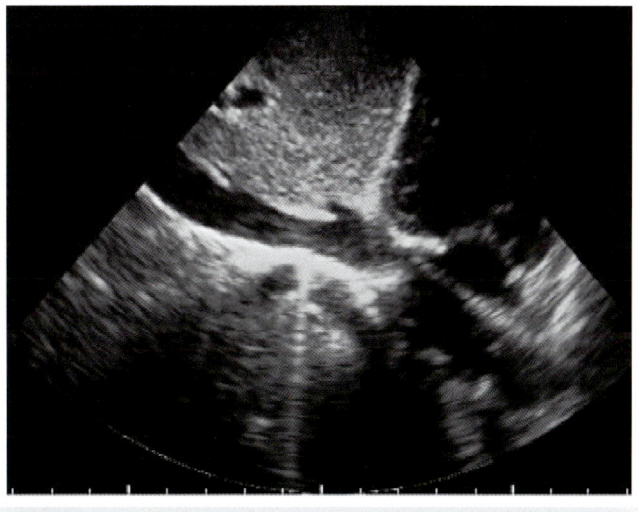

図13 ▶動画　Fontanルート内の「もやもやエコー」
心窩部矢状断面．

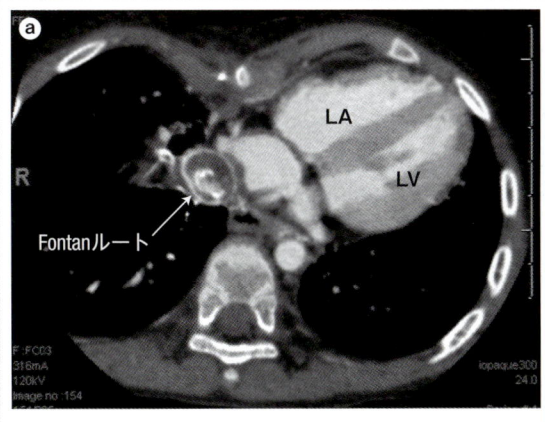

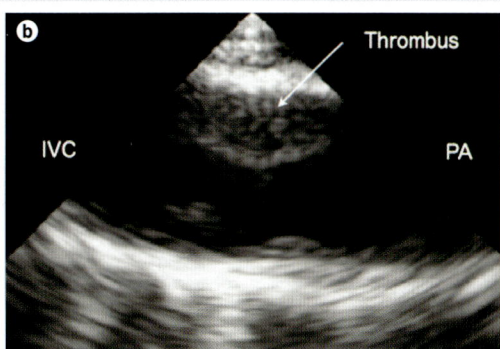

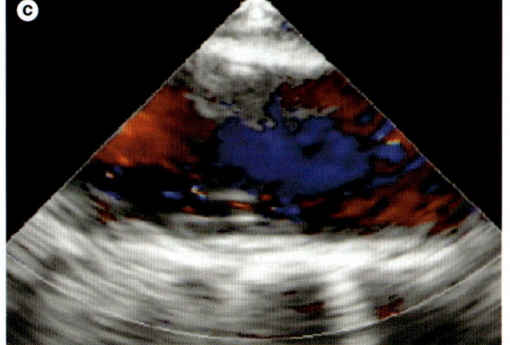

図14 Fontanルート内の血栓
4歳女児．三尖弁異形成に対するFontan術後，Fontanルート内に血栓を生じた．造影CTでは造影されない構造物が見られ（a），経食道心エコーではルート内に血栓エコーを認めた（b, c）．
IVC：下大静脈，LA：左房，LV：左室，PA：肺動脈

Pitfall

血栓症と「もやもやエコー」
Fontanでは，一般に血液凝固能が亢進しているため術後ワーファリンやアスピリンを服用していることが多い．Fontanルート内は血流速度が遅く拍動性でないため，ルート内に「もやもやエコー」が観察されることが多い．特に心耳-肺動脈吻合の術式のように右房が拡大している場合には特に血流の滞留がひどく，稀に血栓を生じることがある．
この血栓により肺塞栓を生じると致命的である．もやもやエコーと血栓の鑑別のためには，コントラストエコー法が有用である．造影CT検査は，ルート内の血流のよどみからときに偽陽性となるため，疑った場合には経食道心エコー検査で観察しコントラストエコーで診断することが必要である．

先天性心疾患の術後管理｜Fontan手術

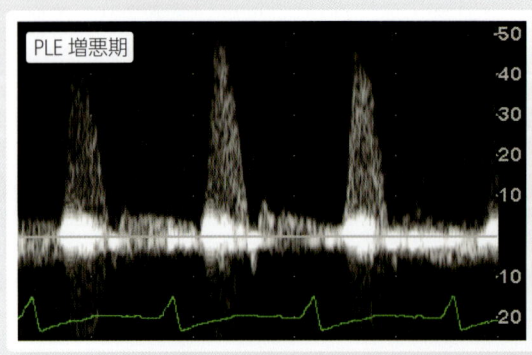

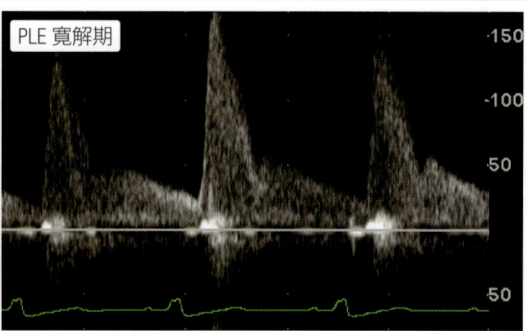

図15 蛋白漏出性胃腸症(PLE)を合併した Fontan 術後患者の腹腔動脈血流
症例は 14 歳の左心低形成症候群，Fontan 術後の男児．PLE 増悪期には腹腔動脈の拡張期血流が減少し，シルデナフィルを増量して寛解期に入ると収縮期血流速度が増加するとともに拡張期の血流が増加した．

蛋白漏出性胃腸症

- Fontan 術後遠隔期に，消化管からアルブミンやγ-グロブリンが漏出して低蛋白血症，低γ-グロブリン血症を生じて治療に難渋する症例が 3～13％に見られる．顔面浮腫などのむくみに加え胸水や腹水の貯留があり，血清蛋白＜3.5 g/dl，便中α1-トリプシンのクリアランス（＞30 mg/day）などから診断する．直接の確定診断は ^{99m}Tc-MAA が消化管内腔に漏れ出すことを証明することである．このとき，腹腔動脈の拡張期血流の減少・途絶が観察されることがある（図15）．

肝線維症・肝硬変

- Fontan 術後遠隔期に，肝線維症や肝硬変に進行する症例が報告されるようになった．肝臓の硬さをエコーで計測する方法としては，Acoustic Radiation Force Impulse（ARFI）を用いて shear wave velocity（Vs）を計測する方法（Siemens MS）と Strain propagation velocity を計測する Fibroscan の方法がある．ただし，Fontan 患者の正常範囲については，まだ十分な臨床データが得られていない．Vs＞3 m/s，E＞20 KPa の場合は肝線維症を考慮して造影CT など精査した方がよいと考える（図16）．

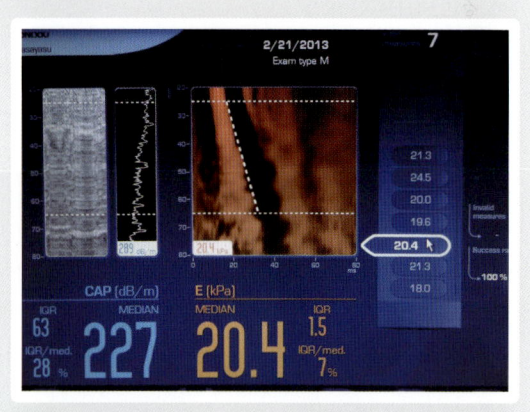

図16 Fibroscan による肝組織の「硬さ：stiffness」の非観血的な測定．
この症例の場合，平均の肝弾性率 E は 20.4 kPa と高めである．

術後合併症に対する治療

Fontan術後管理の要点

- Fontan 術後管理の目標は，低い中心静脈圧で高い心拍出量を長期間維持することである．さらに Fontan 手術後の中長期における問題点および合併症の発生を予防し，かつ治療することである．

▶ ① 低心拍出に対する管理の要点
- Fontan 循環における低心拍出の予防と治療には，肺血管抵抗のコントロールが重要である．最近では，Fontan 術前後の低心拍出や心不全の改善のために積極的に肺血管拡張剤（プロスタサイクリン系（ベラサスなど），PDE-5 阻害剤（シルデナフィル，タダラフィル），エンドセリン受容体ブロッカー（ボセンタン，アンブリセンタン））などを使用して予後改善に有効であったとする報告が増えてきている．

- 駆出率の低下や心室内，心室間の収縮同期不全などのポンプ機能不全に対して，利尿剤，アンギオテンシン転換酵素阻害剤やアンギオテンシンII受容体ブロッカーなどの体血管拡張薬や，βブロッカー療法，さらに心臓再同期療法なども最近では積極的に使用されている．

▶ ② 頻拍性不整脈の管理
- Fontan術後遠隔期の問題点として，心房粗動や心房細動，異所性心房頻拍などの心房性頻拍など頻拍性不整脈が挙げられる．遠隔期における心房性頻拍性不整脈に対してはカテーテルアブレーションや人工血管を使用したextracardiac TCPCへの外科的転換術などが行われることもある．

▶ ③ 低酸素血症（チアノーゼ）の管理
- Fontan術後の低酸素血症は，低心拍出を改善するために意図的にFontanルートと左側心房間に右左短絡路を作成したいわゆる「開窓型Fontan手術」でなければ，体静脈-左側心房側副血行や肺動静脈瘻などの右左短絡によって生じる．この場合，コイル塞栓術などで異常血管の閉塞を図る．

▶ ⑤ 蛋白漏出性胃腸症（PLE）の管理
- Fontan術後患者でPLEを発症した場合は，低心拍出症候群を伴うことが多く予後は不良で，アルブミンやγグロブリンの補充に加えてステロイド，ヘパリン，免疫抑制剤，抗心不全治療などにシルデナフィルやボセンタンなどの肺血管拡張薬や心臓同期療法なども行われている．治療効果は不定で，欧米では心臓移植が行われることもあり，移植後軽快した例も報告されている．

▶ ⑥ 血栓症
- Fontan術後では，凝固能が亢進していることが知られており，施設によって異なるが，ワーファリンなどの抗凝固薬やアスピリンなどの抗血小板製剤が投与されていることが多い．

文献
1) Anderson RH, et al(eds): Pediatric Cadiology, 3rd ed. Churchill Livingstone, 2009
2) 循環器病の診断と治療に関するガイドライン(2007-2008年度合同研究班報告)．先天性心疾患の診断，病態把握，治療選択のための検査法の選択ガイドライン．
http://www.j-circ.or.jp/guideline/pdf/JCS2010_hamaoka_html (2012年7月閲覧)
3) 安河内聰：手術を受けた先天性心疾患に対する心エコー：Fontan手術後．心エコー 13: 290-295, 2012

Senning 手術，Mustard 手術，Jatene 手術

術式

- 完全大血管転位（transposition of great arteries：TGA1型〔心室中隔欠損（ventricular septal defect, VSD）なし〕と2型〔VSDあり〕）に対する手術法は 表1 のように変遷してきた．

表1 完全大血管転位に対する手術法

1950年	外科的心房中隔切開術 Blalock-Hanlon 手術 （Alfred Blalock and C. Rollins Hanlon, Baltimore, USA）
1957年	心房位血流転換術 Senning 手術 （Ake Senning, Stockholm, Sweden）
1963年	心房位血流転換術 Mustard 手術 （William T. Mustard, Toronto, Canada）
1966年	バルーンカテーテルによる経皮的心房中隔切開術 BAS（balloon atrial septostomy） （William J. Rashkind, Philadelphia, USA）
1975年	動脈位血流転換術 Jatene 手術 （Adib D. Jatene, Sao Paulo, Brazil）

- 外科的心房中隔切開術はチアノーゼ軽減のための姑息術であり，Senning 手術以降が根治術に類するものと考えることができる．
- 一方 BAS はチアノーゼが高度な症例において Jatene 手術までの待機を目的とした姑息手技として現在は行われている．
- Jatene 手術はその最初の報告以降も肺動脈再建や冠動脈移植の手法についての様々な工夫が追加されながら現在に至っている．
- また，Peter M. Olley（Toronto, Canada）らによって1976年に報告されたチアノーゼ性心疾患に対するプロスタグランジン E を使用した動脈管開存維持療法も術前管理を飛躍的に改善させた．

心房位血流転換術

- 心房内で血流を転換することにより体静脈血を肺循環へ，動脈血（肺静脈血）を体循環へ導く機能的修復術．Senning 手術と Mustard 手術がある．

▶ Senning 手術 図1

- 自己の心房壁と中隔壁のみを用いた（ときに補填物を使用）心房位血流転換術．
  ① 右房にドア状の切開線（黄色矢印），左房には右肺静脈環流部近位で縦切開線を引く（図1a）．
  ② 次いで心房中隔をドア状（心房中隔フラップ）に切開する（図1b）．
  ③ 冠静脈洞口を頭側に切開し，左房と冠静脈洞を交通させた後，心房中隔フラップを左房後壁に縫着する（フラップ背側の腔が機能的左房腔となる）（図1c 図1d）．
  ④ 切開した右房の右側壁を三尖弁側の心房中隔に引き寄せて逢着することにより上下大静脈血流が解剖学的左室側へ導かれる通路となる（機能的右房腔）（図1e）．
  ⑤ 最後に残った右房フラップの左端を左房の切開線右側と縫合することにより，肺静脈血流が解剖学的右室へ導かれる通路が出来上がる（図1f）．

▶ Mustard 手術 図2

- 自己心膜等によるパッチの補填を使用した心房位血流転換術．
  ① 右房を斜めに切開し，次いで心房中隔を大きく切除する（図2a 図2b）．
  ② Senning 手術と同様に冠静脈洞口の天井を切開した後に，自己心膜パッチ（もしくはゴアテックスシート）を左房後壁の左肺静脈左側に縫着する．
  ③ パッチの一方は三尖弁側の心房中隔に縫着する（図2c 図2d）．

図1
Senning 手術

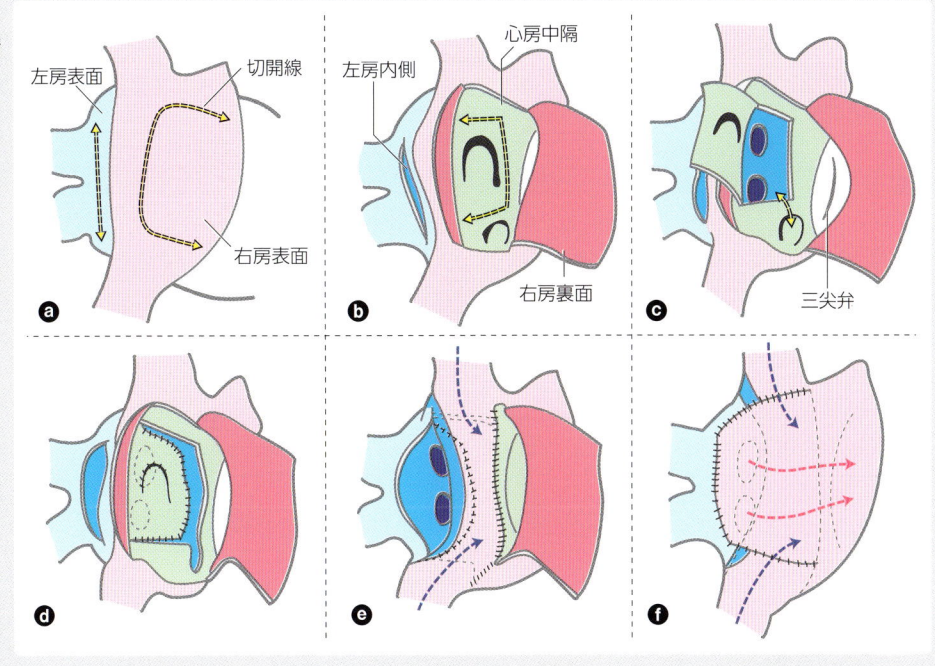

図2
Mustard 手術

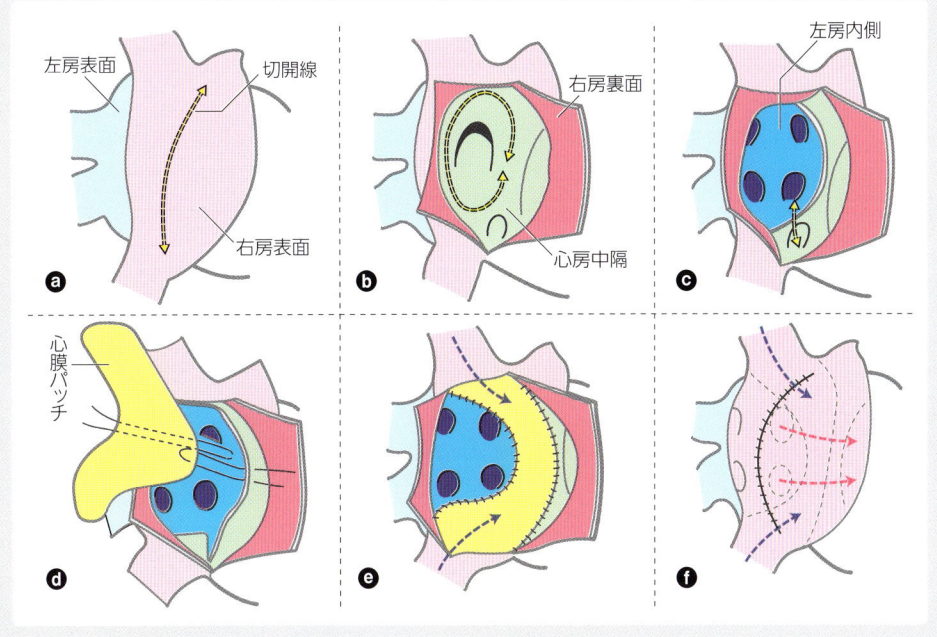

④これにより上下大静脈血流と冠静脈血流が解剖学的左室へ導かれる通路が完成する（図2e）.
⑤最後に右房壁を閉鎖（この時右房の閉鎖面にパッチを補填することがある）することで肺静脈血が解剖学的右室へ流れ込む通路が完成する（図2f）.

▶ **心房位血流転換術の施行年齢**
- 1960年代には平均3歳，1970年代後半には平均1歳であった．
- チアノーゼの高度な患児はBASもしくはBlalock-Hanlon手術を施行してチアノーゼの軽減を図った後に，上記の年齢まで待機して手術を行うことが多かった．
- 約20％の患児が待機中にチアノーゼ，心不全，感染，神経学的合併症等で命を落としていた[1]．

先天性心疾患の術後管理

動脈位血流転換術

- 半月弁上で大動脈と肺動脈を入れ替える（スイッチ）解剖学的修復術．

▶ Jatene 手術　図3

- 大血管のスイッチに加えて冠動脈も新大動脈へ植え替える手術．
  ①動脈管結紮後に大動脈を弁上で切断する（図3a　図3b）．
  ②冠動脈周囲に動脈壁の袖をつけた状態（冠動脈ボタン）で切離する（図3c）．
  ③肺動脈は分岐部の手前で切断し，Lecompte 法（肺動脈遠位端を前方へ引っ張り出し，左右の肺動脈枝を新大動脈の前方（腹側）にもってくる手技を指す）を施行後に，元の肺動脈基部に冠動脈を移植し大動脈遠位端をその上に縫着することで新大動脈が完成する（図3c，図3d）．
  ④そして肺動脈遠位端は大動脈基部に縫着するが，このときに補填物を使用しないのが Pacifico 法（図3e₁）と呼ばれ，冠動脈ボタン切除部位などに心膜パッチを補填するのが自己心膜補填法（図3e₂）と呼ばれる．
  - 後者の自己心膜補填法が現在一般的に行われている手術手技である．人工心肺からの離脱に伴って肺動脈枝や新肺動脈基部の心膜パッチの膨張による移植冠動脈への圧迫が起こることがある．
  ⑤心電図上の ST 変化や経食道心エコーによる心室壁運動や冠動脈血流を評価したうえで手術を終了する（図3f）．
- 図4 に Jatene 手術前後における大血管の心エコー図を示す．

▶ Jatene 手術の施行年齢

- 1990 年代前半までは肺動脈絞扼術（チアノーゼが高度な症例には Blalock-Taussig 短絡術（体肺血管短絡術）や Blalock-Hanlon 手術を追加施行）による左室トレーニングを行った後に，生後数ヵ月で Jatene 手術を施行する二期的根治術が一般的であった．

図3 Jatene 手術

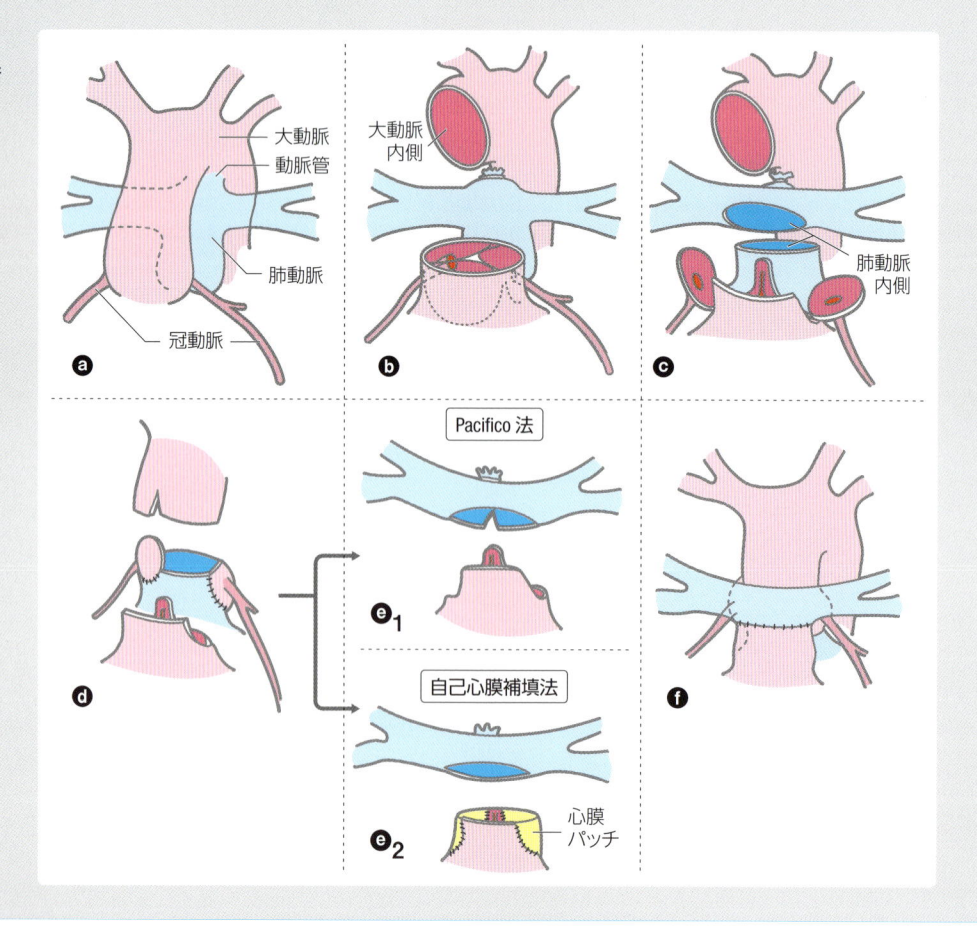

先天性心疾患の術後管理　Senning 手術，Mustard 手術，Jatene 手術

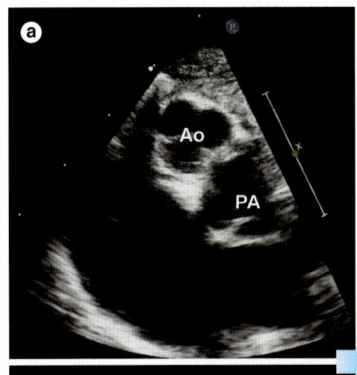

図4 完全大血管転位 1 型．Jatene 手術前後のエコー画像

胸骨左縁大血管短軸断面．a：半月弁位．b, c：肺動脈分岐部位．
Ao：大動脈，LPA：左肺動脈，neo-AO：新大動脈，neo-PA：新肺動脈，PA：肺動脈，RPA：右肺動脈，SVC：上大静脈

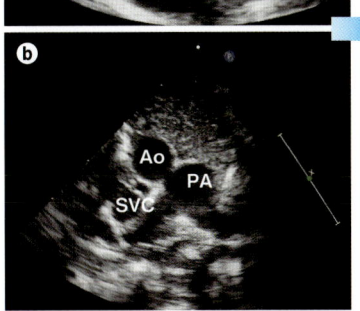

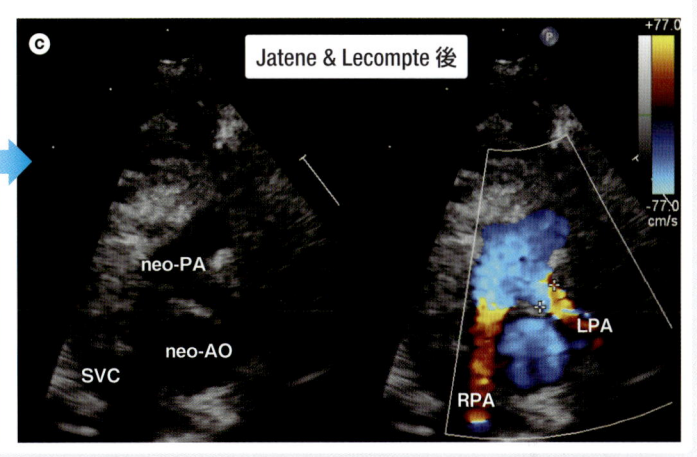

- 1990 年代後半以降は TGA1 型については新生児期に一期的 Jatene 手術を行うことが一般的となった（生後 1～3 週の間で施行）．
- 一方，TGA2 型においては VSD により肺血流の増加とこれによる良好な肺循環－体循環のミキシングが起こりチアノーゼの程度が 1 型に比して軽いことが多い．また，肺血流の増加に伴った肺高血圧の持続は，左室圧と左室心筋重量の維持に対して有利に働き，TGA1 型よりも遅い生後 1～2 ヵ月前後で手術が行われることが多い．もちろん，VSD が小さくチアノーゼが高度な場合は TGA1 型に準じた治療計画を立てることになる．

適応疾患

Senning手術，Mustard手術

- 適応疾患
  - TGA1 型
  - TGA2 型
  - 両大血管右室起始
    - 特に肺動脈弁下に VSD が存在し TGA に似た血行動態を呈する Taussig-Bing 奇形
  - 修正大血管転位に対する Double switch 手術の一部
  - 孤立性房室錯位
    - 心房と心室の連結が錯位（右房→左室；左房→右室），ただし，心室と大血管の連結は正常

  などに対して本手術が施行される．
- また，今日においては TGA1 および 2 型に対しては Jatene 手術が第一選択となるが，以下のような特殊な病態では心房位血流転換術が選択される場合がある．
  ① 大きな VSD を合併し，肺血管閉塞性病変が高度に進行した症例にチアノーゼの軽減のために欠損孔は放置のうえで姑息的心房位血流転換術を行う場合
  ② 遅くに発見され，年齢的に肺動脈絞扼術による左室トレーニングが不可能な場合
  ③ 特殊な冠動脈走行形態で新大動脈への植え替えが不可能と判断された場合

▶ Senning 手術と Mustard 手術の特徴
- Senning 手術は自己組織のみで手術を行うことから，心房容積が大きく心房の組織量に余裕のある症例が良い適応とされる．また，補填物を使用しないことから術後の成長を期待でき，低年齢児に好んで施行される．

先天性心疾患の術後管理

- Mustard手術は自己心膜等によるパッチを使用して心房位血流転換を行うことから，心房の小さい症例にも適応できる．また，Senning手術に比して手術操作が容易で，術後の心房容積に余裕があることから，術後急性期の血行動態が安定しやすいという利点もある．ただし，使用したパッチの石灰化等により遠隔期に静脈通路が狭窄を起こしやすいことが知られている．

Jatene手術

- 適応疾患
  - TGA 1型
  - TGA 2型
  - Tausigg-Bing奇形
  - 修正大血管転位に対するDouble switch手術の一部
- さらに，単心室のような複雑先天性心疾患における大動脈弁および弁下狭窄に対する姑息術の一部として本手術が施行されることがある．
- なお，完全大血管転位に心室中隔欠損と肺動脈狭窄（左室流出路狭窄）を合併したTGA3型に対して施行する手術としては，Rastelli手術，REV（réparation à l'etage ventriculaire）手術，Nikaidoh手術，新しい手術法としてHalf-turned truncal switch手術が存在する．
- また，上記の適応疾患のなかでも，片側の心室の低形成が強い場合，閉鎖困難な心室中隔欠損を合併する場合，または房室弁の形態異常のために二心室治療が困難な場合にはFontan型手術を目指すことがある．詳細についてはこの章の範囲外であり割愛する．

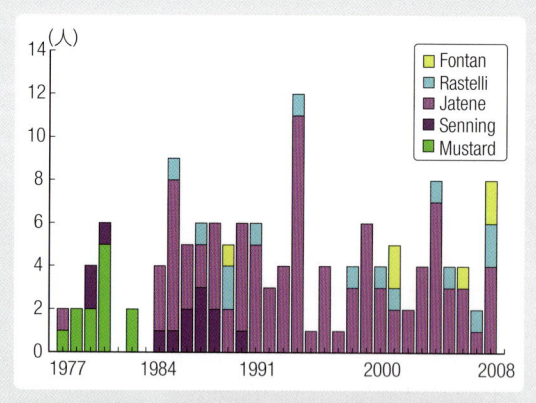

図5 静岡県立こども病院における完全大血管転位に対する手術法推移（1977〜2008）
提供：登坂有子先生（静岡県立こども病院心臓血管外科）

- 図5に静岡県立こども病院における1977年から32年間の手術法の変遷を示す（TGA3型を含む全てのTGA症例に対する手術法であることから，Rastelli手術やFontan手術を含んでいる）．
  - 1970年代初頭は手技的簡易さからMustard手術が好んで施行されていたが，心房内の血流転換に使用するパッチ部分の石灰化に伴った通路狭窄が相次いで報告されたため，1970年代後半〜80年代初頭からはSenning手術が主流となった．
  - 1990年代からはJatene手術が大部分を占めるようになり，以降はJatene手術が困難な特殊な症例においてのみ限局的にSenning/Mustard手術が施行されている[2]．

術後合併症

- German Heart Center MunichにおけるTGA（1と2型）の術後成績の報告[2]では，Senning，Mustard，そしてJatene手術のうち術後遠隔期生存率が最も良好であったのはJatene手術であった．
- それぞれの手術法における早期死亡率はMustard手術8.0%，Senning手術4.6%そしてJatene手術が6.4%であった．
- VSDの合併は早期死亡の危険因子であったが，手術法の違いは危険因子とならなかった．
- また，術後20年の生存率は，Jatene手術（97%）＞Senning手術（93%）＞Mustard手術（82%）の順に良好で，遠隔期死亡の要因としてはMustard手術が唯一手術法のなかで危険因子となった．
- その他の危険因子はVSDや左室流出路狭窄などの合併心奇形であった．
- 一方，術後再手術回避率が最も良好であったのはSenning手術で，術後20年での再手術回避率はSenning手術（89%）＞Jatene手術（75%）

- ＞Mustard手術（45%）の順に良好であった．
- 再手術が必要となる危険因子は，VSDなどの合併心奇形，姑息手術の施行，手術年代，そしてMustard手術であった．

Senning手術およびMustard手術における術後合併症

- 心房位血流転換術においては次の2点が術後合併症に関連する大きな要因と考えられる．
  ① 心房位での複雑な操作による血流転換
  ② 体循環ポンプとして右室を使用

▶ ① 心房位における血流転換操作に伴った合併症

a 心房内血流転換部の遺残短絡（シャント）（頻度13〜25%）[1,3]

- 右左短絡はチアノーゼや奇異性塞栓症の原因となり，抗凝固療法や閉鎖術の適応となる．
- 逆に左右短絡で肺体血流比が1.5以上になる場合も閉鎖術の適応となる．

b 体静脈通路狭窄（頻度：上大静脈通路8%，下大静脈通路1%）[1]

- 特に上大静脈の心房内走行部が狭窄を起こす頻度が高く，上大静脈症候群の原因となる．
- 下大静脈通路の狭窄はうっ血肝・肝線維症・肝硬変を引き起こす．

c 肺静脈通路狭窄（頻度2〜4%）[1]

- Mustard手術の場合は心房内パッチと心房中隔の遺残隔壁が癒着することで狭窄をきたすことが多い．
- 左肺静脈通路が単独で狭窄をきたす場合もある（頻度2%）．
- 体静脈還流通路の狭窄は経胸壁心エコーでは描出が困難なことがある．特に上大静脈還流部の狭窄は描出が困難なことが多いが，カラードプラにて機能的右房頭側の乱流で気付かれることがある．
- 狭窄が疑われた場合には，経食道エコー（図6），造影CT，MRIもしくはカテーテル検査での精査を進める．

d 洞機能不全

- 洞結節もしくは洞結節動脈の手術時損傷が原因と考えられるが，術後に進行する心房筋の線維化も関与すると考えられている．
- 経年的に頻度が増加し，術後20年で約60%の患者に認められる[3]．
- ペースメーカー治療を必要とするのは11〜22%と報告されている[3,4]．ただし，この中で洞機能不全に対する治療として行われているのは約2/3であり，残り1/3の症例は房室ブロックの治療や不整脈治療の一環として施行されている[3]．

e 心房内回帰性頻拍（心房粗動）

- 心房切開ラインの瘢痕や心房筋の線維化により心房内回帰性頻拍が惹起されることがあり，その頻度は経年的に増加する．
- 術後20年で約2〜3割の患者に認められる[1,3]．
- Mustard術後に多く認められる傾向にあるが，手術年代を補正した検討ではSenning手術とMustard手術間に有意差は認められていない．
- 洞機能不全の存在は心房内回帰性頻拍の危険因子であり，両者を合併する患者の約2/3の症例において洞機能不全が先行している[3]．
- 他の上室性頻拍としては房室結節内回帰性頻拍や異所性心房性頻拍が報告されているが頻度は多くない．心室性の不整脈は稀である．

f 心房機能の低下

- 心房内に多くの縫合線ができることから心房のリザーバー機能とブースター機能がともに障害される．

▶ ② 体循環ポンプとして右室を使用することによる合併症

a 三尖弁逆流 図7

- 軽度から中等度の三尖弁逆流は一般的に認められる．
- 右室が高圧になることにより三尖弁輪が円形となり，また心室中隔の左方変位に伴った中隔尖弁尖の左方への牽引も逆流を起こす原因となる[5]．

▶ 先天性心疾患の術後管理

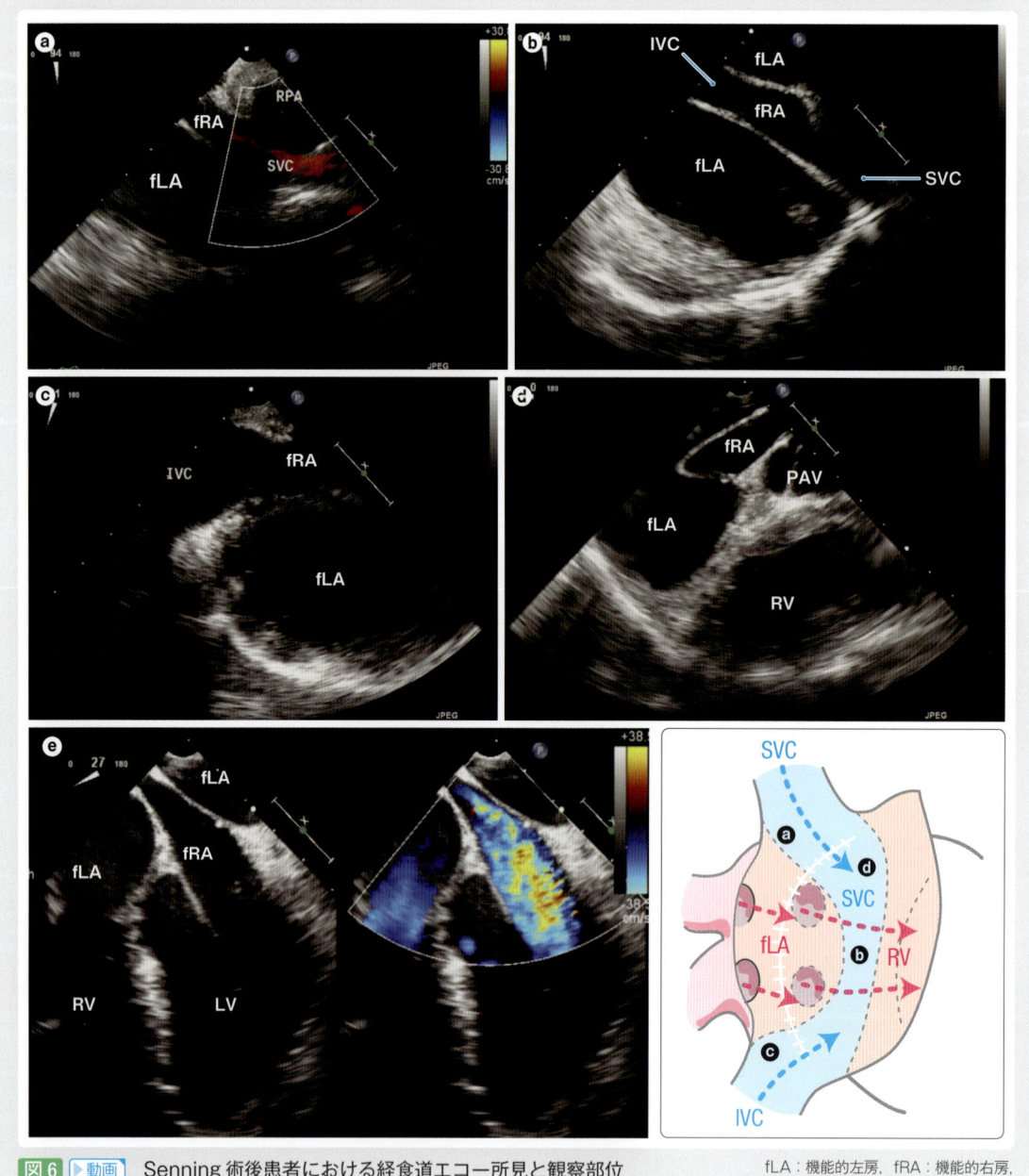

図6 ▶動画 Senning術後患者における経食道エコー所見と観察部位

a：上大静脈から機能的右房への通路（長軸断面）：この症例では狭窄所見なし．
b：機能的右房中央：機能的左房の中央を機能的右房が横切る形となる．
c：下大静脈から機能的右房への通路（長軸断面）．
d：機能的右房の背側に肺静脈還流通路があり右側の機能的左房へつながる（横断面）．
e：機能的右房から左室への通路および血流（横断面）．

fLA：機能的左房，fRA：機能的右房，
IVC：下大静脈，LV：左室，
PAV：肺動脈弁，RPA：右肺動脈，
RV：右室，SVC：上大静脈

- 解剖学的要素としてはVSDの合併が逆流のリスクを増大させる．

b 左室流出路狭窄
- 流出路中隔の後方変位，左室内異常筋束（Moulaert筋束）等による解剖学的狭窄に加えて，拡大した右室による中隔の左方への圧排が原因となり肺動脈弁下狭窄が起こる．
- 重度の狭窄に対しては手術介入が必要である．

c 右室機能不全（頻度32％）[4]
- 三尖弁逆流を伴うことが多く，両者の悪循環的な相互作用により加速度的に増悪していくことが多い．特にVSD等の合併心奇形のある患者

先天性心疾患の術後管理　Senning手術，Mustard手術，Jatene手術

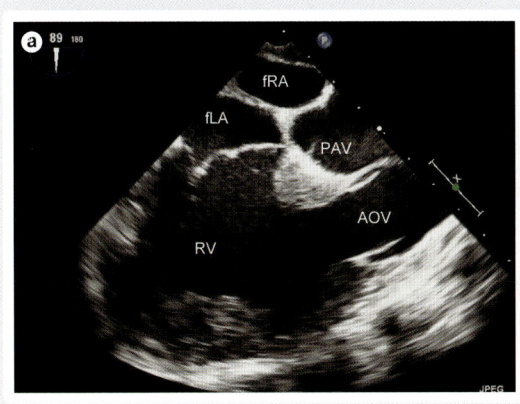

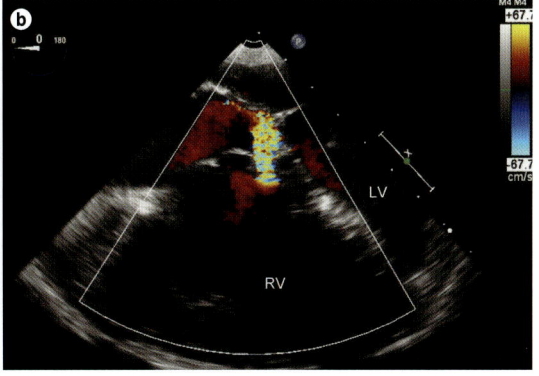

図7 ▶動画　Senning 術後患者（図6と同一症例）の経食道エコー所見
a：右室長軸断面．b：三尖弁逆流
AOV：大動脈弁，fLA：機能的左房，fRA：機能的右房，LV：左室，PAV：肺動脈弁，RV：右室

に Mustard 手術を行った場合に右室機能不全を起こしやすい[1]．
- 心エコーによる経時的な右室機能の評価が重要になる．
  - 心室拡張末期サイズ
  - 収縮末期サイズ
  - FAC（fractional area change）
  - TAPSE（tricuspid annular plane systolic excursion）
  - dp/dt（三尖弁逆流ジェットからの計測）
  - 組織ドプラ
  - Tei index　など[6]
- 3D エコーによって右室容積を正確に計測できれば理想的であるが，成人において右室全体，特に前壁側を画像に入れるのは困難なことが多い．

d その他
- その他の重要な合併症として肺高血圧がある（頻度 7％）[7]．
  - 肺静脈還流路狭窄や三尖弁逆流に合併して肺高血圧をきたす場合もあるが，手術待機中に進行した肺血管病変が遺残している場合もある．また，明らかな原因が特定できない場合も多い．

- 上記のような合併症が起こり得るが，術後 10～20 年における心房位血流転換術後患者の NYHA 分類はⅠ度が約 80％，Ⅱ度が 15％と概して良好である．
- 遠隔期死亡の主な病態として進行性のうっ血性心不全死（42％）と突然死（17％）が挙げられており[8,9]，右室機能不全，洞機能不全，不整脈，そして肺高血圧が突然死の危険因子と報告されている．

Jatene 手術における術後合併症

- Jatene 手術後の合併症は次の 2 点の手術操作に起因すると考えられる．
  ①冠動脈の移植
  ②大血管のスイッチ

▶ **① 冠動脈の移植に伴った合併症**
冠動脈狭窄・閉塞（頻度 1～8％）
- 術後早期死亡の原因は移植後冠動脈の狭窄・閉塞に起因した心筋梗塞・突然死，もしくは左室機能不全のことが多い．
- TGA の冠動脈走行はバリエーションに富むことから，以前は冠動脈の走行形態と術後早期死亡との関連が数多く報告されていたが，冠動脈移植手技の進歩により最近の報告では冠動脈走行形態は危険因子とならないと結論づけるものが多い[10]．
- また，術後早期に発生する冠動脈狭窄・閉塞は冠動脈移植時の手技的な要素が大きいと考えられるが，遠隔期に発症する冠動脈狭窄は移植によって変形した冠動脈主幹部で冠血流が乱流を起こすことにより剪断応力が増加し，これが内膜肥厚を引き起こすことが原因と推察されている．血管内エコーを用いた報告では無症状の Jatene 術後患者の 50％において 0.3 mm 以上の内膜肥厚が冠動脈主幹部を中心に認められ

ている[11]．
- 術後早期であれば移植後冠動脈起始部の血流を経胸壁のカラードプラにて確認することが可能であるが，術後遠隔期になるとほぼ不可能となる．
- 術後患者においては胸痛などの訴えのない無症候性冠動脈閉塞も起こり得ることから，心エコーでの左室壁運動の異常や僧帽弁逆流の出現等に加えて心電図変化や血液検査での異常が認められた場合には速やかに造影検査を施行する．
- 冠動脈狭窄を既にきたしている場合の治療適応評価や冠血流予備能評価にドブタミン負荷エコーやATP負荷エコーなどが有用である．

② 大血管のスイッチに伴う合併症

a 肺動脈弁狭窄・肺動脈弁上（吻合部）狭窄・肺動脈分岐部狭窄（頻度7〜40%）
- 術後合併症として最も頻度が高く[1]，再介入手術の約1/3を占める．
- 原因としてLecompte法による左右肺動脈の過伸展と新大動脈による後方からの圧迫，肺動脈再建に用いるパッチの退縮・石灰化，術前からの狭小旧大動脈弁輪，術後の新肺動脈弁輪成長障害，吻合部の経時的な狭窄の進行などが報告されている[1,10]．

b 右室流出路狭窄
- 術後1年で2%，5年で4%，そして10年で5%の患者に認められる．
- 術前の解剖学的要因として流出路中隔の前方変位を伴うVSDの合併，小さい旧大動脈弁輪，そして大動脈縮窄の合併などが危険因子と考えられている．
- また，術後に新大動脈基部が拡大することにより後方から圧排されて狭窄を生じる場合や，肺動脈弁狭窄に伴った右室流出路心筋の肥厚により二次的に生じる場合がある（図8）．

c 大動脈弁逆流
- 軽微な逆流を含めると術後10年で22%，術後15年で30%の患者に認められ，経年的に増加していく[12]．
- しかし大部分の逆流の程度は軽度に止まり，中等度以上の逆流を呈するのは4%程度である．
- 弁置換術等の再介入を要する重度の逆流に至るのは1.4%と報告されている[12]．
- 大動脈弁逆流の原因としては，組織学的に脆弱な肺動脈弁（大動脈弁に比較して弁尖が薄く，膠原線維や弾性線維が少ない）を体循環を支える半月弁として使用している解剖学的要因に加えて，VSD閉鎖を肺動脈弁経由で施行したことによる弁損傷，先行手術としての肺動脈絞扼術，1歳以降でのJatene手術，術前の左室流出路狭窄や大動脈弓奇形の存在，大動脈・肺動脈の口径差，そして冠動脈移植に伴うValsalva洞の変形などが考えられている[12,13]．
- なお，TGAにおいては先天的に左冠動脈低形成の症例が存在することや，術後遠隔期に左室心筋灌流欠損や冠血流予備能の低下が見られることから，中等度以上の大動脈弁逆流によって正常心よりも早期に左室機能の低下が出現する可能性が指摘されている[13]．

d 大動脈基部拡大
- 大動脈基部径のZ-scoreが3.0以上に拡大する頻度は術後5年で18%，10年で49%と報告されている[14]．
- 大動脈弁逆流と同様に術後経年的に進行し，本病変と大動脈弁逆流は多くの場合で合併する．
- 本病変単独で手術介入を要する基準は基部径55mm以上であり，その頻度は0.6%程度である[14]．

e 大動脈吻合部狭窄（大動脈弁上狭窄）（頻度0.1%）[1] 図9
- 大動脈基部拡大とは逆に，術後に新大動脈血管吻合部の狭窄を認めることがある．
- 術前の細い上行大動脈径，VSDの合併，Taussig-Bing奇形などが危険因子と考えられている．

f その他
- その他，Jatene手術との関連はないが，TGAに（主要）体肺側副血管を合併することがある．
- 本病変の合併により術前・術後の肺高血圧や術後急性期のうっ血性心不全の原因となることがあり，術前からの注意深い精査が必要である．

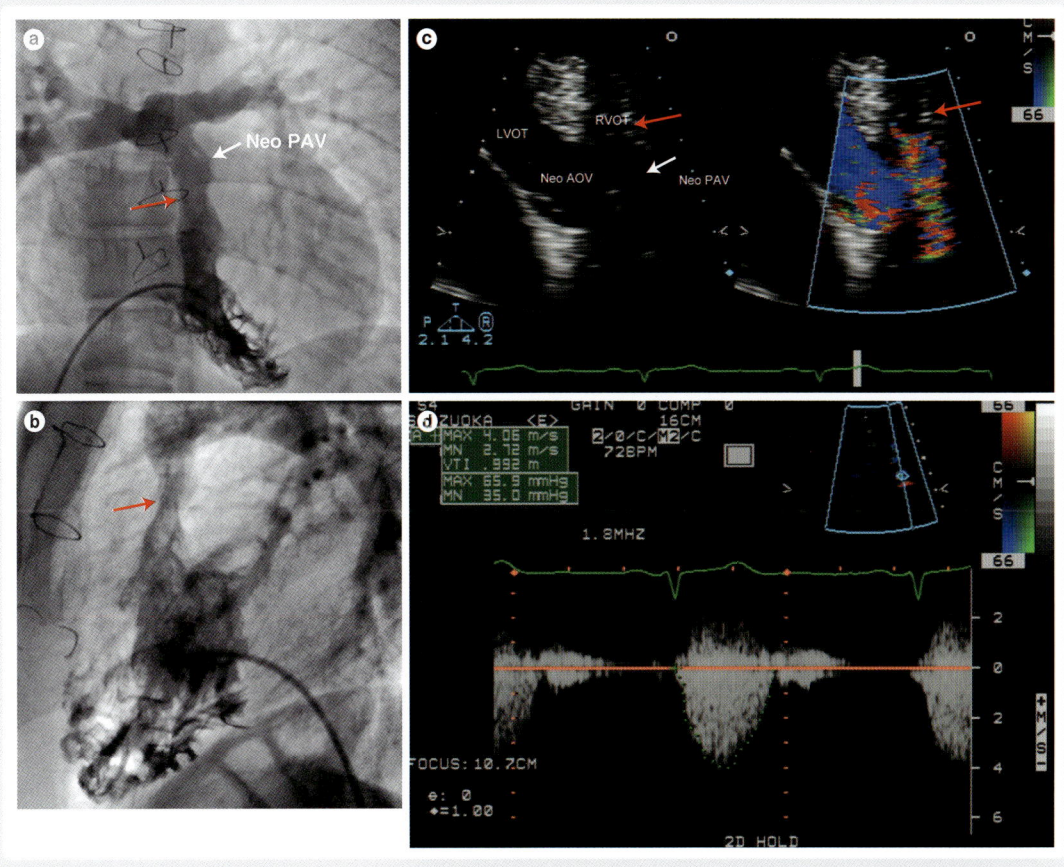

↑ 図8 ▶動画 Jatene 術後患者における右室流出路狭窄．赤矢印が右室流出路狭窄，白矢印が新肺動脈弁．

a, b：右室造影所見．
c, d：右室および左室流出路エコー所見．
c：完全大血管転位では右室および左室流出路が平行して存在し，新大動脈のすぐ前に右室流出路と新肺動脈弁が存在する．右室流出路から血流加速が始まる．
d：右室流出路で 4 m/s の流速が記録される．

LVOT：左室流出路
neo AOV：新大動脈弁
neo PAV：新肺動脈弁
RVOT：右室流出路

図9 ▶動画 →

Jatene 術後患者における
大動脈弁上部狭窄

a, b：左室造影所見．矢印が新大動脈弁上狭窄，狭窄部の末梢は著明な狭窄後拡張を呈している．
c, d：左室流出路 3D エコー所見．矢印が新大動脈弁上狭窄．

LVOT：左室流出路
neo AOV：新大動脈弁
supra AS：大動脈弁上狭窄

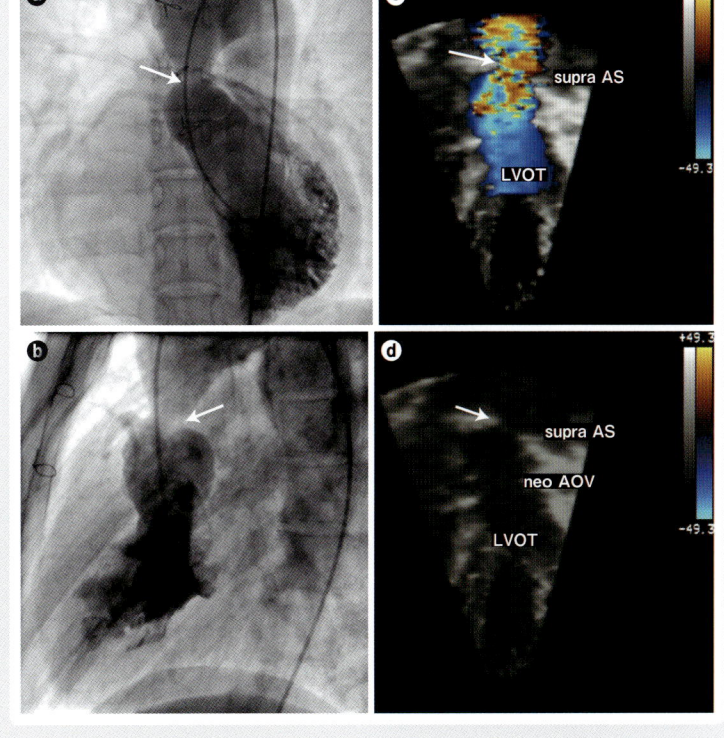

先天性心疾患の術後管理

- 図10 に静岡県立こども病院における Jatene 術後患者の累積生存率と再手術回避率を示す．
  - 術後10年での累積生存率は95%で再手術回避率は87%であった．
  - これまでの報告をまとめると Jatene 手術黎明期は 30〜60% 程度の死亡率であったのに対し，2000年代においては 2〜5% まで改善している．
  - また，術後死亡は術後1年以内に集中しており，以降の生存率は安定して経過する傾向にある．
  - 生存例の遠隔期の状態は非常に良好で，87%の患者が NYHA Ⅰ度に属し，残りの13%もほとんどが NYHA Ⅱ度に収まる[15]．

③心エコーのポイント
- 年長児以上になると心エコーでの冠動脈や右室流出路から肺動脈枝にかけての描出が困難な場合が多い．
- 右室流出路は通常よりも前方に位置することから胸骨等により描出が妨げられる．
- また，Lecompte 手技後の肺動脈枝は大動脈を前方からまたぐ形態で位置しており（図4），その形態を意識していないと見落とす原因となる．
- 左室短軸断面における収縮期中隔の扁平度や三尖弁逆流血流速度等により右室圧の上昇が疑われた場合には造影 CT や心臓 MRI による右室流出路から肺動脈枝の形態評価が推奨される．この際に冠動脈の走行も確認できるように撮像しておくとカテーテル治療の適応を決めるのに有用である．

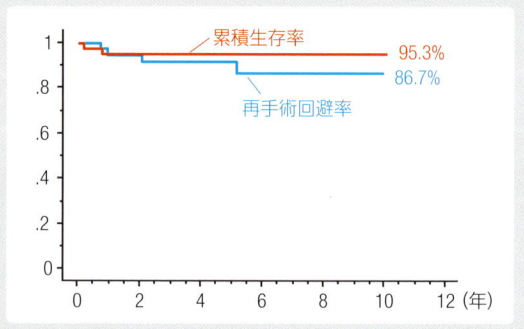

図10 静岡県立こども病院における Jatene 術後累積生存率と再手術回避率

術後合併症に対する治療法

Mustard術後およびSenning術後

① 体静脈および肺静脈還流狭窄に対する手術治療・カテーテル治療
- 体静脈および肺静脈還流部の狭窄に対してカテーテルによるステント治療が行われることがある．
- ただし，ときに冠動脈走行異常のために上大静脈心房内通路の直上に冠動脈が走行していることがあり，ステント留置により心筋虚血をきたす恐れがあるので注意する必要がある．
- カテーテル治療が不可能な場合や無効な場合には手術による拡大が行われる．

② 三尖弁逆流に対する手術
- 有意な右室機能不全のない（右室駆出率＞44%）中等度以上の三尖弁逆流は三尖弁形成もしくは弁置換の対象となる．
- Jatene 手術への conversion は成績が不良であり，ガイドライン[13]でも推奨されていないが，左室トレーニングのための肺動脈絞扼術は左室圧を上昇させることにより心室中隔を右室側に変位させ，中隔尖の他の弁への接合を改善させることが知られており，三尖弁逆流を改善させることがある[5]．
- ただし，この効果が長期間持続する症例は限られる．

③ 右室機能不全
- 薬物療法による抗心不全治療については有用性を示す客観的証拠のある治療薬はないが，アンジオテンシン変換酵素阻害薬やアンジオテンシンⅡ受容体拮抗薬が使用されることが多い．
- β遮断薬は洞機能不全や房室ブロックを助長する恐れがあり，導入する場合には極少量から始める，もしくはペースメーカーの導入後に開始するなど細心の注意が必要である．
- 心臓再同期療法の短期的な有効性についての報告

がなされてきており[16]，今後の進展が期待される．

- 各種治療が奏功しない場合には心移植の対象となるが，先天性心疾患患者の心臓移植後1年の死亡率は，非虚血性心筋症に比して約2倍高いとの報告がある[17]．

Jatene術後

① 冠動脈狭窄・閉塞

- 心筋虚血所見があるもの，あるいは冠動脈造影検査にて有意狭窄を認めるものは治療の適応がある．
- カテーテルインターベンションや冠動脈バイパス手術が行われるが，狭窄病変は開口部に限局することが多いことから，開口部のパッチ拡大術が報告されており[18]，良好な成績を収めている[19]．

② 右室流出路狭窄

- 成人先天性心疾患ガイドライン（2011年度版）を 図11 に示す[13]．

- Lecompte法により形成された左右肺動脈枝の下方には冠動脈が近接して走行していることが多いことから，カテーテルによるバルーン拡大やステント留置が適さない症例が存在する．
- 術前のCT検査による詳細な検討が必須である．

③ 大動脈弁逆流

- 成人先天性心疾患ガイドライン（2011年度版）を 図12 に示す[13]．
- 図中に示した左室拡大の目安に関する指標を 表2 に示す．
- 手術法は患者の年齢・社会背景等も考慮したうえで選択する必要がある．ただし，現時点での大動脈弁形成術は確実性に乏しいことから（成功率60％程度），大部分の症例で弁置換術（大動脈基部拡大への介入も必要であればBentall手術）が行われている[12]．

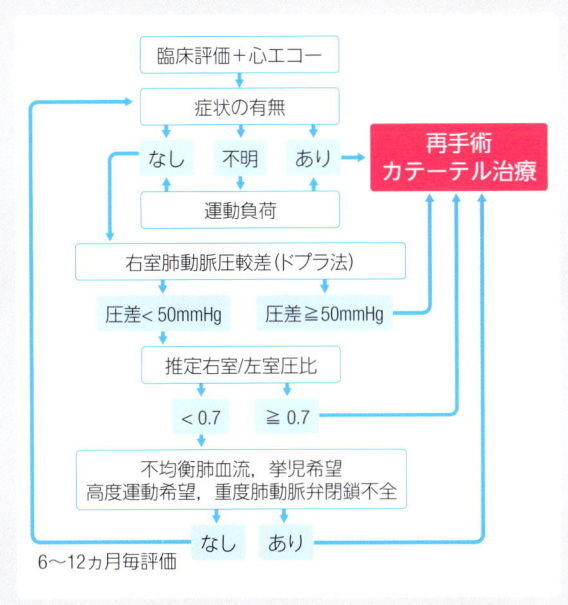

図11 Jatene術後右室流出路狭窄に対する管理指針
文献13より引用．

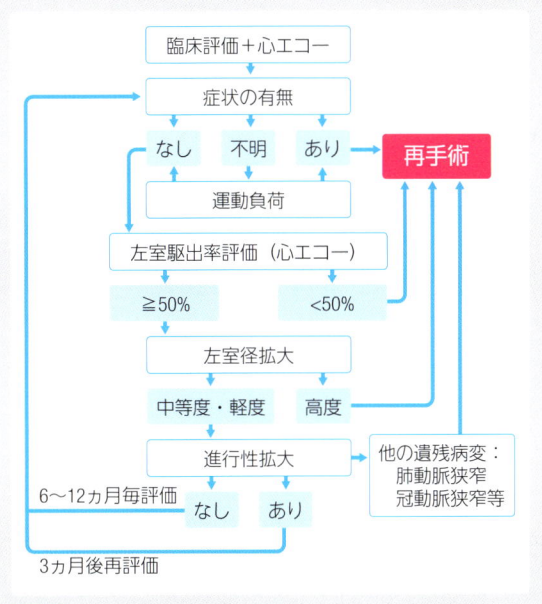

図12 Jatene術後大動脈弁逆流に対する管理指針
文献13より引用．

表2 左室拡大の指標
文献13より引用．

	左室収縮末期径（mm）			左室拡張末期径（mm）		
BSA（m²）	1.4	1.7	2	1.4	1.7	2
高度拡大	>48	>52	>55	>65	>70	>75
中等度拡大	43〜48	47〜52	50〜55	60〜65	65〜70	70〜75
軽度拡大	<43	<47	<50	<60	<65	<70

先天性心疾患の術後管理

文献

1) Freedom RM, et al: The Natural and Modified History of Congenital Heart Disease. Wiley-Blackwell, pp306-347, 2003
2) Hörer J, et al: Improvement in long-term survival after hospital discharge but not in freedom from reoperation after the change from atrial to arterial switch for transposition of the great arteries. J Thorac Cardiovasc Surg 137: 347-354, 2009
3) Gelatt M, et al: Arrhythmia and mortality after the Mustard procedure: a 30-year single-center experience. J Am Coll Cardiol 29: 194-201, 1997
4) Puley G, et al: Arrhythmia and survival in patients>18 years of age after the mustard procedure for complete transposition of the great arteries. Am J Cardiol 83: 1080-1084, 1999
5) van Son JA, et al: Regression of tricuspid regurgitation after two-stage arterial switch operation for failing systemic ventricle after atrial inversion operation. J Thorac Cardiovasc Surg 111: 342-347, 1996
6) Rudski LG, et al: Guidelines for the echocardiographic assessment of the right heart in adults: a report from the American Society of Echocardiography endorsed by the European Association of Echocardiography, a registered branch of the European Society of Cardiology, and the Canadian Society of Echocardiography. J Am Soc Echocardiogr 23: 685-713, 2010
7) Ebenroth ES, et al: Late onset of pulmonary hypertension after successful Mustard surgery for d-tranposition of the great arteries. Am J Cardiol 85: 127-130, 2000
8) Oechslin E, et al: Mode of death in adults with congenital heart disease. Am J Cardiol 86: 1111-1116, 2000
9) Oechslin E, et al: 40 years after the first atrial switch procedure in patients with transposition of the great arteries: long-term results in Toronto and Zurich. Thorac Cardiovasc Surg 48: 233-237, 2000
10) Prêtre R, et al: Results of the arterial switch operation in neonates with transposed great arteries. Lancet 357: 1826-30, 2001
11) Pedra SR, et al: Intracoronary ultrasound assessment late after the arterial switch operation for transposition of the great arteries. J Am Coll Cardiol 45: 2061-2068, 2005
12) Losay J, et al: Aortic valve regurgitation after arterial switch operation for transposition of the great arteries. J Am Coll Cardiol 47: 2057-2062, 2006
13) 丹羽公一郎, 他：循環器病の診断と治療に関するガイドライン（2010年度合同研究班報告）. 成人先天性心疾患診療ガイドライン（2011年改訂版）. http://www.j-circ.or.jp/guideline/pdf/JCS2011_niwa_h.pdf
14) Schwartz ML, et al: Long-term predictors of aortic root dilation and aortic regurgitation after arterial switch operation. Circulation 110: II128-132, 2004
15) Wetter J, et al: Transposition of the great arteries associated with ventricular septal defect: surgical results and long-term outcome. Eur J Cardiothorac Surg 20: 816-823, 2001
16) Janousek J, et al: Cardiac resynchronization therapy: a novel adjunct to the treatment and prevention of systemic right ventricular failure. J Am Coll Cardiol 44: 1927-31, 2004
17) Stehlik K, et al: The Registry of the International Society for Heart and Lung Transplantation: twenty-seventh official adult heart transplant report–2010. J Heart Lung Transplant 29: 1089-1103, 2010
18) Raisky O, et al: Late coronary artery lesions after neonatal arterial switch operation: results of surgical coronary revascularization. Eur J Cardiothorac Surg 31: 894-898, 2007
19) Bonnet D, et al: Surgical angioplasty of the main coronary arteries in children. J Thorac Cardiovasc Surg 117: 352-357, 1999

▶先天性心疾患の術後管理

Fallot 四徴

術式およびその適応

術式理解のための基礎知識

- Fallot 四徴（tetralogy of Fallot, TOF）の心内修復術後の心臓超音波検査を行うにあたり，TOFの基本的構造と心臓の手術の各方法とそれに伴う合併症を理解することが大変重要である．
- TOF の定義
    - 以下の4項目からなる．
        ①肺動脈狭窄・漏斗部狭窄
        ②大動脈騎乗
        ③心室中隔欠損
        ④右室肥大
- TOF の発生機序
    - 漏斗部中隔の発生異常により，漏斗部中隔は右室の前方かつ右方に変位する．その結果，漏斗部下の心室中隔との間に隙間が生じることにより心室中隔欠損（ventricular septal defect, VSD）が形成され，偏位した漏斗部中隔によって右室流出路狭窄を生じる．同時に大動脈は右側に偏位し，心室中隔欠損の上に移動（大動脈騎乗）することになる（図1a）．
- 歴史的には 1945 年に Blalock-Taussig（BT）短絡術が開発され，1955 年に Kirklin による手術で初めて成功例を認めた．
- その後手術の技術や機器の開発により，徐々に手術施行年齢は低下し，現在では乳児期から心内修復術が行われる場合もある．
- 以前は心内修復術開始当初は，肺動脈弁逆流（pulmonary regurgitation, PR）は予後を悪化させないと考えられていた．しかし手術後に重度のPRを合併した症例は，再手術の頻度，右心不全，不整脈，突然死などの可能性が高いことが判明した[2]．そのため現在では，右室流出路狭窄よりも，PR を残存させないことを重要視する方針が一般的である．

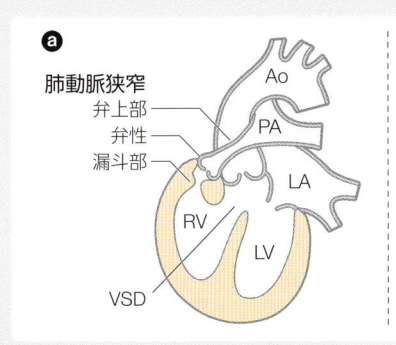

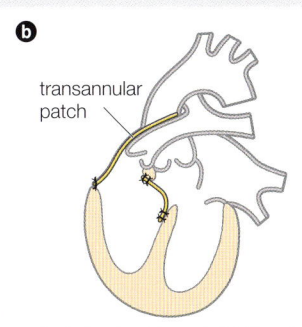

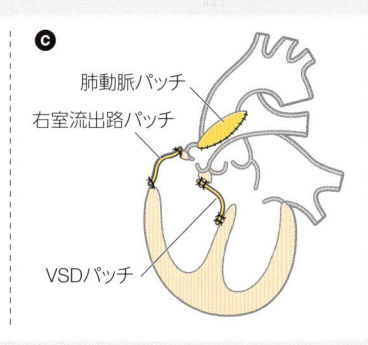

図1 Fallot 四徴に対する心内修復術
a：手術前．大動脈が心室中隔に騎乗し，大きな心室中隔欠損，右室から肺動脈への狭窄を認める．
b：右室から肺動脈に縦切開を行い，transannular patch（TAP）を付けて右室流出路を拡大する．
c：十分な大きさの肺動脈弁輪径があれば，弁を温存したままで，右室流出路と肺動脈をパッチ形成により拡張する．
文献1より引用改変．
Ao：大動脈，LA：左房，LV：左室，PA：肺動脈，RV：右室，VSD：心室中隔欠損

215

▶ 先天性心疾患の術後管理

Trans-annular patch(TAP)

- 従来から行われていた TOF に対する心内修復術では，右室流出路から主肺動脈にかけて大きく切開し，心室中隔のパッチ閉鎖を行っていた（図1b）．次に肺動脈の弁輪切開を行い，右室流出路から主肺動脈にかけて 1 弁付パッチまたは弁なしパッチを付けて，これを拡大する．
- この方法は右室流出路狭窄の解除には有用であるが，重度の PR が残存する可能性が強く，将来右室拡大や右室機能低下をきたす確率が高い．そのため生命予後が悪く，PR に対する再手術率も高い[3]．
- わが国では，欧米に比して小さな右室切開と小さな TAP を使用する傾向にあるため，欧米に比し長期予後が良好である[4]．

右室流出路パッチ形成術

- 現在では，軽度から中等度の右室流出路狭窄が残存しても，PR や残存心室中隔欠損を伴わない場合は，右室機能に与える影響は少ないと考えられている．
- そのため肺動脈弁が適切なサイズである場合，なるべく弁を温存し，弁の低形成が強い症例のみ小さな右室流出路切開を加えて弁輪拡大を行う．
- 右室流出路パッチは肺動脈弁輪を含まないように形成する（図1c）．

Rastelli手術（右室流出路導管形成術）

- 主には，冠動脈の異常走行により，円錐部もしくは右室流出路を横切る場合に行われる手術で，単純な TOF では行われない．
- 人工導管を用い，右室と肺動脈をつなげる．右室 – Rastelli 導管接合部，Rastelli 導管内，Rastelli 導管 – 肺動脈接合部の各部位で，狭窄性病変となり得る．

術後合併症

術後合併症理解の基礎知識

- 長期生命予後は，近年の手術成績の向上に伴い著明に改善した．しかしそれとともに，成人後の心内修復術後の合併症が問題となってきた．
- 日本の多施設研究では，海外とは右室流出路再建への取り組み方が異なるため，25 年生存率は 95%[5]，もしくは 20 年生存率が 99.6%[4] と，欧米に比較して（86〜94%/20 年生存率）良好な成績である．
- 心内修復術後の死亡原因は，突然死と心不全死が二大原因である．突然死の直接原因は TAP に伴う PR，右室拡張，右室流出路起源心室頻拍によることが多い[1]．
- 他の死亡原因としては，重度 PR，再手術，残存心室中隔欠損，残存右室流出路狭窄，重度三尖弁逆流，手術時高年齢がある．
- 遠隔期の QOL は NYHA I 度が 90% 以上を占めているが，運動時の息切れ，動悸，抗心不全薬，抗不整脈薬の継続投与必要例は決して少なくない[2]．
- しかし適切な時期に再手術を行い右室機能，肺動脈弁機能を温存することで，突然死を予防できる可能性がある[6]．

肺動脈弁逆流

- 重度の PR は右室拡張および右室機能不全をもたらし，TOF 心内修復術後の生命予後と QOL に最も大きな影響を与える[2]．
- PR の重症度の診断基準
  ①重症 PR の診断には，カラードプラ法とパルスドプラ法による左右肺動脈からの逆流信号の検出が重要である．従来から用いられている方法としては，
    - mild PR：右室流出路内に逆流は認めるが，主肺動脈に逆流波を認めない
    - moderate PR：主肺動脈に逆流を認める
    - severe PR：末梢肺動脈に逆流を認める
  とする分類がある[7]（図2a 図2b）．
  ②最近公表されたものとしては，
    - 逆流のジェットの幅が肺動脈弁輪径の 50% 以上

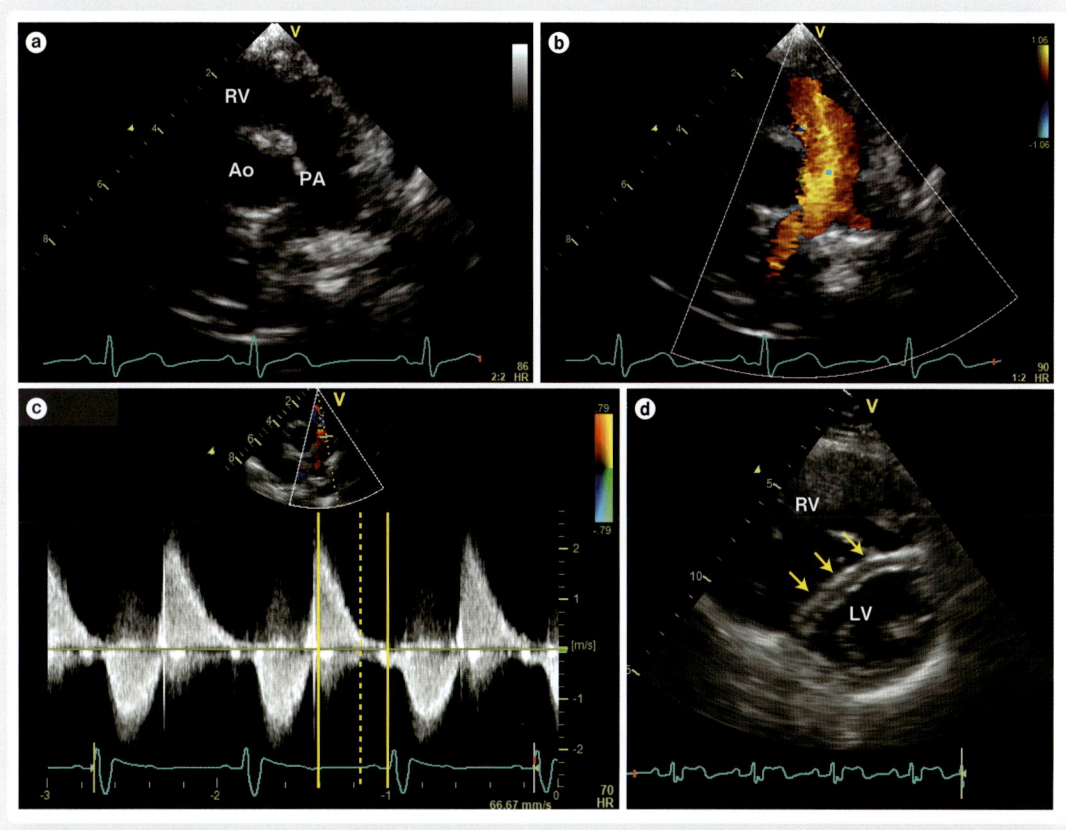

図2 ▶動画 肺動脈弁逆流

Ao：大動脈，LV：左室，PA：肺動脈，PV：肺動脈弁，RV：右室

a：大動脈弁レベルの胸骨左縁左室短軸断面．狭窄性病変は認めない．
b：同部位のカラードプラの拡張期像．末梢肺動脈から逆流波を認め，肺動脈弁輪径50%以上の幅の逆流ジェットを認めるため，重症と判断される．
c：連続ドプラ法による右室流出路血流の評価．拡張期の逆流血流はPHT 60 ms，拡張期に締める逆流持続時間の割合が0.65と重症肺動脈弁不全と診断．
d：乳頭筋レベルの胸骨左縁左室短軸断面．PRにより，拡張した右室を認める．残存肺動脈狭窄のため右室圧が高く，心室中隔の扁平化を認める（矢印）．

- PRのpressure half time（PHT）が100 ms未満
- 拡張期に対して肺動脈弁逆流持続時間の割合が0.77未満

とされている[8]（図2c）．

③他にも最近European Association of Echocardiographyから PRの重症度の指標について発表されている[9]

- 長期にわたる重症PRは右室拡張，右室機能不全の原因となる（図2d）．
- 肺動脈末梢狭窄はPRを増悪させる因子なので，見逃さないことが重要である．

▶ 先天性心疾患の術後管理

右室流出路狭窄

- 右室流出路狭窄（Right ventricular outflow truct obstraction：RVOTO）が TOF 心内修復術後に残存する可能性は高い．RVOTO を心エコーを用いて評価する場合，狭窄の位置を肺動脈弁下部（漏斗部），弁，弁上部，左右分岐部から末梢肺動脈に分類して評価することが重要である．また連続波ドプラを用いてピークおよび平均圧較差を測定する（図3a 図3b 図3c 図3d）．

- 一般的に年長者の心内修復術後患者は末梢肺動脈を描出するのに困難を伴うことが多いが，通常より一肋間高い位置からの胸骨左縁左室短軸および長軸断面により描出可能な場合がある．しかし術後のエコー視野の悪い患者においては，MRI や CT による評価も検討する必要がある．

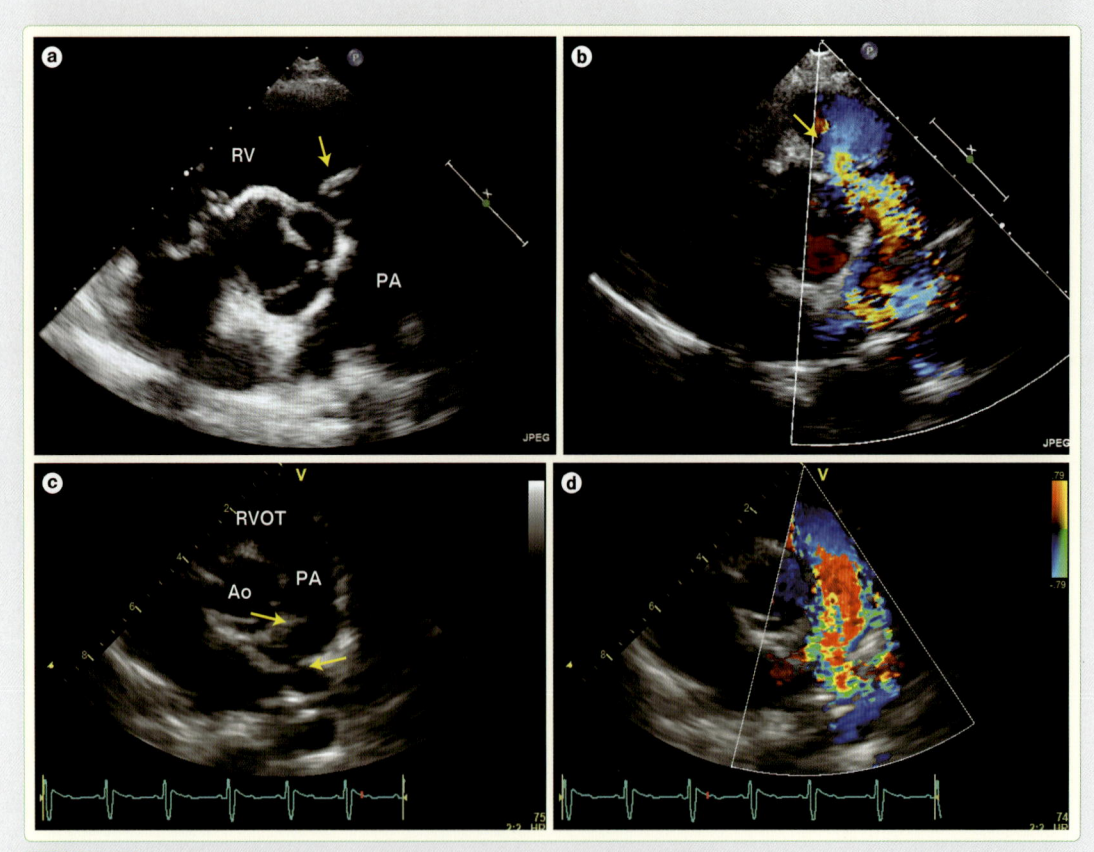

図3 ▶動画 右室流出路残存狭窄．大動脈弁レベルの胸骨左縁左室短軸断面
a：右室流出路狭窄は十分に解除されているが，弁の可動域が著しく減少している（矢印）．
b：可動域が制限された弁から肺動脈血流の加速を認める（矢印）．
c：弁上部および左末梢肺動脈に狭窄を認める（矢印）．
d：弁から血流の加速が開始され，かつ弁上部，末梢肺動脈に乱流を示す．
Ao：大動脈，PA：肺動脈，RV：右室，RVOT：右室流出路

残存短絡

- 心室中隔欠損の残存短絡は，VSDパッチの辺縁に描出されることが多い（図4a 図4b 図4c）．
- 2D画像のみでは残存短絡は描出困難で，カラードプラが必要な場合が多い．
- RVOTOの残存により右室圧が増高しているケースでは，明確な短絡を認めないこともある．
- 連続波ドプラによる収縮後期の圧較差測定により，左室右室間の圧較差を推定できる．しかし術後に完全右脚ブロックを合併している症例では，右室の収縮期は左室よりもタイミングが遅く，収縮前期の圧較差を過大評価している可能性があり，注意が必要である．
- RVOTOが解除されると右室圧が低下する．その結果手術後最初の心エコーで，新たに小さなVSDが発見される場合もあるため，注意が必要である．

Ao：大動脈
LA：左房
LV：左室
RV：右室

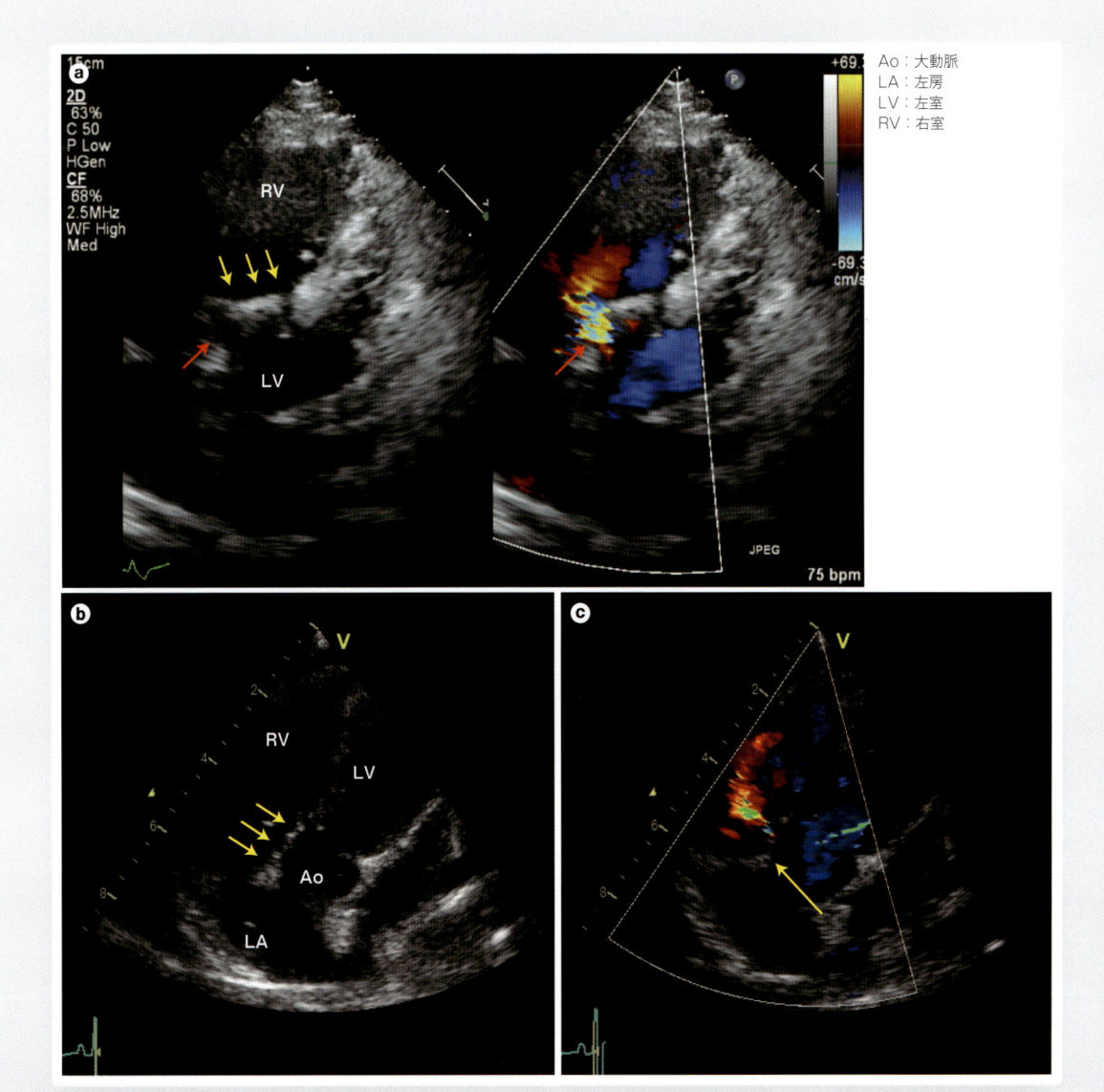

図4 ▶動画　心室中隔欠損残存短絡
a：大動脈弁レベルの胸骨左縁左室短軸断面．輝度の異なる心室中隔欠損を閉鎖したパッチを示す（黄矢印）．モノクロ画像から心室中隔欠損残存短絡（赤矢印）を描出するのは困難である．カラーをかけることによりパッチの辺縁から心室中隔の残存欠損の血流が描出される．
b：心尖部左室長軸断面．矢印は心室中隔欠損を閉鎖したパッチを示す．周囲の心筋と輝度が異なる．この像から残存短絡が存在するか判断するのは難しい．
c：同部位のカラードプラ収縮期．パッチの辺縁に，左室から右室に残存短絡を認める（矢印）．

▶ 先天性心疾患の術後管理

大動脈基部拡張および大動脈弁逆流

- 根治術時に大動脈基部拡張や大動脈弁逆流（aortic regurgitation, AR）を認めない症例でも，術後遠隔期に大動脈の拡張やARの増悪を認める症例があるので注意を要する（図5a 図5b）．
- TOF術後遠隔期の患者のおよそ15％に大動脈基部の拡張を認める．
- 短絡手術から修復術までの期間が長い症例や，右側大動脈弓や肺動脈弁逆流症例，moderate以上の大動脈弁逆流症に多い[10]．大動脈基部の拡張の機序として大動脈壁の組織学的異常と大動脈への容量負荷の関与が報告されている．
- 大動脈弁逆流が大動脈基部の拡張の原因であると同時に，大動脈基部の拡張が大動脈弁逆流の原因となっているとも推測されている[11]．

右室機能不全

- 右室の形態は大変複雑で，流入部，体部および流出部の三部に分かれ，通常1つの画角内に収まらない．またTOF術後の拡張した右室はエコーの画角に収めることが困難な場合がある．
- そのため二次元心エコーのデータから右室の体積や機能を評価することは大変困難であり，複数の方法により右室機能評価を行い，総合的に判断する必要がある．
- 長期間のPRが持続することによる影響で，右室の拡張，肥大および機能不全をもたらす．右室サイズおよび機能の測定は，再手術の時期の決定に関与するため，正確な評価をする必要がある．

▶ ① **右室断面積変化率**
　　（fractional area change, FAC）

- 通常は心尖部四腔断面で，右室内腔の面積を測定し，以下のように計算される．

$$FAC = \frac{拡張末期面積 - 収縮末期面積}{拡張末期面積} \times 100$$

- この値は，MRIによる右室駆出率と相関し[11]，右室拡張末期面積とFACはTOF心内修復術後の予後予測因子の1つである[12]．拡張した右室では心内膜と心腔の境界を全て描出することは困難である場合もある．正常値は35％以上とされている．
- 胸骨左縁左室短軸断面のFACは，再現性に欠けるため，通常用いない．

図5 ▶動画　大動脈弁逆流
a：胸骨左縁左室短軸断面．
b：大動脈弁レベルの胸骨左縁左室短軸断面．
大動脈の心室中隔への騎乗はそのままに，心室中隔欠損症はパッチ閉鎖されている．パッチは高輝度で（矢印），周囲の心筋と輝度が異なる．弁輪部は拡大し，逆流ジェットは弁の中央から認めることが多い．

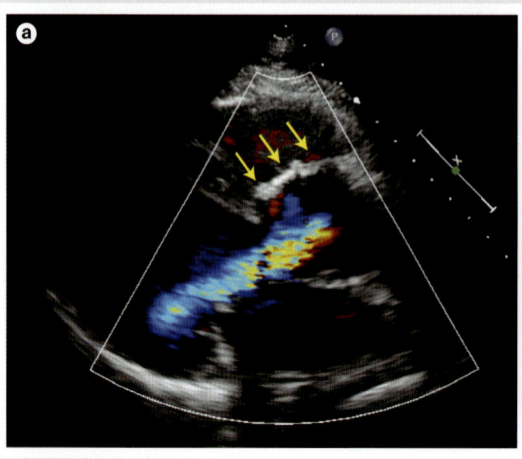

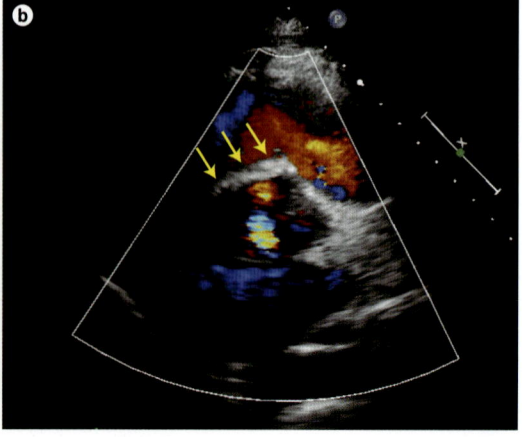

▶ ② 三尖弁輪収縮期移動距離(tricuspid annular plane systolic excursion)
- 右室の心筋走行は主に長軸方向であるために，収縮も主に長軸方向である．そのため tricuspid annular plane systolic excursion (TAPSE) は右室心機能の指標として用いられてきた．
- 16歳から53歳までのTOF心内修復術後患者では，TAPSEは対照正常に比較して20.7 mm対 26.8 mmと低下している[13]（図6）．

▶ ③ Myocardial performance index
- Myocardial performance index (MPI) はドプラから計算される，収縮能および拡張能を表した指標である．MPIは下記の通り計算される．

$$MPI = \frac{ICT + IRT}{ET}$$

- ICTは等容量収縮期，IRTは等容量拡張期，ETは駆出時間である．
- パルスドプラ法で0.4未満，組織ドプラ法で0.55未満が右室機能低下の評価として推奨されており[14]，TOF患者において右室駆出率と良い相関を示す[15]．

▶ ④ 組織ドプラ法
- 組織ドプラ法は，心筋組織の移動速度を計測する方法であり，収縮期のS'，拡張早期のE'，心房収縮期のA'が認められる．
- 一般的により速い移動速度が，より良い心機能を反映し，三尖弁輪のS'波は10 cm/s未満が異常とされている[14]．S'は簡便な方法ながらTOFにおいて右室駆出率（RVEF）と良好な相関を示す[15]（図7）．

▶ ⑤ スペックルトラッキングイメージング法
- 心筋の長さの変化率を示すストレインと，その変化速度であるストレインレートを測定する，比較的新しい心機能計測法である．
- TOF心内修復術後は右室全ての部位でストレインは低下し，かつ姑息術を行った症例は行わなかった症例に比較して心基部のストレインが低下している[13]．

▶ ⑥ 3D心エコー
- 現在は市販されているソフトウエアでも右室の体積が測定可能となった．しかし手術後の症例はエコー画像の画質の問題や，拡張した右室を画角に収めることが困難であるなど，克服するべき点は

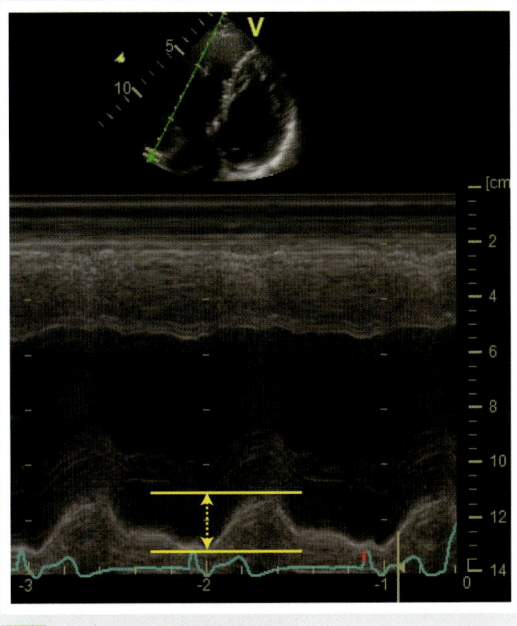

図6 三尖弁輪収縮期移動距離
Tricuspid annular plane systolic excursion (TAPSE) の測定方法．この症例のTAPSEは22 mmと正常範囲である．

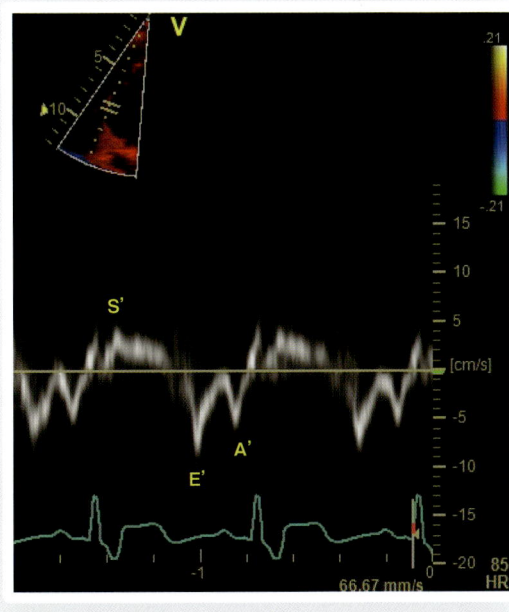

図7 Myocardial performance index
組織ドプラ法による三尖弁輪のS'の測定．測定値は4 mmと大幅に低下している．

先天性心疾患の術後管理 | Fallot四徴

多く，現時点では臨床的には広くは用いられていない．
- 右室容積の増加は主に心尖部の体積の増加により，駆出率（EF）は TOF の右室流入部および流出部で低下していたとする報告がある[16]．

左室機能の評価

- 左室機能不全は，TOF 心内修復術後の重要な予後規定因子であることが近年報告されてきている．

最近の報告としては，400 名以上の TOF 患者を超音波によるスペックルトラッキング法を用いて左室機能を評価し，左室の global longitudinal strain が左室駆出率や，右心機能の指標よりも鋭敏な指標であることが示された[12]．長期にわたるチアノーゼの存在や手術侵襲の影響，短絡手術や残存心室中隔欠損による左室容量負荷が原因と考えられる．また PR による右室機能不全が二次的に左室機能を障害することが示されている[17]．

術後合併症に対する治療法

肺動脈弁逆流

① 肺動脈弁置換術

- 治療適応
  - 高度の PR に伴う著明な，あるいは継続的な右室拡大，右室機能低下，三尖弁逆流の増悪，運動能の低下等が再手術の適応となっている[18]．
- 体表面積で補正された拡張末期右室容量が 160 ml/m^2 を超えないタイミングで手術を行うことが 1 つの目安となっているが[19]，まだ現時点では手術時期は確立されていない．
- 置換術で一般的に使用される生体弁は，数年から 10 年程度で石灰化のために狭窄や閉鎖不全が生じることが多い．
- 従って，あまり早期の弁置換の実施は，その後の弁置換術の回数を増やすことにもつながりかねないので，慎重な検討が必要とされる．

② 経皮的肺動脈弁置換術

- 最近 TOF の肺動脈弁逆流に対して，ステントに装着した生体弁を経カテーテル的に肺動脈弁位に挿入する，新しい肺動脈弁置換術が海外で試みられ，効果をあげている[20]．低侵襲で，開心術の回避もできることから，今後広く普及するものと期待されている．

右室流出路狭窄

- 肺動脈狭窄遺残により，右室収縮期圧／体血圧が 70％以上の場合，もしくは右室流出路の圧較差が 50 から 60 mmHg 以上あれば，外科手術やカテーテル治療による狭窄解除が推奨されている．
- 片側性の末梢肺動脈狭窄は，心内修復術後にしばしば認められる．肺血流シンチによる患／健側血流比が 0.4 未満であれば，バルーンまたはステントを使用した拡大術を検討する．

残存心室中隔欠損

- 手術適応
  - 肺体血流比 1.5 以上が再手術の適応である．
- 右室流出路狭窄が残存している場合，左右短絡となる可能性もあるので，チアノーゼ性心疾患としてのリスクも参考にする．

大動脈弁逆流

- 臨床症状を伴う場合，左室機能障害の進行，左室拡大を示す場合，大動脈弁置換術の適応とされている．

文献

1) 高橋　健, 他：Fallot 四徴症修復術後の観察ポイント. 心エコー 13: 1146-1152, 2012
2) Catzoulis MA, et al: Risk factor for arrhythmia and sudden cardiac death late after repair of tetralogy of Fallot: a multicentre study. Lancet 356: 975-981, 2000
3) Davlouros PA, et al: Right ventricular function in adults with repaired tetralogy of Fallot assessed with cardiovascular magnetic resonance imaging: detrimental role of right ventricular outflow aneurysms or akinesia and adverse right-to-left ventricular interaction. J Am Coll Cardiol 40: 2044-2052, 2002
4) Nakazawa M, et al: Arrhythmias late after repair of tetralogy of Fallot: a Japanese multicenter study. Circ J 68: 126-130, 2004
5) Niwa K, et al: Mortality and risk factors for late deaths in tetralogy of Fallot: the Japanese Nationwide multicentric survey. Cardiol Young 12: 453-460, 2002
6) Therrien J, et al: Impact of pulmonary valve replacement on arrhythmia propensity late after repair of tetralogy of Fallot. Circulation 103: 2489-2494, 2001
7) Goldberg SJ, et al: Quantitative assessment by Doppler echocardiography of pulmonary or aortic regurgitation. Am J Cardiol 56: 131-135, 1985
8) Renella P, et al: Two-dimensional and Doppler echocardiography reliably predict severe pulmonary regurgitation as quantified by cardiac magnetic resonance. J Am Soc Echocardiogr 23: 880-886, 2010
9) Lancellotti P, et al: European Association of Echocardiography recommendations for the assessment of valvular regurgitation. Part 1: aortic and pulmonary regurgitation (native valve disease). Eur J Echocardiogr 11: 223-244, 2010
10) Niwa K, et al: Progressive aortic root dilatation in adults late after repair of tetralogy of Fallot. Circulation 106: 1374-1378, 2002
11) Lai WW, et al: Accuracy of guideline recommendations for two-dimensional quantification of the right ventricle by echocardiography. Int J Cardiovasc Imaging 24: 691-698, 2008
12) Diller GP, et al: Left ventricular longitudinal function predicts life-threatening ventricular arrhythmia and death in adults with repaired tetralogy of Fallot. Circulation 125: 2440-2446, 2012
13) Kowalik E, et al: The impact of pulmonary regurgitation on right ventricular regional myocardial function: an echocardiographic study in adults after total repair of tetralogy of Fallot. J Am Soc Echocardiogr 24: 1199-1204, 2011
14) Rudski LG, et al: Guidelines for the echocardiographic assessment of the right heart in adults: a report from the American Society of Echocardiography endorsed by the European Association of Echocardiography, a registered branch of the European Society of Cardiology, and the Canadian Society of Echocardiography. J Am Soc Echocardiogr 23: 685-713, 2010
15) Koestenberger M, et al: Tricuspid annular peak systolic velocity (S') in children and young adults with pulmonary artery hypertension secondary to congenital heart diseases, and in those with repaired tetralogy of Fallot: echocardiography and MRI data. J Am Soc Echocardiogr 25: 1041-1049, 2012
16) van der Hulst AE, et al: Real-time three-dimensional echocardiography: segmental analysis of the right ventricle in patients with repaired tetralogy of Fallot. J Am Soc Echocardiogr 24: 1183-1190, 2011
17) Geva T, et al: Factors associated with impaired clinical status in long-term survivors of tetralogy of Fallot repair evaluated by magnetic resonance imaging. J Am Coll Cardiol 43: 1068-1074, 2004
18) Baumgartner H, et al: ESC Guidelines for the management of grown-up congenital heart disease (new version 2010). Eur Heart J 31: 2915-2957, 2010
19) Oosterhof T, et al: Preoperative thresholds for pulmonary valve replacement in patinets with corrected tetralogy of Fallot using cardiovascular magnetic resonance. Circulation 116: 545-551, 2007
20) Lurz P, et al: Percutaneous pulmonary valve implantation: impact of evolving technology and learning curve on clinical outcome. Circulation 117: 1964-1972, 2008

心エコーハンドブック 先天性心疾患 | 索引

あ行

アジア人	29
異形成肺動脈弁	86
異形成弁	84
移行型	
房室中隔欠損	35
遺残症	1
遺残短絡	207
異常隔壁	110
異常還流血管	106
異所性心房頻拍	201
一次孔欠損型	
心房中隔欠損	8, 35, 38, 39
一側心室低形成	37
一側房室弁閉鎖	154
一側房室弁両室挿入	154
右冠尖の逸脱	28, 29
右脚ブロックパターン	65
右胸心	160
右軸偏位	9, 27, 53, 73, 82, 93
右室圧の推定	88
右室圧負荷	55
右室機能評価	60, 169, 220
右室機能不全	208, 212, 220
右室肥大	27, 53, 72, 73, 77, 82, 93
右室面積変化率	220
右室流出路	178
右室流出路狭窄	72, 76, 210, 213, 218, 222
右室流出路導管形成術	216
右室流出路パッチ形成術	216
右上肺静脈縁	22
右心系の評価	4
右心耳-肺動脈吻合法	192
右肺静脈	18
右肺低形成	103
右房P波	65
右房化右室	63
右房肥大	65, 82
右房負荷	53, 93
エラスチン遺伝	117
円錐型	
動脈管開存	43, 47

か行

下位静脈洞型	
心房中隔欠損	8
開窓術	192
解剖学的肺動脈閉鎖	66
拡張期雑音	112, 183
拡張期ランブル	27, 45, 104
拡張中期ランブル	174
下心臓型	
総肺静脈還流異常	92, 100
下大静脈拡大	56, 57
学校心臓検診	159
カテーテル治療	184
カテーテル閉鎖	43
渦流	58
枯れ枝状	53
管型	
動脈管開存	43
肝硬変	196, 200
冠静脈洞	18
冠静脈洞縁	22
冠静脈洞型	
心房中隔欠損	8
肝線維症	196, 200
完全型	
房室中隔欠損	35, 36, 39, 107
感染性心内膜炎	46
完全大血管転位	202
冠動静脈瘻	183
冠動脈拡張	126, 185
冠動脈狭窄	209, 213
冠動脈支配	158
冠動脈病変	118
冠動脈閉鎖	209, 213
冠動脈瘤	184
奇異性運動	14, 70, 95, 106
木靴型心陰影	74
奇静脈	147
機能的右室	63
機能的単心室	192
機能的肺動脈閉鎖	66
逆位	142
逆流性雑音	174
逆流性収縮期雑音	27, 64
逆流面積	168
逆行性血流	140
ギャロップリズム	93
狭窄後拡張	85
狭窄病変の進行	118
胸痛	118
共通肺静脈	92
共通肺静脈腔	96
共通房室管型	
心室中隔欠損	26, 31
共通房室弁	39
共通房室弁口	35
筋欠損	29
筋性部型	
心室中隔欠損	26, 32
筋性閉鎖	154
駆出性クリック	82, 131
駆出性収縮期雑音	36, 53, 73, 174
区分診断	158
区分診断法	142, 165
経食道心エコー	17, 108
経皮的心房中隔欠損閉鎖術	17
経皮的肺動脈弁置換術	222
経皮的バルーン肺動脈弁形成術	84
血管弾性低下	118
血管内膜炎	46
血栓症	196, 199
高カルシウム血症	117

後方進展型		歯牙形成不全	117	新生児遷延性肺高血圧症	95
心室中隔欠損	55	子宮内胎児死亡	64, 68	振戦	27, 82, 119
呼吸困難	112	視空間認知障害	117	心臓再同期療法	164
孤立性陰性T波	104	刺激伝導路	158	伸展円錐型	
孤立性房室錯位	205	自然閉鎖	44	動脈管開存	43
混合型		失神	118	腎動脈狭窄	120
総肺静脈還流異常	92	収縮期駆出性雑音		心内修復術	215
痕跡的右室	150		82, 93, 104, 119, 131	心内導管型 TCPC	192
痕跡的左室	150	収縮期雑音	112	心内膜下層	63
コントラストエコー	55, 90, 198	修正大血管転位	6, 158	心内膜床欠損	11
コンプライアンス	9, 131	重度三尖弁逆流	64	心内膜床欠損型	
		術後管理		心室中隔欠損	31
さ行		Fallot 四徴	215	心嚢水	48
再手術	4	Fontan 手術	192	心房位	165
左軸偏位	37, 161, 174	Jatene 手術	202	心房位血流転換術	202
左室拡張期末期径	33	Mustard 手術	202	心房間交通	95, 99
左室拡張期末期容量	33	Senning 手術	202	心房細動	53, 161, 201
左室型単心室	173	術中モニタリング	17	心房ー心室関係	158
左室心筋重量の推定	128	上位静脈洞型		心房粗細動	9
左室の扁平化	15	心房中隔欠損	8, 12	心房粗動	161, 174, 207
左室肥大	45, 118	上心臓型		心房中隔欠損	5, 8, 33, 89, 106,
左室流出路狭窄	40, 158, 167, 208	総肺静脈還流異常	92, 98		111, 172, 173, 176, 178, 180
左心耳	115	静脈管	93	心房中隔欠損拡大術	175
左心低形成症候群	197	静脈洞型		心房天井	20
左側相同	145	心房中隔欠損	19, 108	心房内回帰性頻拍	207
左側房室弁 cleft	38	小妖精様顔貌	117	心房内臓位	144
左側房室弁逆流	41	心外導管型 TCPC	175, 192	心房内臓錯位症候群	144
左側房室弁狭窄	41	心拡大	28		
左側房室弁形成術	37	シングルパッチ法	37	垂直静脈	92, 105, 106
左肺動脈血流パターン	49	心血管系の位置異常	4	スクーピング	31, 39
左房負荷	45	心室位	165	ストレインパターン	131
三心房心	110	心室ー大血管関係	158	砂時計型	
三尖弁	26, 172	心室中隔奇異性運動	106	大動脈弁上狭窄	117, 125, 128
三尖弁異常	158, 167	心室中隔欠損	26,	スリル	27, 82, 119, 174
三尖弁逆流	64, 69, 89, 207, 212	55, 72, 75, 76, 120, 135, 139,			
三尖弁中隔尖	26	140, 158, 167, 172, 173, 176,		正位	142
三尖弁の低位付着	63	177, 178, 179, 180, 215, 219		成人先天性心疾患	1
三尖弁閉鎖	172	膜様部欠損	5	診療施設	3
三尖弁輪収縮期移動距離	169, 221	漏斗部欠損	5	線維筋性狭窄	
三尖弁輪部運動速度	60	心室中隔の平坦化	77	大動脈弁下狭窄	117, 124
残存心室中隔欠損	222	新生児呼吸窮迫症候群	95	線維性結合	156
残存短絡	219	新生児重症肺動脈弁狭窄	81, 90	線維性組織	31

先天性風疹症候群	81
前乳頭筋	145
相対的三尖弁狭窄	104
相対的僧帽弁狭窄	27
相対的肺動脈狭窄	93, 104
総肺静脈還流異常	92, 113
僧帽弁	24
僧帽弁異常	120
僧帽弁逸脱	14
僧帽弁逆流	33
僧帽弁狭窄	111
僧帽弁上輪	115
続発症	1
組織ドプラ	209

た行

大血管位	165
大血管転位	150, 179, 180
太鼓ばち指	73
胎児水腫	64
体静脈還流狭窄	212
体静脈 − 心房側副血行	198
体静脈通路狭窄	207
体静脈 − 肺静脈側副血行	198
大動脈縁	20
大動脈騎乗	72, 75
大動脈基部拡大	210
大動脈基部拡張	220
大動脈弓	77, 133, 135, 138
大動脈弓離断	137
大動脈峡部	133
大動脈縮窄	33, 120, 130, 173, 175, 180
大動脈洞	18
大動脈二尖弁	135
大動脈吻合部狭窄	210
大動脈弁下狭窄	117
大動脈弁逆流	210, 213, 220, 222
大動脈弁収縮早期半閉鎖	124
大動脈弁上狭窄	117, 210
ダクロンメッシュ	17
多脾症候群	144
ダブルパッチ法	37
ダブルバルーン	84
単一Ⅱ音	53
蛋白漏出性胃腸症	196, 200

短絡血流	4
チアノーゼ	2, 52, 64, 73, 82, 93, 173, 192
チーム医療	3
中隔縁柱	145
中隔筋束	26
中隔尖の plastering	68
中間型	
房室中隔欠損	35
中心症	160
調節帯	145
低形成型	
大動脈弁上狭窄	117, 125
低酸素血症	196, 198
低心拍出性心不全	196
低心拍出量	194
ディスク	24
デタッチ	24
洞機能不全	207
洞部中隔	26
動脈位血流転換術	204
動脈管	180
動脈管開存	43, 173, 174
動脈管弓	146
突然死	118
トリソミー	44

な行

内臓心房錯位症	37
内側乳頭筋	145
肉柱部	26, 32
肉柱部中隔	26
二次孔欠損型	
心房中隔欠損	8, 11, 17
のこぎり刃様	133

は行

肺血管抵抗	27, 43
肺高血圧	27, 45, 103, 112
──の評価	14, 55
肺静脈還流異常	111, 113, 114
肺静脈還流狭窄	212

肺静脈狭窄	93, 97
肺静脈血流波形	108
肺静脈通路狭窄	207
肺体血流量比	13, 33
肺動静脈瘻	196
肺動脈	26
肺動脈狭窄	64, 158, 167, 172, 174, 175
肺動脈駆出音	52
肺動脈係数	175
肺動脈絞扼術	175, 204
肺動脈収縮期圧	14
肺動脈分岐部狭窄	210
肺動脈吻合部狭窄	210
肺動脈閉鎖	64, 178
肺動脈弁	29
doming	85
fluttering	56
肺動脈弁下狭窄	81, 87
肺動脈弁逆流	57, 215, 216, 222
肺動脈弁狭窄	81, 174, 210
肺動脈弁収縮期半閉鎖	56
肺動脈弁上狭窄	81, 87, 210
肺動脈弁置換術	222
肺動脈弁直下型	26, 29
肺動脈弁輪径	33, 76
肺分画症	103
パリエタール筋束	26
バルーン・サイジング	23
半奇静脈	147
汎収縮期雑音	27, 36, 53
反跳脈	183
反転血流	58
左右短絡	51, 136
左右短絡疾患	27
びらん	18, 25
不完全右脚ブロック	112
不完全右脚ブロックパターン	9, 37, 104
不完全型	
房室中隔欠損	11
複雑型	
動脈管開存	43
副心房	110
腹部大動脈	140

不整脈	196
不定位	144
部分型	
房室中隔欠損	35, 38
部分肺静脈還流異常	12, 103
プロスタグランジンE	202
分界稜	144
ベルヌーイの式	78, 127, 134
弁尖の振戦	124
房室中隔欠損	35, 120
房室ブロック	159
房室弁	18
房室弁逆流	36, 196
房室弁交差	154
房室弁付着下方偏位	39
傍心臓型	
総肺静脈還流異常	92, 99, 100

ま行

膜性部周囲型	
心室中隔欠損	26, 30
膜様狭窄	
大動脈弁下狭窄	117, 122
膜様部	
心室中隔欠損	55
膜様部中隔	26
膜様閉鎖	154
末梢性肺動脈狭窄	50, 120
窓型	
動脈管開存	43
右左短絡	136
脈圧	45
無脾症候群	144
迷入	18
もやもやエコー	199

や行

容量負荷	27

ら行

卵円孔開存	180
乱流の発生	118
流出路	26
流出路腔	150
流出路中隔	135
流入部中隔型	
心室中隔欠損	26, 31, 35, 39
流入路	26
両室肥大	27, 37
両大血管右室起始	152
両大血管下型	
心室中隔欠損	26, 29, 30
両方向性 Glenn 手術	66, 175, 194
両方向性短絡	58, 88, 89
両房室弁同室挿入	154
ループルール	150
連続性雑音	45, 131, 174, 183
漏斗型	
動脈管開存	43, 47
漏斗部狭窄	77, 78
漏斗部筋性部型	26, 29, 32
漏斗部中隔	26, 29

A

Acoustic Radiation Force Impluse	200
afterload mismatch	130
Alagille 症候群	81
Amplatzer Ductal Occluder	46
Amplatzer Septal Occluder (ASO) デバイス	17
Amplatzer 閉塞栓	18
anatomical repair	162
aortic translocation	163
APC (atrio-pulmonary connection)	174, 181, 192
atresia	154
atrial septal defect	8
atrial-arterial switch	162
atrialized ventricle	63
atrial-Rastelli switch	162
atrio-pulmonary connection (APC)	174, 181, 192
atrioventricular discordance	165
atrio-ventricular septal defect	35

B・C

balloon atrial septostomy (BAS)	202
BAS (balloon atrial septostomy)	202
Blalock-Taussig 手術	202
Blalock-Taussig 短絡	175
Blalock-Taussig 短絡術	204
bounding pulse	45
Carpentier 手術	67
Carpentier 分類	63
Celoria Patton 分類	137
cleft	36
Coanda 効果	119
coarctation of aorta	130
concordant criss cross heart	154
Cone 手術	67
cor triatriatum	110
coronary arteriovenous fistula	183
criss-crossing	154

D

D spiral	142
Damus-Kaye-Stansel 手術	175
Darling 分類	92
delamination 不全	63
discordant criss cross heart	154
double discordance	158, 165
double inlet	154
double switch 手術	205
doubly committed subarterial	26, 29, 30
dp/dt	209
ductal view	47
D ループ	142, 150

E・F・G

Ebstein anomaly	63
Ebstein 奇形	6, 63, 159, 167
Eisenmenger syndrome	52
Eisenmenger 症候群	27, 52
Eisenmenger 化	9, 44
Eustachian valve	144

227

extracardiac TCPC	175, 192
FAC（fractional area change）	60, 169, 209, 220
Fallot 四徴	6, 72, 156, 215
fenestration	192
Fibroscan	200
Fontan 手術	175, 192
fractional area change（FAC）	60, 169, 209, 220
free-floating	36
Glanz らの式	128
goose neck sign	40
Graham-Steell 雑音	52

H・I・J
halfturned truncal switch 手術	206
hemi-Mustard/bidirectional Glenn 変法	163
heterotaxy syndrome	144
inlet septal	26, 31
interruption of aortic arch	137
intracardiac TCPC	192
Jatene 手術	162, 204

K・L・M
Krichenko 分類	43
LA/Ao 比	49
Lancisi	145
lateral tunnel 法	175, 192
Lecompte 法	204
Lucas Schmidt の分類	110
L ループ	142, 150
malalignment	135, 166
mesocardia	160
MPI（myocardial performance index）	60, 221
muscular	26, 32
Mustard 手術	162, 202
myocardial performance index（MPI）	60, 221

N・O・P・Q・R
Nikaidoh 手術	206
Noonan 症候群	81, 86, 103
Norwood 型手術	175
outlet septum	135
Pacifico 法	204
parallel	142
partial anomalous pulmonary venous connection	103
patent ductus arteriosus	43
perimenbrous	26, 30
physiological repair	162
pink Fallot	73
PISA (proximal isovelocity surface area)	168
plastering	63, 64
PLE（protein-losing enteropathy）	196
protein-losing enteropathy（PLE）	196
proximal isovelocity surface area（PISA）	168
pulmonary valve stenosis	81
pulsatile pattern	140
Qp/Qs	33
Q 波	161
Rastelli 手術	162, 206, 216
Rastelli 分類	35
REV（rèparation á l'etage ventriculaire）手術	206
Rib notching	132
RV Tei index	60

S
S'	169
sawtooth	133
Scimitar 症候群	103, 105
scooping	39
Senning 手術	162, 202
shear stress の増大	118
shear wave velocity	201
Shone 複合	120
silent PDA	45
snowman sign	94
Starnes 手術	66
straddling	154
strain	169
subvalvular aortic stenosis	117
supra mitral valve ring	115
supravalvular aortic stenosis	117

T
TAP（trans-annular patch）	216
TAPSE（tricuspid annular plane systolic excursion）	60, 169, 209, 221
Taussig-Bing 奇形	205
TCPC（total cavo-pulmonary connection）	175, 192
Tei index	169, 209
tethering	64
tetralogy of Fallot（TOF）	72, 215
TGA（transposition of great arteries）	202
1 型	202
Thebesian valve	144
TOF（tetralogy of Fallot）	72, 215
torsion	169
total anomalous pulmonary venous connection	92
total cavo-pulmonary connection（TCPC）	175, 192
trans-annular patch（TAP）	216
transposition of great arteries（TGA）	202
tricuspid annular plane systolic excursion（TAPSE）	60, 169, 209, 221
trisucpid atresia	172
Turner 症候群	103
TVI（time velocity integral）	33

U・V
Uhl 化	63
——心筋	63
unroofed coronary sinus	8

V・W・Z
Valsalva 洞	26

Vector Flow Mapping (VFM)	194
vena contracta	168
ventricular septal defect (VSD)	26
ventriculoarterial discordance	165
vertical vein	92
VFM (Vector Flow Mapping)	194
viscroatrial situs	144

VSD (ventricular septal defect)	26
wedge	166
Williams syndrome	117
Williams 症候群	81, 117
Williams 法	105
WPW 症候群	65, 161
z score	76

その他

Ⅰ度房室ブロック	9
Ⅱ音の亢進	52
Ⅱ音の固定性分裂	8
22q11.2 欠失症候群	74, 137
2 段階の不一致	158, 165
3 の字サイン	132
50％ルール	156
7q11.23 欠失	117

心エコーハンドブック
先天性心疾患

2013 年 12 月 10 日　第 1 版第 1 刷 ⓒ
2022 年 4 月 30 日　第 1 版第 6 刷

編集	竹中　克	TAKENAKA, Katsu
	戸出浩之	TOIDE, Hiroyuki
編集協力	瀧聞浄宏	TAKIGIKU, Kiyohiro
発行者	宇山閑文	
発行所	株式会社金芳堂	

　　　　　〒 606-8425 京都市左京区鹿ケ谷西寺ノ前町 34 番地
　　　　　振替　01030-1-15605
　　　　　電話　075-751-1111（代）
　　　　　https://www.kinpodo-pub.co.jp/
印刷・製本　シナノ書籍印刷株式会社

落丁・乱丁本は直接小社へお送りください．お取替え致します．

Printed in Japan
ISBN978-4-7653-1586-9

JCOPY ＜（社）出版者著作権管理機構　委託出版物＞

本書の無断複写は著作権法上での例外を除き禁じられています．複写される場合は，そのつど事前に，（社）出版者著作権管理機構（電話 03-5244-5088，FAX 03-5244-5089, e-mail: info@jcopy.or.jp）の許諾を得てください．

●本書のコピー，スキャン，デジタル化等の無断複製は著作権法上での例外を除き禁じられています．本書を代行業者等の第三者に依頼してスキャンやデジタル化することは，たとえ個人や家庭内の利用でも著作権法違反です．